T0140909

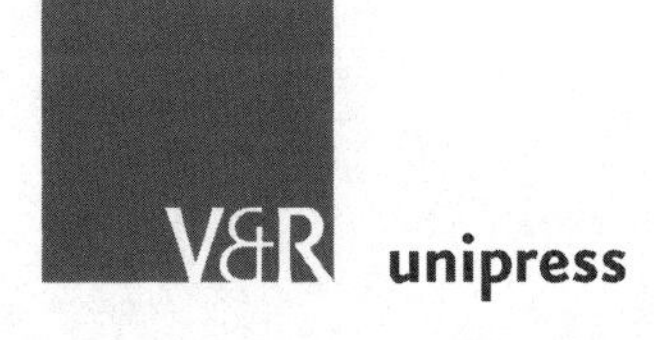
V&R
unipress

Florian Langegger

# Nicht 1 % Schizophrene

## Risiken, Einflussfaktoren, Ursachen

Mit 12 Abbildungen

V&R unipress

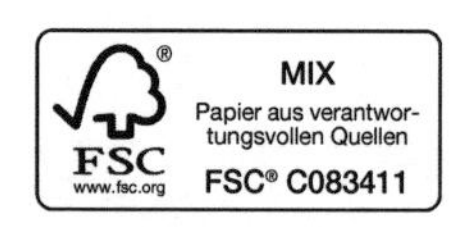


Bibliografische Information der Deutschen Nationalbibliothek
Die Deutsche Nationalbibliothek verzeichnet diese Publikation in der Deutschen Nationalbibliografie; detaillierte bibliografische Daten sind im Internet über http://dnb.d-nb.de abrufbar.



Umschlagabbildung: »pigeons« von Ajoran (# 6067284) / adobestock.com
Druck und Bindung: CPI books GmbH, Birkstraße 10, D-25917 Leck
Printed in the EU.

**Vandenhoeck & Ruprecht Verlage | www.vandenhoeck-ruprecht-verlage.com**

ISBN 978-3-8471-1026-2

# Inhalt

# Einleitung

Wir haben es gelernt, weltweit seien etwa 0,5–1 % der Menschen von schizophrenen Erkrankungen betroffen (Prävalenz). Die Zahl findet sich in Lehrbüchern und Fachpublikationen, es haftet ihr, in der häufigen Wiederholung scheinbar sich selbst bestätigend, etwas Unabänderliches, beinahe Schicksalshaftes an[1]. So als wäre daran nicht zu rütteln, als hätte man sie als Realität hinzunehmen und das therapeutische Wissen und Können hätten sich daran zu erproben und zu bewähren.

Tatsache ist, dass schizophrene Erkrankungen in verschiedenen Ländern und unter verschiedensten Bedingungen sehr unterschiedlich häufig auftreten. Die Anzahl der Neuerkrankungen (Inzidenz), variiert je nach Umständen um mehr als das Fünffache[2].

Ältere KollegInnen haben während ihrer beruflichen Tätigkeit erlebt, dass in psychiatrischen Kliniken gemässigter geographischer Breiten die Katatonie verschwunden ist. Bei Kraepelin ist sie 1908 mit einer Häufigkeit von 47,2 % angegeben. In Entwicklungsländern ist sie nach wie vor häufig[3]. Warum das? Wie sind die unterschiedlichen Häufigkeiten zu erklären?

Vorübergehende wahnhafte Störungen sind in Entwicklungsländern besonders häufig, in westlichen Ländern sind sie selten[4]. Warum verläuft in Entwicklungsländern mit schlechterer Gesundheitsversorgung die Erholung von psychotischen Störungen rascher als in den entwickelten Ländern mit hochstehenden Gesundheitssystemen? Warum nehmen die Krankheiten dort einen akuteren Verlauf mit einem günstigeren Ausgang?

Die Folie à deux kommt bei Frauen häufiger vor als bei Männern[5]. Alle Unterformen schizophrener Erkrankungen zusammengerechnet, erkranken Män-

1 3, 11, 12
2 11, 16
3 4 p. 108, 3 pp. 353+364, 18
4 4 p. 103, 3 p. 378, 7, 19
5 3 p. 381

ner in einem Verhältnis von 1,4:1 häufiger als Frauen[6]. In China allerdings und in Entwicklungsländern scheinen Frauen häufiger schizophren zu erkranken als Männer[7]. Was ist die Ursache dieser Unterschiede?

Die quantitativ bedeutungsvollste Einzelursache für schizophrenes Kranksein ist eine familiäre genetische Belastung[8]. Wieso erkranken 85 % der Nachkommen von Schizophreniekranken *nicht* an Schizophrenie? Warum erkrankt bei eineiigen Zwillingen, die dieselben Gene haben, wenn einer erkrankt, der andere nur in 28–47 % auch[9]? Neuere Untersuchungen beziffern die Konkordanzraten sogar noch tiefer[10]. Welche sind die unterschiedlichen Wege, auf denen der eine erkrankt und der andere nicht?

Schizophrene, v. a. Männer, pflanzen sich viel weniger fort als der Durchschnitt der Bevölkerung (0,3 bis 0,8 des Durchschnitts[11]). Die Krankheit müsste, wenn sie nur durch direkte genetische Weitergabe und natürliche Selektion bedingt wäre, innert kurzem aussterben[12]. Das tut sie nicht (»*The evolutionary paradox*«, »*the evolutionary enigma*«). Das weltweit »*eine Prozent*« scheint recht beständig zu sein. Auf welchem Weg wird die Krankheit, ohne dass dies offensichtlich wäre, weitergegeben und/oder wie entsteht sie immer wieder neu? Die Frage ist gesundheitspolitisch relevant. Könnten heimliche Krankheitsträger, die die Krankheit unbemerkt weitergeben, identifiziert werden? Und wenn es für Menschen, die eine genetische Bereitschaft schizophren zu erkranken in sich tragen, günstigere und ungünstigere Bedingungen gibt, zu erkranken oder nicht, was ist zu tun, um Neuerkrankungen möglichst zu verhindern? Auch für alle therapeutisch Tätigen ist die Frage essenziell, um zu verstehen, wie, auf welchem Weg und warum ihre PatientInnen krank geworden sind.

Viele Untersucherinnen und Untersucher haben sich in den letzten Jahrzehnten mit diesem Thema beschäftigt und es liegen mittlerweile solide Befunde vor, wonach Inzidenz und Prävalenz schizophrener Erkrankungen unter unterschiedlichen Bedingungen sehr verschieden ausfallen[13]. Darüber sei im Folgenden berichtet.

Eugen Bleuler erweist sich einmal mehr als ein sorgfältiger und weitsichtiger Kliniker und Forscher, wenn er in seiner namengebenden Monographie von 1911 von »*Schizophrenien*« in der Mehrzahl spricht[14]. Die neuere Forschung

6 8, 9, 11, 19
7 13, 15
8 6
9 17
10 5
11 2
12 14, 18
13 10
14 1

erkennt und bestätigt eine Vielzahl genetischer Varianten und Umwelteinflüsse, die verändernd auf Anatomie und Funktion des Gehirns und auf das Befinden von Menschen einwirken und zu den klinischen Bildern führen, die wir uns angewöhnt haben unter dem Etikett »Schizophrenie« zu subsumieren. Vermutlich ist keine andere Krankheit, was ihre Entstehung, Diagnostik, Symptomatik, persönliche und gesellschaftliche Bedeutung und ihren Verlauf betrifft, so sehr von ihrem geographischen, klimatischen, diätetischen, hygienischen, gesellschaftlichen, familiären und geistigen Kontext abhängig wie die Zustände, die unter dem Begriff »Schizophrenie« zusammengefasst werden.

Von der Vielzahl der Bedingungen und Auslöser dieser immer noch rätselhaften Erkrankungen soll im Folgenden die Rede sein. Zu beschäftigen hat die Frage, welchen der zu benennenden Bedingungen sind Menschen ausgesetzt und welches sind die Folgen.

Man wiedererkennt, was man gewöhnt ist zu sehen. Nicht mit der gleichen Selbstverständlichkeit oder gar nicht erkennt man, worauf man nicht vorher aufmerksam wurde. Man hat zunächst keine Worte, keine Namen für das bislang nicht Benannte. Man interpretiert Phänomene weiterhin entsprechend der gängigen Terminologie. Das alles geschah und geschieht mit »Schizophrenie«.

### *Literatur*


1. Bleuler E: Dementia praecox oder Gruppe der Schizophrenien. Wien, F. Deuticke, 1911.
2. Del Giudice M, Gilbert MTP, ed.; Reduced Fertility in Patients' Families is Consistent with the Sexual Selection Model of Schizophrenia and Schizotypy. PLos ONE, 2010, 5 (12): e16040.
3. DSM-IV-TR Diagnostisches und Statistisches Manual Psychischer Störungen – Textrevision –. Hogrefe, Göttingen 2003.
4. ICD-10 International Klassifikation psychischer Störungen. Kapitel V (F). H. Huber, Bern [5]2005.
5. Hilker R, Helenius D, Fagerlund B, et al.: Heritability of Schizophrenia and Schizophrenia Spectrum Based on the Nationwide Danish Twin Register. Biol Psychiatry. 2017 Sep 1. pii: S0006-3223(17)31905-4.
6. Jääskeläinen E, Haapea M, Rautio N, et al.: Twenty Years of Schizophrenia Research in the Northern Finland Birth Cohort 1966: A Systematic Review. Schizophrenia Research and Treatment Vol 2015, Article ID 524875, 12 p.
7. Jablensky A, Sartorius N, Ernberg G, et al.: Schizophrenia: manifestations, incidence and course in different cultures. A World Health Organization ten-country study. Psychol Med Monogr Suppl 1992; 20:1–97.
8. Kirkbride JB, et al.: Heterogeneity in incidence rates of schizophrenia and other psychotic syndromes: findings from the 3-center AeSOP study. Arch Gen Psychiatry. 2006 Mar; 63(3):250–8.
9. McGrath J, Saha S, Welham J, et al.: A systematic review of the incidence of schizophrenia: the distribution of rates and the influence of sex, urbanicity, migrant status and methodology. BMC Med, 2004 Apr, 2, 28; 2:13.

10. McGrath JJ: Variations in the incidence of schizophrenia: data versus dogma. Schizophr Bull. 2006 Jan; 32(1):195–7.
11. McGrath JJ, Saha S, Chant D, Welham J: Schizophrenia: A Concise Overview of Incidence, Prevalence, and Mortality. Epidem Rev, 2008 Nov, 30(1), 67–76.
12. Murray RM. Murray R, Hill P, McGuffin P.: The essentials of postgraduate psychiatry, 3rd ed. Cambridge: Cambridge University Press; 1997. Schizophrenia; pp. 281–309.
13. Phillips MR, Yang G, Li S, Li Y. Suicide and the unique prevalence pattern of schizophrenia in mainland China: A retrospective observational study. Lancet. 2004; 364: 1062–8.
14. Power RA, Kyaga S, Uher R, et al.: Fecundity of patients with schizophrenia, autism, bipolar disorder, depression, anorexia nervosa, or substance abuse vs their unaffected siblings. JAMA Psychiatry. 2013 Jan; 70(1):22–30.
15. Ran MS, Yu-Hai Chen E: Suicide and schizophrenia in China. Lancet. 2004; 364:1016–17.
16. Saha S, Chant DC, Welham JL, McGrath JJ: A Systematic Review of the Prevalence of Schizophrenia. PLoS Med. 2005 May; 2(5): e141.
17. Torrey EF.: Are we overestimating the genetic contribution to schizophrenia? Schizophr Bulletin. 1992; 18(2):159–70.
18. van Dongen J, Boomsma DI: The evolutionary paradox and the missing heritability of schizophrenia. Am J Med Genet B Neuropsychiatr Genet. 2013 Mar; 162B(2):122–36.
19. Varma VK, Wig NN, Phookun HR, et al.: First-onset schizophrenia in the community: relationship of urbanization with onset, early manifestations and typology. Acta Psychiatr Scand. 1997 Dec; 96(6):431–8.

# Genetik

Die Genetik schizophrener Krankheiten ist äusserst komplex, polygen und heterogen. Verwandte ersten Grades von Schizophreniekranken haben ein neunmal höheres Risiko an Schizophrenie zu erkranken als der Durchschnitt der Bevölkerung[15].Unter den Verwandten ersten Grades von Schizophreniekranken findet sich gehäuft ein breites Spektrum psychischer Krankheiten, nicht bloss schizophrene Erkrankungen[16]. Eine dänische Studie von 2017 kam bei MZ (monozygoten=eineiigen) -Zwillingen auf eine Konkordanz von 33 %, bei DZ (dizygoten=zweieiigen) -Zwillingen von 7 %. Kinder von diskordanten *eineiigen* Zwillingen haben dasselbe Erkrankungsrisiko, unabhängig davon, ob sie von dem erkrankten oder von dem gesunden Zwilling abstammen, was dafür spricht, dass auch der gesund gebliebene Zwilling – der dasselbe Erbmaterial hat wie der erkrankte – etwas Krankheitsrelevantes weitervererbt[17]. In den Fällen diskordanter *zweieiigiger* Zwillinge hatten die Kinder des erkrankten Zwillings jedoch ein höheres Erkrankungsrisiko als die Kinder des Nichterkrankten[18].

So einleuchtend die Ergebnisse von Zwillingsuntersuchungen auf den ersten Blick erscheinen mögen, haben sie doch auch Schwachstellen, die zu hinterfragen sind. Sie gehen stillschweigend davon aus, dass einieiige und zweieiige Zwillinge exakt die gleiche Behandlung erfahren. Unbestritten ist indes, dass lebensgeschichtliche Erfahrungen die Entstehung schizophrener Erkrankungen beeinflussen können. Für eineiige Zwillinge, die zusammen aufwachsen, ist leicht einzusehen, dass sie »gleicher« behandelt werden als zweieiige. Und selbst wenn eineiige Zwillinge getrennt aufwachsen, wirken sie dank ihrer Ähnlichkeit, infolge einer ähnlichen Ausstrahlung auf ihre Umgebung in einer Art und Weise, dass diese auch ähnlicher auf sie reagiert als auf zweieiige Zwillinge. Allein aufgrund des Phänotyps – d.h. der Tatsache, dass jemand schizophren er-

15 14
16 12, 13
17 4, 5, 10
18 4

krankt – kann nicht entschieden werden, ob Anlage oder Umwelt ausschlaggebend waren. Eigenschaften können sowohl genetisch wie epigenetisch verursacht sein und an nächste Generationen weitergegeben werden (siehe dazu weiter unten)[19].

Für Schizophrenie und Schizophrenie Spektrum Störungen (unter diesem Terminus werden eine Reihe von schweren »schizophrenieähnlichen« Erkrankungen zusammengefasst, die im familiären Umfeld von Schizophreniekranken gehäuft vorkommen: wahnhafte Störungen, bizarre Wahninhalte, Zwangsstörungen, Autismusformen, körperdysmorphe Störungen und andere schwere neurobiologische Störungen) fand man eine geschätzte Erblichkeit von erheblichen 82–85 %[20]. Die wesentlich niedrigere Konkordanzrate von 33 % bei MZ Zwillingen zeigt, dass die Vulnerabilität nicht ausschliesslich genetischen Faktoren geschuldet ist[21]. Genetische Schizophreniebelastung ist eine mögliche, nicht eine zwingende Schizophreniebedingung. Umweltereignisse ab der Konzeption entscheiden, ob die Krankheit zum Ausbruch kommt und manifest wird.

Früher Erkrankungsbeginn scheint ein Hinweis auf eine stärkere genetische Belastung zu sein. Früher Erkrankungsbeginn bei dem einen Zwilling weist im Fall von MZ-Zwillingen auf das Risiko hin, dass der andere Zwilling auch erkranken wird[22]. Je höher das Ersterkrankungsalter, desto weniger spielt familiäre Belastung eine Rolle[23].

Das genetische Krankheitsrisiko setzt sich aus zahlreichen Genvarianten zusammen, die mit Schizophrenie zu tun haben. Mittlerweile sind 108 Genloci bekannt (Stand 2018)[24]. Nach vielen hundert Studien ist klar, dass kein einzelnes Gen für Schizophrenie »verantwortlich« ist. Es sind jeweils mehrere, jedes einzelne mit nur geringer Effektstärke, und seltene, sehr penetrante Genvarianten mit grosser Wirkung, die interagieren. Und keine dieser Gruppierungen spielt bei der Mehrzahl der Schizophreniekranken *die* entscheidende Rolle[25]. Schlussfolgernd könnte man angesichts einer solchen Vielzahl fragen, wenn Schizophrenie an so vielen Genorten lokalisiert ist, wo ist sie dann wirklich? Ist sie überhaupt zu fassen? Was nach aussen gemäss geltender Diagnoseschemata als schizophrener Zustand in Erscheinung tritt, geht im Einzelfall auf unterschiedlichste Ursachen zurück. Empirische Untersuchungen unterstützen als Erklärung zunehmend ein Modell, wonach der Krankheit Veränderungen der Neuroentwicklung zugrunde liegen und weniger degenerative Vorgänge, wobei

19 5
20 3
21 6
22 6
23 2
24 1
25 5, 7

eine derart einfache Dichotomie einem so komplexen Geschehen vermutlich nicht gerecht wird[26].

Summa summarum scheint unbestritten zu sein, dass schizophrene Erkrankungen aus einem ungünstigen Zusammenwirken von Genetik und Umwelteinflüssen resultieren[27]. Die Ergebnisse der epigenetischen Forschung zeigen allerdings, dass die Grenze zwischen »vererbt« und »erworben« nicht immer klar zu ziehen ist. Die Vorgänge im Einzelnen sind noch ungenügend verstanden und bedürfen weiterer Untersuchungen[28]. Eine familiäre Belastung mit Schizophrenie verstärkt jedenfalls die Auswirkungen aller im Folgenden aufgeführten Einflussfaktoren.

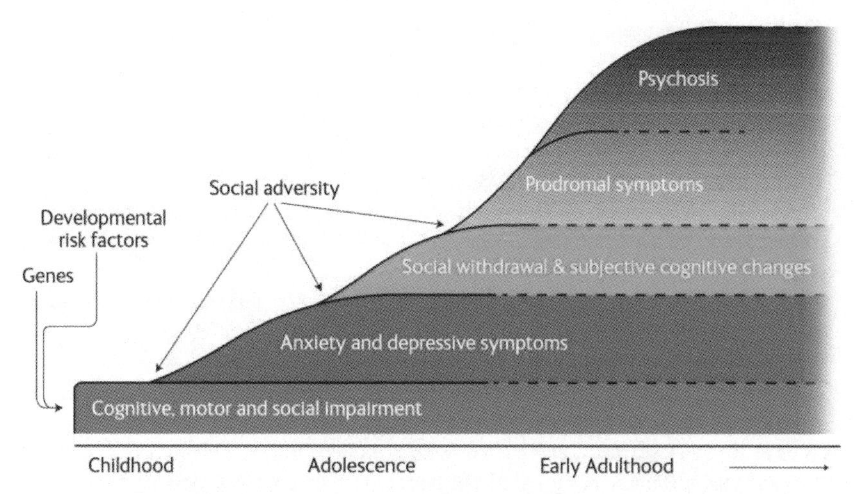


Schizophrenie: Risikofaktoren und Entwicklung der Symptome 8 (Moran P, et al, 2016)[29].

Das genetische Risiko an Schizophrenie zu erkranken, ist jedenfalls weit verbreitet, wir alle sind davon betroffen, jedoch in je unterschiedlichem Ausmass[30]. Das Risiko betrifft – es besteht eine genetische Verwandtschaft – auch eine Reihe anderer neuropsychiatrischer Krankheiten, wie die bipolare Störung, die depressive Störung, verschiedene Formen des Autismus, Intelligenzdefekte, ADHS und andere. Das alte nosologische Konzept der »*Einheitspsychose*«, wonach die verschiedenen Formen psychischer Krankheit unterschiedliche Ausformungen eines einheitlichen Krankheitsprozesses seien, erhält dank Einsichten in die genetischen Grundlagen, eine gewisse, wenn auch beschränkte Untermauerung.

26 16
27 15
28 5
29 11
30 9

### *Literatur*

1. Avramopoulos D: Recent Advances in the Genetics of Schizophrenia. Mol Neuropsychia try. 2018 Jun; 4(1):35–51.
2. Byrne M, Agerbo E, Mortensen PB: Family history of psychiatric disorders and age at first contact in schizophrenia: an epidemiological study. Br J Psychiatry Suppl. 2002 Sep; 43:s19–25.
3. Cardno AG, Marshall EJ, Coid B, et al.: Heritability estimates for psychotic disorders: the Maudsley twin psychosis series. Arch Gen Psychiatry. 1999 Feb; 56(2):162–8.
4. Gottesman II, Bertelsen A: Confirming unexpressed genotypes for schizophrenia. Risks in the offspring of Fischer's Danish identical and fraternal discordant twins. Arch Gen Psychiatry. 1989 Oct; 46(10):867–72.
5. Henriksen MG, Nordgaard J, Jansson LB.: Genetics of Schizophrenia: Overview of Methods, Findings and Limitations. Front Hum Neurosci. 2017 Jun 22; 11:322.
6. Hilker R, Helenius D, Fagerlund B, et al.: Is an Early Age at Illness Onset in Schizophrenia Associated With Increased Genetic Susceptibility? Analysis of Data from the Nationwide Danish Twin Register. EBioMedicine. 2017 Apr; 18:320–6.
7. Howes OD, Kapur S: The dopamine hypothesis of schizophrenia: version III–the final common pathway. Schizophr Bull. 2009 May; 35(3):549–62.
8. Howes OD, McCutcheon R, Owen MJ, Murray RM: The Role of Genes, Stress, and Dopamine in the Development of Schizophrenia. Biol Psychiatry. 2017 Jan 1; 81(1):9–20.
9. Kendler KS, Ohlsson H, Sundquist J, Sundquist K: IQ and schizophrenia in a Swedish national sample: their causal relationship and the interaction of IQ with genetic risk. Am J Psychiatry. 2015 Mar 1; 172(3):259–65.
10. Kringlen E, Cramer G: Offspring of monozygotic twins discordant for schizophrenia. Arch Gen Psychiatry. 1989 Oct; 46(10):873–7.
11. Moran P, Stokes J, Marr J, et al.: Gene × Environment Interactions in Schizophrenia: Evidence from Genetic Mouse Models. Neural Plasticity, 2016; Article ID 2173748, 23 pages.
12. Mortensen PB, Pedersen CB, Westergaard T, et al.: Effects of family history and place and season of birth on the risk of schizophrenia. N Engl J Med. 1999 Feb 25; 340(8): 603–8.
13. Mortensen PB, Pedersen MG, Pedersen CB: Psychiatric family history and schizophrenia risk in Denmark: which mental disorders are relevant? Psychol Med. 2010 Feb; 40(2):201–10.
14. Owen MJ, Williams NM, O'Donovan MC: The molecular genetics of schizophrenia: new findings promise new insights. Mol Psychiatry. 2004 Jan; 9(1):14–27.
15. Shakoor S, Zavos HMS, Haworth CMA: Association between stressful life events and psychotic experiences in adolescence: Evidence for gene–environment correlations. Brit J Psychiatry 2016 June; 208(6): 532–8.
16. Wong AH, Van Tol HH: Schizophrenia: from phenomenology to neurobiology. Neurosci Biobehav Rev. 2003 May; 27(3):269–306.

## Geographische Breite, latitude

Abhängig von der geographischen Breite gibt es grosse Unterschiede der Schizophrenieprävalenz (28 Fälle/1000 Einwohner in Kanada, 0.9 Fälle/1000 Einwohner in Ghana oder Indonesien). Zudem besteht ein Zusammenhang zwischen erhöhten Schizophrenieraten, kälteren Durchschnittstemperaturen (Sommer wie Winter) und höherem Pro Kopf Einkommen[31]. Weiters sind die Schizophrenieraten abhängig vom Ausmass des Fischkonsums, von der Hautfarbe und dem Ausmass der Kindersterblichkeit. Schlechte Schwangerschaftsbetreuung und mangelhafte Ernährung vergrössern das Erkrankungsrisiko. Ungünstige Bedingungen sind vor allem in Entwicklungsländern gegeben. Dennoch haben die Länder in Äquatornähe die geringste Schizophreniehäufigkeit. In den Ländern höherer Breitegrade scheint die Gesamtheit der Lebensbedingungen für die Schizophrenieprävalenz bedeutungsvoller, d.h. ungünstiger zu sein als die offensichtlich nachteiligen Bedingungen in den äquatornahen Ländern[32].

Andere Autoren geben die Prävalenzraten für Schizophrenie in hohen Breitengraden mit 7,5 pro 1000 Personen an, in Äquatornähe mit 3,3[33]. Die Unterschiede legen nahe, dass die schizophrenogenen Einflüsse in den Ländern hoher Breitengrade – die Zahlen stammen v.a. aus den Industrieländern der nördlichen Hemisphäre – so wirksam sind, dass sie die protektiven Einflüsse, die dort gegeben sind, Wohlstand, Bildung, bessere Gesundheitsfürsorge, Schwangerschaftsbetreuung, etc., mehr als wettmachen. Zugunsten der äquatornahen Populationen wurde u.a. ins Feld geführt, dass ein grösserer verwandtschaftlicher Zusammenhalt vorhanden sei, der Härten abfedere, dass es mehr Respekt und Toleranz für schwieriges, abweichendes Verhalten gebe und Verdienstmöglichkeiten, die weniger an Stress und Wettbewerb gekoppelt sind[34].

31 4
32 1
33 3
34 2

Die folgenden Grafiken verknüpfen Schizophrenieprävalenz und geographische Breite mit weiteren Einflussfaktoren.

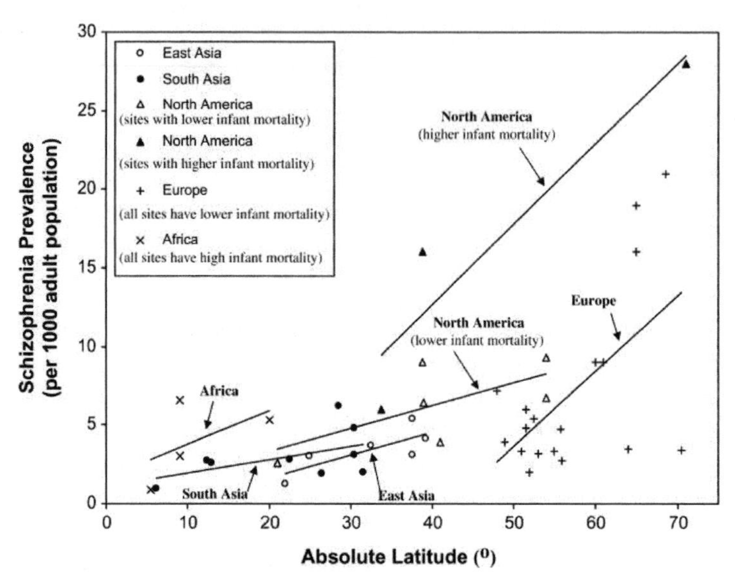


Schizophrenieprävalenz, geographische Breite und Kindersterblichkeit.

Kommentar: Vertikal ist die Häufigkeit von Schizophreniekranken in den jeweiligen Bevölkerungen eingetragen, horizontal die geographische Breite. Auf den ersten Blick ersichtlich ist von links unten nach rechts oben die grössere Schizophreniehäufigkeit mit zunehmender geographischer Breite, mit einem steileren Anstieg je höher die geographische Breite. Der Trend ist deutlich. Die Unterschiede variieren um mehr als das Zehnfache. – Der dritte Faktor, in dieser Graphik ist das Ausmass der Kindersterblichkeit. Die schwarzen Dreiecke betreffen Zahlen aus den USA aus Gebieten mit hoher Kindersterblichkeit, tendenziell die Nordstaaten. Die aufrechten Kreuze stehen für Studien aus Mittel- und Nordeuropa, wo die Kindersterblichkeit generell niedrig ist. Die Kreise, dunkel und hell, stehen für asiatische Länder, zum einen für Länder, in denen die Kindersterblichkeit, etwa in Indien, Jakarta, Indonesien sehr hoch ist, zum anderen für die fortschrittlichen südostasiatischen Ländern, »Tigerstaaten« (China, Taiwan, Südkorea, Singapur, Hongkong), wo sie sehr niedrig ist. Die schrägen Kreuze stehen für Afrika mit einer allgemein hohen Kindersterblichkeit. Die Linien bedeuten statistische Mittelwerte der verschiedenen Regionen.

Die höchsten Schizophreniewerte finden sich in den USA in Gebieten mit hoher Kindersterblichkeit (schwarze Dreiecke rechts oben), gefolgt von den mittel- und nordeuropäischen Ländern (aufrechte Kreuze) wo die Kindersterblichkeit tief ist. Die Zahlen für USA-Regionen mit niedriger Kindersterblichkeit (weisse Dreiecke) zeigen deutlich weniger Schizophreniekranke, es handelt sich dabei um Gebiete geringerer geographischer Breite, wenngleich in Gebieten mit derselben geographischen Breite diejenigen mit hoher Kindersterblichkeit deutlich mehr Schizophreniekranke haben als die mit niederer Kindersterblichkeit. Europa hat bei geringer Kindersterblichkeit hohe Schizophreniewerte. Die asiatischen Länder haben bei geographischer Breite bis 40 Grad und unterschiedlicher Kindersterblichkeit tiefe Schizophreniewerte. Afrika hat bei geringer geographischer Breite und hoher Kindersterblichkeit höhere Schizophreniewerte als die asiatischen Länder, aber verglichen mit Europa und den USA tiefe Werte.

Zusammengefasst: Es gibt einen Trend entsprechend der geographischen Breite und entsprechend der Kindersterblichkeit. Irritierend ist die hohe Schizophrenierate in Europa bei niedriger Kindersterblichkeit, die geringe Schizophrenierate in Afrika und Südasien bei hoher Kindersterblichkeit und die geringe Schizophrenierate der Ostasiatischen Länder mit niedriger Kindersterblichkeit, verglichen mit den Gebieten in USA mit niedriger Kindersterblichkeit, soweit beide Gebiete auf derselben geographischen Breite liegen.

Was assoziiert man zu hoher geographischer Breite, speziell im Norden des Globus?

Was assoziiert man zu hoher Kindersterblichkeit?

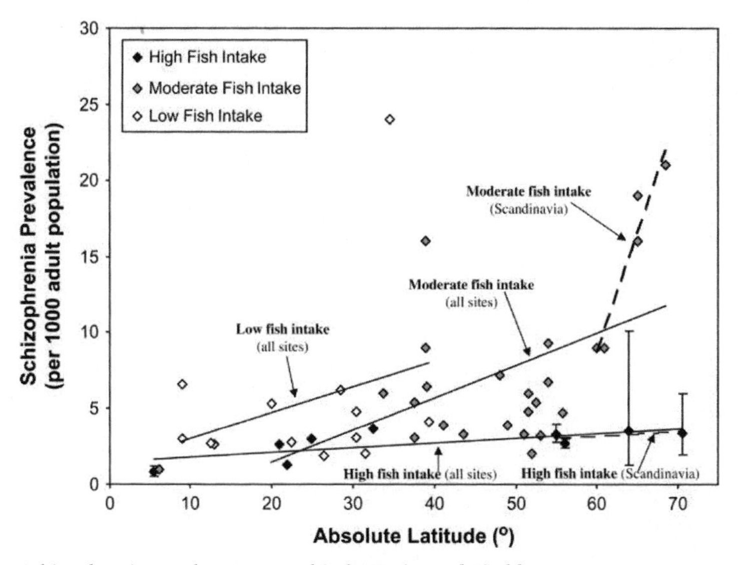


Schizophrenieprävalenz, geographische Breite und Fischkonsum.

Kommentar: In dieser Grafik wiederum vertikal die Schizophrenieraten, horizontal die geographische Breite. Der dritte Faktor ist das Ausmass an Fischkonsum. Die schwarzen Kästchen bedeuten hohen Fischkonsum, die grauen mittleren Fischkonsum, die weissen geringen Fischkonsum.

Die unterste lange Gerade steht für hohen Fischkonsum. Über alle Breitegrade ist die Schizophreniehäufigkeit bei hohem Fischkonsum sehr niedrig, mit einem leichten Anstieg gegen die höheren Breitegrade. Die schräge Linie darüber steht für mässigen Fischkonsum. Sie beginnt bei dem 20. Breitegrad mit niederen Schizophreniewerten und steigt gegen rechts in den höheren Breitegraden deutlich an. Die dritte durchgezogene Linie steht für niederen Fischkonsum. Dabei sind die Schizophreniewerte schon ab dem 10. Breitegrad höher als die Linien für hohen Fischkonsum. Die Linie steigt praktisch parallel zu der Linie für mässigen Fischkonsum an, aber auf einem höheren Niveau. (Dass sie etwa bei dem 40. Breitegrad abbricht, bedeutet, es existieren keine relevanten Studien aus Gebieten höherer geographischer Breite). Die zwei unterbrochenen Linien rechts betreffen skandinavische Länder. Die untere steht für hohen Fischkonsum. Sie bewegt sich entlang der durchgezogenen Linie für hohen Fischkonsum. Das muss sie ja. Die zweite unterbrochene Linie steigt nach rechts oben steil an. Sie betrifft Menschen aus Skandinavien mit nur mässigem Fischkonsum. Insgesamt zeigt auch diese Graphik niedere Schirophrenieraten in Äquatornähe, hohe Werte bei hohen Breitegraden. Hier stellt sich die Frage, was hat Fischkonsum mit Schizophreniegenese zu tun?

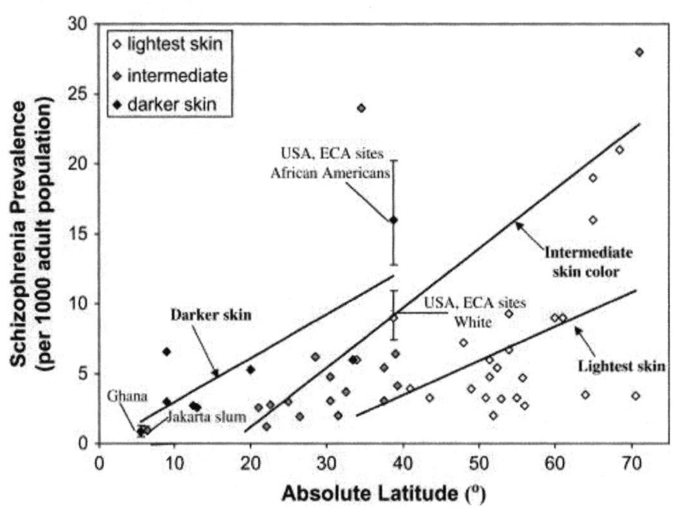


Schizophrenieprävalenz, geographische Breite und Hautfarbe (alle Grafiken aus Kinney 2009[35]).

35 1

Kommentar: Hier wieder die Schizophrenieraten bei verschiedenen geographischen Breitegraden. Der dritte Faktor, der hier hinzugenommen wurde, ist die Hautfarbe. Die weissen Kästchen stehen für helle Haut, die grauen für mitteldunkle Haut, die schwarzen für dunkle Haut. Die unterste Linie zeigt die Schizophreniewerte bei heller Haut, die mittlere bei mitteldunkler Haut, die dritte bei schwarzer Haut. Die zwei vertikalen Linien auf Höhe des 39. Breitegrads stammen von einer Studie aus den USA. Sie zeigen, dass es dort in der Bevölkerung viel mehr schwarze Schizophrene gibt als weisse.

Dazu die Frage, was hat Schizophreniehäufigkeit mit der Hautfarbe zu tun?

Offenbar haben in Gebieten unterschiedlicher geographischer Breite Faktoren wie Wohlstand, Gesundheitsfürsorge, Hautfarbe, das Ausmass an Sonneneinstrahlung und Konsum an Vitamin D-reicher Nahrung Einfluss auf die Schizophreniehäufigkeit.

*Literatur*

1. Kinney DK, Teixeira P, Hsu D et al.: Relation of Schizophrenia Prevalence to Latitude, Climate, Fish Consumption, Infant Mortality, and Skin Color: A Role for Prenatal Vitamin D Deficiency and Infections? Schizophr Bull, 2009, 35(3):582–95.
2. Lefley, H.P.: Rehabilitation in mental illness: insights from other cultures. Psychosoc Rehab J 1990, 14 (1), 5–12.
3. McGrath JJ, Saha S, Chant D, Welham J: Schizophrenia: A Concise Overview of Incidence, Prevalence, and Mortality. Epidem Rev, 2008 Nov, 30(1), 67–76.
4. Templer DI, Hintze J, Neal H, et al.: Schizophrenia, Latitude and Temperature. J Orthomol Med 1991; 6 (1), 5–7.

## Jahreszeiten der Geburt, seasonality

1929 wurde erstmals berichtet, dass Menschen, die später an Schizophrenie erkrankten, gehäuft in den Winter- und Frühlingsmonaten geboren worden waren[36]. Das konnte mittlerweile an vielen Orten der Nord- und Südhemisphäre bestätigt werden[37]. Der Überschuss beträgt etwa 5–15 %[38], im Durchschnitt 11 %. Etwa jede 10. Person, die an Schizophrenie erkrankt, ist von diesem Wintergeburteneffekt betroffen. Der Befund hat eine Beziehung zur geographischen Breite[39]. In Ländern, die keine Jahreszeiten haben und wo die Temperatur konstant ist, scheint dieser Effekt weitgehend zu fehlen[40]. Man findet aber auch in tropischen Regionen einige Monate nach Regenzeiten, und damit verbunden einem auch nur geringen Absinken der Temperaturen, diesen Geburtenüberschuss späterer Schizophrener[41]. Gemäss einer schottischen Untersuchung hat der Überschuss an wintergeborenen Schizophrenen in der Zeit von 1900 bis 1969 bei Männern deutlich zugenommen, bei Frauen nicht[42].

Dazu existieren verschiedene Erklärungsmodelle:

1. Winter, Kälte, Krankheiten, weniger Sonnenlicht, Mangel an Vitaminen und wichtigen Nahrungsstoffen während der Schwangerschaft, zur Zeit der Geburt und unmittelbar danach sind für den Überschuss an Wintergeburten bei später an Schizophrenie Erkrankten verantwortlich.
2. Im Winter geborene Kinder wurden im Frühling gezeugt. Möglicherweise sind Eltern von später Schizophrenen, falls sie eine genetische Belastung Richtung Schizophrenie in sich tragen, kontaktgehemmter. Unter dem Ein-

36 33
37 2, 5, 6, 19, 20, 21, 23, 24, 29, 30, 32, 35
38 33
39 6
40 22, 31
41 4, 17
42 9

fluss des Frühlings kommen aber doch sexuelle Kontakte zustande und Paare zeugen ein Kind, das dann im Winter geboren wird.

3. Möglicherweise waren schwangere Frauen, die im Winter gebären, im Sommer, als sie sich etwa zu Beginn des zweiten Schwangerschaftsdrittels befanden, zu einem Zeitpunkt, da das Gehirn des Embryos besonders störanfällig ist, toxischen Einflüssen ausgesetzt (siehe unten, Alkohol während der Schwangerschaft, Blei während der Schwangerschaft).

Alle drei Hypothesen haben bis heute Gültigkeit.

Ad 2. In den USA ist es verbreitet üblich geworden, die Jahreszeit für Geburten zu planen. Winter ist keine bevorzugte Jahreszeit, um zu gebären. Mütter, die im Winter gebären, sind dort überdurchschnittlich häufig Teenager, unverheiratet, nicht Weisse und haben nur eine geringe Schulbildung. Winterkinder sind vielfältig benachteiligt: Sie sind häufig Frühgeburten, wiegen weniger, haben geringere intellektuelle Fähigkeiten, werden später eingeschult und verlassen dementsprechend die Schule mit weniger Ausbildung, sobald sie das Ende des Pflichtschulalters erreicht haben. Die Ausbildungschancen sind danach schlechter, haben tiefere Löhne zur Folge, usf. Armut ist per se ein Risikofaktor, schizophren zu erkranken, s. u. – Die Frage steht im Raum, ob das Frühjahr Einfluss auf riskantes sexuelles Verhalten hat und die Winterkinder dann auch weniger erwünscht sind? Bei etwa der Hälfte der Geburten in den Wintermonaten scheint die Schwangerschaft unerwünscht zu sein[43]. Unerwünschte Schwangerschaft ist einer der pränatalen Risikofaktoren für Schizophrenie (s. u., die pränatalen Belastungen der Mutter).

Gegen die Hypothese der fortpflanzungsgehemmten Eltern spricht eine finnische Untersuchung. Man fand, dass die nicht erkrankten Geschwister der im Winter geborenen später Schizophrenen nicht gehäuft in den Wintermonaten zur Welt kamen[29]. Deren Eltern hatten also nicht nur im Frühling Sex.

Ad 1. Die andere Hypothese – Winterwetter, Kälte, Winterkrankheiten – erweist sich als ergiebiger. Der Wintergeburteneffekt ist ausgeprägter in Wintern, die auf Jahre folgen, in denen Infektionskrankheiten (Diphtherie, Pneumonie, Grippe…) eine grosse Rolle spielten[44]. In Fällen von im Winter geborenen, später schizophren Erkrankten fand man zwischen 3. und 7. Schwangerschaftsmonat Grippeepidemien und Virusinfektionen der Mütter[45].

---

43 [3]
44 [35]
45 [7, 27]

Beispielsweise wurde für die USA, Europa und Japan eine Beziehung gefunden zwischen gehäuftenWintergeburten von später Schizophrenen und Zeckenepidemien (Borrelien) neun Monate vorher[46].

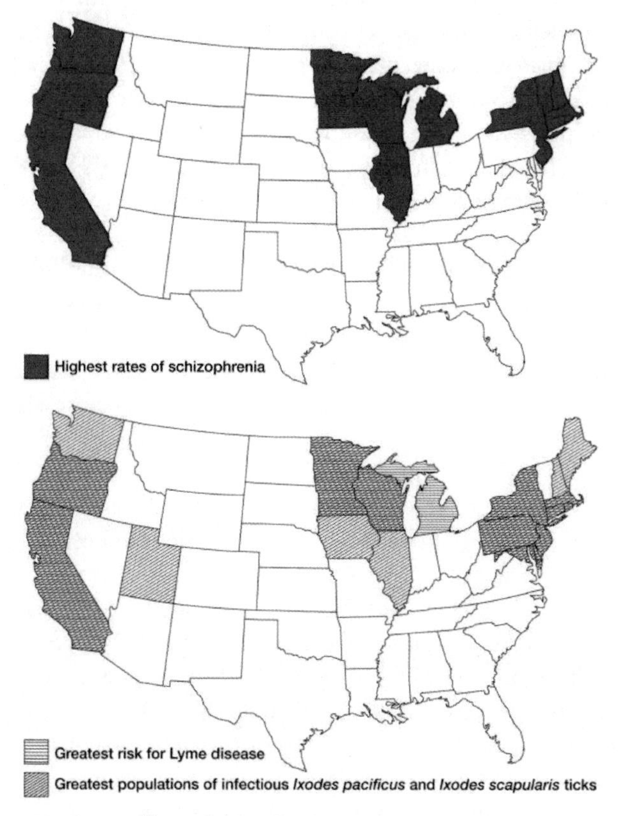


Fritzsche 2002[47]. Landkarten der USA: oben Gebiete mit der grössten Schizophreniehäufigkeit, unten Gebiete mit der grössten Zeckenverbreitung.

Embryonen sind unmittelbar nach der Zeugung, wenn sie sich in die Gebärmutter einnisten, besonders anfällig für eine Borrelieninfektion. Die DNA der Borrelien kann zu Mutationen der menschlichen Keimbahn führen und zwar an einer Stelle, die als Kandidaten-Gen für Schizophrenie gilt. Das Interval von 9 Monaten zwischen dem Auftreten der Zecken und dem Geburtsüberschuss von Schizophrenen lässt eine Infektion zur Zeit der Empfängnis oder kurz danach vermuten[48].

46 11
47 11
48 11

Nach anderen Befunden sind die Verläufe von später Schizophrenen, deren Zeugung in die Zeit von Grippeepidemien fiel, besonders ungünstig[49].

Diskutiert wird im Zusammenhang mit den Wintergeburten auch das Ausmass der Sonneneinstrahlung im Winter. Weniger Sonnenlicht zu Zeiten der Wintersonnenwende kann den circadianen Schrittmacher beeinträchtigen und via die nächtliche Melatonin-Plasmakonzentration und die nächtliche Körper-Kerntemperatur eine schädliche Wirkung auf die Neuronen des unreifen Hippocampus, Striatum und Substantia nigra ausüben und damit die Dopaminsteuerung beeinflussen, die bei Schizophrenie eine wichtige Rolle spielt[50]. Siehe dazu weiter unten auch die Ausführungen zur Bedeutung von Vitamin D.

Weiter fand man, dass es sich bei den gehäuften, später schizophren erkrankten Wintergeburten um eine Untergruppe der Schizophrenen handelt, die deutlich weniger familiäre Schizophreniebelastung aufweist[51]. Man ist deshalb geneigt, zwischen »sporadischen« schizophrenen Erkrankungen und solchen mit familiärer Belastung zu unterscheiden. Die ersteren, die Wintergeburten, scheinen eine weniger maligne Symptomatik und eine bessere Prognose zu haben[52].

Dies eine erste mögliche Antwort auf die Frage, warum Schizophrenien nicht aussterben. Auf dem Weg über diese Wintergeburten scheinen in Familien, die bisher keine Schizophreniebelastung hatten, sozusagen neue Schizophreniekranke zu entstehen.

Im Gegensatz dazu wurden die im Sommer geborenen Schizophreniekranken genauer untersucht und man fand, dass diese eine ausgeprägtere Defizitsymptomatik, also ein schwereres Krankheitsbild aufweisen[53]. In einer Studie aus den USA untersuchte man die Geburtsmonate von Schizophreniekranken, die mit dem Medikament Clozapin behandelt wurden. Clozapin darf in den USA erst eingesetzt werden, wenn vorher zwei Versuche mit anderen Neuroleptika gescheitert sind. Es handelt sich dabei also um besonders schwere Fälle. Bei den mit Clozapin behandelten Kranken zeigte sich eine gleichmässige Verteilung der Geburtsmonate über das Jahr[54], was dafür spricht, dass bei wintergeborenen Schizophrenen genetische Belastung eine geringere Rolle spielt und der Verlauf tatsächlich günstiger ist.

Ad 3. Frauen, die im Winter gebären, befinden sich im Sommer etwa zu Beginn des zweiten Schwangerschaftsdrittels. In dieser Entwicklungsperiode ist

49 12
50 25, 26
51 2
52 1, 10, 28
53 15, 18
54 8

das heranreifende Gehirn des Embryos besonders störanfällig[55]. Verschiedene Nervengifte sind im Sommer in höchsten Dosen vorhanden, so Alkohol, dem im Sommer als Durstlöscher besonders zugesprochen wird. So auch das weiche Blei aus Bleirohren und bleihaltigen Anstrichen, das am ehesten bei warmen Sommertemperaturen an die Umgebung abgegeben wird[56] (siehe dazu unten Ss. 46 u. 53).

Weiters werden in der Literatur Beziehungen der gehäuften Wintergeburten von später Schizophrenen zu Vitamin-D Mangel und zu Urbanizität diskutiert. Darauf wird noch zurückzukommen sein.

Um dieses Kapitel abzuschliessen, sei erwähnt, dass auch bei besonders erfolgreichen Schachspielern eine Häufung von Wintergeburten gefunden wurde[57]. Spekulationen dazu betreffen eine allfällige Beziehung von besonders hingebungsvollem Schachspielen und einer schizoiden Persönlichkeitsstruktur und eine Beziehung zwischen Schizophrenie und Hochbegabung.

### *Literatur*


1. Beckmann H, Franzek E.: Deficit of birthrates in winter and spring months in distinct subgroups of mainly genetically determined schizophrenia. Psychopathology. 1992; 25(2):57–64.
2. Boyd JH, Pulver AE, Stewart W.: Season of birth: schizophrenia and bipolar disorder. Schizophr Bull. 1986; 12(2):173–86.
3. Buckles KS, Hungerman DM: Season of Birth and Later Outcomes: Old Questions, New Answers. Rev Econ Stat. 2013 Jul 1; 95(3): 711–724.
4. Carrión-Baralt JR, Fuentes-Rivera Z, Schmeidler J, Silverman JM.: A case-control study of the seasonality effects on schizophrenic births on a tropical island. Schizophr Res. 2004 Nov 1; 71(1):145–53.
5. Cheng C, Loh EW, Lin CH, et al.: Birth Seasonality in Schizophrenia: Effects of gender and income-status. Psychiatr Clin Neurosc 2013; 67: 426–33.
6. Davies G, Welham J, Chant D, Torrey EF, McGrath J.: A systematic review and meta-analysis of Northern Hemisphere season of birth studies in schizophrenia. Schizophr Bull. 2003; 29(3):587–93.
7. de Messias EL, Ferreira Cordeiro N, Coelho Sampaio JJ et al.: Schizophrenia and season of birth in a tropical region: relationship to rainfall. Schizophr Res 2001 Mar, 48 (2–3), 227–34.
8. Demler TL: Challenging the Hypothesized Link to Season of Birth in Patients with Schizophrenia. Innov Clin Neurosci. 2011 Sep; 8(9): 14–9.
9. Eagles JM, Hunter D, Geddes JR: Gender-Specific Changes Since 1900 in the Season-of-Birth Effect in Schizophrenia. Brit J Psychiatry 1995 Oct; 167(4): 469–72.


55 16
56 14
57 13

10. Franzek E, Beckmann H.: Gene-environment interaction in schizophrenia: season-of-birth effect reveals etiologically different subgroups. Psychopathology. 1996; 29(1):14–26.
11. Fritzsche M.: Seasonal correlation of sporadic schizophrenia to *Ixodes* ticks and Lyme borreliosis. Int J Health Geogr. 2002; 1: 2.
12. Gallagher BJ 3rd, Jones BJ, McFalls JA Jr, Pisa AM: Schizophrenic subtype, seasonality of birth and social class: A preliminary analysis. Europ Psychiatry 2007, 22, 123–8.
13. Gobet F, Chassy P.: Season of birth and chess expertise. J Biosoc Sci 2008 Mar; 40(2):313–6.
14. Guilarte TR, Opler M, Pletnikov M: Is lead exposure in early life an environmental risk factor for Schizophrenia? Neurobiological connections and testable hypotheses. Neurotoxicology. 2012 Jun; 33(3):560–74.
15. Kirkpatrick B, Herrera Castanedo S, Vazquez-Barquero JL.: Summer birth and deficit schizophrenia: Cantabria, Spain. J Nerv Ment Dis. 2002 Aug; 190(8): 526–32.
16. Lohr JB, Bracha HS: Can Schizophrenia Be Related to Prenatal Exposure to Alcohol? Some Speculations. Schizophr Bull 1989; 15(4): 595–603.
17. Mendonça FAS; Machado DR; Juliane A. F. de Lima JAF et al.: Esquizofrenia e correlação da sazonalidade com período de nascimento numa região tropical (Correlation between schizophrenia and seasonality of birth in a tropical region). Rev. bras. epidemiol. São Paulo, 2009 Dec; 12(4).
18. Messias E, Kirkpatrick B.: Summer birth and deficit schizophrenia in the epidemiological catchment area study. J Nerv Ment Dis. 2001 Sep; 189(9): 608–12.
19. Mino Y, Oshima I.: Seasonality of birth in patients with schizophrenia in Japan. Psychiatry Clin Neurosci. 2006 Apr; 60(2):249–52.
20. Mortensen PB, Pedersen CB, Westergaard T, et al.: Effects of family history and place and season of birth on the risk of schizophrenia. N Engl J Med. 1999 Feb 25; 340(8): 603–8.
21. Owens N, McGorry PD.: Seasonality of symptom onset in first-episode schizophrenia. Psychol Med. 2003 Jan; 33(1):163–7.
22. Parker G, Mahendran R, Koh ES et al.: Season of birth in schizophrenia: no latitude at the equator. The British Journal of Psychiatry Jan 2000, 176 (1) 68–71.
23. Pedersen CB, Mortensen PB: Family history, place and season of birth as risk factors for schizophrenia in Denmark: a replication and reanalysis. Brit J Psychiatry Jul 2001, 179(1) 46–52.
24. Radua J, Ramella-Cravaro V, Ioannidis JPA, et al.: What causes psychosis ? An umbrella review of risk and protective factors. World Psychiatry 2018 Feb; 17(1): 49–66.
25. Schwartz PJ: Season of birth in schizophrenia: a maternal-fetal chronobiological hypothesis. Med Hypotheses. 2011 Jun; 76(6):785–93.
26. Schwartz PJ: Can the season of birth risk factor for schizophrenia be prevented by bright light treatment for the second trimester mother around the winter solstice? Med Hypotheses. 2014 Dec; 83(6):809–15.
27. Sham PC, O'Callaghan E, Takei N, et al.: Schizophrenia following pre-natal exposure to influenza epidemics between 1939 and 1960. Brit J Psychiatry. 1992 Apr; 160 (4): 461–6.
28. Sperling W, Barocka A, Kalb R, et al.: Influence of Season on Manifestation of Schizophrenic Subtypes. Psychopathology 1997; 30: 200–7.

29. Suvisaari JM, Haukka JK, Lönnqvist JK.: Season of birth among patients with schizophrenia and their siblings: evidence for the procreational habits hypothesis. Am J Psychiatry. 2001 May; 158(5):754–7.
30. Tam WCT, Sewell KW.: Seasonality of Birth in Schizophrenia in Taiwan. Schizophr Bull 1995 Jan; 21: 117–27.
31. Tochigi M, Onai T, Narita K.: Seasonality of schizophrenia births in the Japanese population: increased winter births possibly confined to the north area. Schizophr Res 2005, 75(2–3), 433–8.
32. Torrey EF, Bowler AE: The Seasonality of Schizophrenic Births: A Reply to Marc S. Lewis. Schizophr Bulletin, At Issue, 1990, 16/1, 1–3.
33. Torrey EF, Miller J, Rawlings R, et al.: Seasonality of births in schizophrenia and bipolar disorder: a review of the literature. Schizophr Res 1997 Nov, 28/1, 1–38.
34. Tramer M: Uber die biologische Bedeutung des Geburtsmonates, insbesondere für die Psychoseerkrankung. Schweiz. Archiv. Neurol. Psychiatr., 1929, 24, 17.
35. Wang C, Zhang Y: Season of birth and schizophrenia: Evidence from China. Psychiatr Res 2017 Jul, 253, 189–96.
36. Watson CG, Kucala T, Tilleskjor C, et al.: Schizophrenic Birth Seasonality in Relation to the Incidence of Infectious Diseases and Temperature Extremes. Arch Gen Psychiatry. 1984; 41(1):85–90.

# Pränatale Belastungen der Mutter

Für ein in Entstehung begriffenes Lebewesen beginnt »Umwelt« ab dem Zeitpunkt der Befruchtung, nicht erst ab der Geburt. Vorgeburtliche ungünstige Einflüsse, wie Stress der Mutter, Giftstoffe und Infektionen können die normale Gehirnentwicklung stören und Hirnstrukturen und Hirnfunktionen grundsätzlich und dauerhaft verändern. Erlebnisse und Erfahrungen der Mutter finden ihren Niederschlag in Programmen, die dem sich entwickelnden Embryo gewissermassen eingeschrieben werden[58]. So zeigen Kinder, deren Mütter während der Schwangerschaft intensive Angst erlebt hatten, im Alter von 10 Jahren eine verstärkte Reaktion auf Stress[59]. Es häufen sich Hinweise, dass diese Veränderungen über epigenetische Mechanismen vermittelt werden[60] und dass das Zeitfenster während der Schwangerschaft[61], das Geschlecht des Fötus[62] und die Intensität und Dauer solcher Einflüsse eine Rolle spielen. Die Schwangerschaft ist für das Ungeborene eine Periode vielfältiger Neugestaltungen und Umgestaltungen. Jeder Einfluss auf das Epigenom kann ungünstige Folgen haben, deren Auswirkungen bis ins Erwachsenenalter reichen. Die genetische Ausstattung, das Geschlecht und äussere Einflüsse wirken zusammen und formen und bestimmen ein allfälliges Ergebnis[63].

*Literatur*

1. Bale TL, Baram TZ, Brown AS, et al.: Early life programming and neurodevelopmental disorders. Biol Psychiatry. 2010 Aug 15; 68(4):314–9.
2. Cattane N, Richetto J, Cattaneo A: Prenatal exposure to environmental insults and enhanced risk of developing Schizophrenia and Autism Spectrum Disorder: focus on

58 1
59 6
60 7
61 2, 3
62 4, 5
63 5, 8, 9

biological pathways and epigenetic mechanisms. Neurosci Biobehav Rev. 2018 Jul 4. pii: S0149-7634(17)30972-7.
3. Clarke MC, Harley M, Cannon M: The Role of Obstetric Events in Schizophrenia. Schizophr Bull, 2006 Jan; 32(1): 3–8.
4. Kim DR, Bale TL, Epperson CN: Prenatal programming of mental illness: current understanding of relationship and mechanisms. Curr Psychiatry Rep. 2015 Feb; 17(2):5.
5. Kundakovic M, Jaric I: The Epigenetic Link between Prenatal Adverse Environments and Neurodevelopmental Disorders. Genes (Basel). 2017 Mar 18; 8(3).
6. O'Connor TG, Ben-Shlomo Y, Heron J, et al.: Prenatal anxiety predicts individual differences in cortisol in pre-adolescent children. Biol Psychiatry. 2005 Aug 1; 58(3):211–7.
7. Radtke KM, Ruf M, Gunter HM, et al.: Transgenerational impact of intimate partner violence on methylation in the promoter of the glucocorticoid receptor. Transl Psychiatry. 2011 Jul; 1(7): e21.
8. Reynolds RM, Jacobsen GH, Drake AJ: What is the evidence in humans that DNA methylation changes link events in utero and later life disease? Clin Endocrinol (Oxf). 2013 Jun; 78(6):814–22.
9. Rutten BP, Mill J. Epigenetic mediation of environmental influences in major psychotic disorders. Schizophr. Bull. 2009 Nov; 35, 1045–56.

## Schizophrenieerkrankung der Mutter

Schizophrenieerkrankung der Mutter ist verknüpft mit den am schwersten wirkenden Folgen. Die Wahrscheinlichkeit, dass Nachkommen an Schizophrenie erkranken, ist elfmal grösser als im Durchschnitt der Bevölkerung (95 % CI= 4.6–29.91)[64]. Als ursächliche Mechanismen denkbar sind sowohl eine genetische Übertragung von Mutter zu Kind, als auch epigenetische Einflüsse ab dem Zeitpunkt der Konzeption.

### *Literatur*

1. Sørensen HJ, Mortensen EL, Reinisch JM, Mednick SA: Do hypertension and diuretic treatment in pregnancy increase the risk of schizophrenia in offspring? Am J Psychiatry 2003; 160: 464–8.

64 1

## Depression der Mutter

Depression der Mutter während der Schwangerschaft ist ebenfalls assoziiert mit einer erhöhten Schizophrenieerkrankung der Nachkommen[65]. Kinder, deren Mütter im dritten Trimenon der Schwangerschaft depressiv gewesen waren, zeigten im Alter von drei Monaten eine verstärkte HPA-Achse-Reaktion auf Stress. (Gemessen wurde das Cortisol im Sputum vor und nach einem nicht noxischen Stress). Diese ging einher mit einer erhöhten Methylierung des NR3C1 Glukocortikoid Rezeptor Gens (gemessen nach der Geburt aus dem Nabelschnurblut). Der Methylierungsstatus dieses Gens stellt möglicherweise das Bindeglied dar zwischen der Stimmung der Mutter und der Stress-Reaktivität des Kindes[66].

*Literatur*

1. Jones PB, Rantakallio P, Hartikainen AL, et al.: Schizophrenia as a Long-Term Outcome of Pregnancy, Delivery and Perinatal Complications: A 28-Year Follow-Up of the 1966 North Finland General Population Birth Cohort. Am J Psychiatry. 1998 March; 155(3): 355–64.
2. Oberlander TF, Weinberg J, Papsdorf M, et al.: Prenatal exposure to maternal depression, neonatal methylation of human glucocorticoid receptor gene (NR3C1) and infant cortisol stress responses. Epigenetics. 2008 Mar-Apr; 3(2):97–106.

## Unerwünschte Schwangerschaft

Unerwünschte Schwangerschaft ist ein Risikofaktor für Psychopathologie im Kindes- und Jugendalter[67]. Eine prospektive finnische Studie von 1996 an 11000 Personen ergab in Fällen von unerwünschter Schwangerschaft – befragt wurden Schwangere im 6./7. Schwangerschaftmonat – eine bei den Nachkommen erhöhte Schizophreniehäufigkeit von 2,4 (1.2–4.8)[68]. Eine US-Amerikanische Studie von 2006[69] fand ebenfalls eine erhöhte Schizophreniehäufigkeit, Ratio 1.75, allerdings statistisch nicht signifikant (p=0.06). Eine schwedische Studie von 2009[70] bestätigte eine erhöhte Schizophrenieinzidenz der Nachkommen bei unerwünschter Schwangerschaft, sowohl bei familiärer Schizophreniebelastung wie ohne eine solche. Unerwünschte Schwangerschaft ist häufig kombiniert mit

65 [1]
66 [2]
67 [5]
68 [2,4]
69 [1]
70 [3]

anderen Risikofaktoren wie Armut, Ausgrenzung, Isolation[71]. Siehe unten auch die Zusammenhänge von Stress zu Beginn der Schwangerschaft und gehäufter Schizophrenieerkrankung der v.a. männlichen Nachkommen.

*Literatur*

1. Herman DB, Brown AS, Opler MG, Desai M, Malaspina D, Besnaham M, et al. Does unwantedness of pregnancy predict schizophrenia in the offspring? Soc Psychiatry Psychiatr Epidemiol 2006; 41:605–10.
2. Jääskeläinen E, Haapea M, Rautio N, et al.: Twenty Years of Schizophrenia Research in the Northern Finland Birth Cohort 1966: A Systematic Review. Schizophrenia Research and Treatment Vol 2015, Article ID 524875, 12 p.
3. McNeil TF, Schubert EW, Cantor-Graae E, et al.: Unwanted pregnancy as a risk factor for offspring schizophrenia-spectrum and affective disorders in adulthood: a prospective high-risk study. Psychol Med. 2009 Jun; 39(6):957–65.
4. Myhrman A, Rantakallio P, Isohanni M, et al.: Unwantedness of a pregnancy and schizophrenia in the child. Br J Psychiatry 1996; 169:637–40.
5. Ward AJ: Prenatal stress and childhood psychopathology. Child Psychiatry Hum Dev. 1991 Winter; 22(2):97–110.

## Nicht Wahrnehmen von Vorsorgeuntersuchungen

Nicht Wahrnehmen von Vorsorgeuntersuchungen während der Schwangerschaft erhöht das Schizophrenierisiko der Nachkommen auf 2.08 (1.0–4.4)[72]. Ein Forscherteam der Universität Hamamatsu, Japan, fand eine signifikante Beziehung zwischen der Anzahl der ärztlichen Untersuchungen der Mutter während der Schwangerschaft und späterer Schizophrenieerkrankung der Nachkommen. Bei Erhöhung der Kontrolluntersuchungen während der Schwangerschaft konnte das Schizophrenierisiko der Nachkommen um 12 % gesenkt werden[73].

*Literatur*

1. Byrne M, Agerbo E, Bennedsen B, et al.: Obstetric conditions and risk of first admission with schizophrenia: a Danish national register based study. Schizophr Res. 2007 Dec; 97(1-3):51-9.
2. Kawai M, Minabe Y, Takagai S, et al.: Poor maternal care and high maternal body mass index in pregnancy as a risk factor for schizophrenia in offspring. Acta Psychiatr Scand. 2004 Oct; 110(4):257–63.

71 5
72 1
73 2

## Katastrophen während der Schwangerschaft

Nach der im Lauf von 5 Tagen erfolgten Invasion und Besetzung der Niederlande durch die deutschen Streitkräfte im Mai 1940 erkrankten die Nachkommen der Frauen, die damals schwanger waren, vermehrt an Schizophrene (Risiko aller: 1.15. – Bei den im 1. Trimenon Betroffenen: 1.28. – Bei den im 2. Trimenon Betroffenen betrug das Risiko der männlichen Nachkommen: 1.35, der weiblichen: 0.83)[74].

Bei Nachkommen aus Schwangerschaften während des holländischen Hochwassers von 1953 fand man ebenfalls eine erhöhte Schizophreniehäufigkeit (Ratio 1.8)[75].

Kinney und Mitarbeiter beschrieben, dass Nachkommen von Frauen, die während der Schwangerschaft einen schweren Tornado erlebt hatten, überzufällig häufig an Schizophrenie erkrankten.

Wenn während der Schwangerschaft die Kindesväter gestorben waren, erhöhte sich ebenfalls die Schizophreniehäufigkeit der Nachkommen. (2.4: 1.4–4.0)[76]. Dasselbe gilt, wenn Mütter während des 1. Trimenons der Schwangerschaft Tod oder eine Krebsdiagnose, Herzinfarkt oder Schlaganfall eines nahen Angehörigen erfahren (Risiko 1.67). Dieselben Ereignisse im Halbjahr vor der Schwangerschaft oder im 2. od 3. Trimenon hatten nicht so deutliche oder keine Auswirkung auf die Schizophrenie-Erkrankungshäufigkeit der Nachkommen[77].

Eine dänische Studie untersuchte das Schizophrenierisiko der Nachkommen, wenn eine Schwangere einen Todesfall einer nahestehenden Person erlitt, in Abhängigkeit vom Stadium der Schwangerschaft.

| Variable: Death of Any Relative | No. of Cases | Partially Adjusted RR[a] (95 % Cl) | Adjusted RR[b] (95 % Cl) |
|---|---|---|---|
| Unexposed | 1813 | 1 [Reference] | 1 [Reference] |
| Exposed before pregnancy | 18 | 0.81 (0.51–1.29) | 0.82 (0.51–1.30) |
| Exposed first trimester | 12 | 1.63 (0.92–2.87) | 1.61 (0.91–2.84) |
| Exposed second trimester | 8 | 1.10 (0.55–2.20) | 1.06 (0.53–2.13) |
| Exposed third trimester | 7 | 0.72 (0.34–1.51) | 0.74 (0.35–1.55) |

Khashan 2008[78]

Die Zahlen zeigen eine erhöhte Schizophreniehäufigkeit der Nachkommen, wenn der Todesfall die Schwangere im ersten Trimenon der Schwangerschaft

74 8
75 7
76 1, 2
77 3
78 3

traf, weniger im zweiten Trimenon, keine erhöhte Schizophreniehäufigkeit der Nachkommen, wenn die Todesnachricht die Schwangere im dritten Trimenon oder vor Beginn der Schwangerschaft erreichte.

| **Arabisch-israelischer Krieg 1967 (Sechstagekrieg)<br>Schizophrenierisiko der Nachkommen schwangerer Frauen** | | |
|---|---|---|
| | 2. Schwangerschaftsmonat | 3. Schwangerschaftsmonat |
| Alle | 2,3 | 2,5 |
| Weiblich | 4,3 | 3,6 |
| Männlich | 1,2 | 1,8 |

Malaspina 2008[79]

Während des israelisch-arabischen sogenannten Sechstagekriegs 1967 konnte man fast auf den Tag genau bestimmen, wann die schwangeren Frauen traumatisiert worden waren. Die Tabelle zeigt, dass das Erkrankungsrisiko weiblicher Nachkommen vom 2. zum 3. Schwangerschaftsmonat abnimmt, der männlichen zunimmt. Männliche Foeten haben eine langsamere neurologische Entwicklung, der Höhepunkt der Schizophreniegefährdung ist bei ihnen später[80]. Besonders betroffen waren Menschen der untersten sozioökonomischen Schichten[81], ein Hinweis dafür, wie unterschiedliche Risikofaktoren, hier Trauma und Armut, bei der Krankheitsentstehung ungünstig zusammenwirken.

*Literatur*

1. Dalman C. Wicks S, Allebeck P.: Prenatal loss of father and subsequent psychosis – a national cohort study. Abstract no. 113923, Abstract Viewer, in: Savannah GA: International Congress on Schizophrenia Research 2005.
2. Huttunen MO, Niskanen P.: Prenatal loss of father and psychiatric disorder. Arch Gen Psychiatry 1978; 35:429–31.
3. Khashan AS, Abel KM, McNamee R, et al.: Higher Risk of Offspring Schizophrenia Following Antenatal Maternal Exposure to Severe Adverse Life Events. Arch Gen Psychiatry 2008; 65(2), 146–52.
4. Kinney DK, Hyman W, Greetham C, Tramer S.: Increased relative risk for schizophrenia and prenatal exposure to a severe Tornado. Schizophrenia Research. 1999; 36:45–46.
5. Malaspina D, Corcoran C, Kleinhaus KR, et al: Acute maternal stress in pregnancy and schizophrenia in offspring: A cohort prospective study. BMC Psychiatry. 2008; 8: 71.
6. Perrin MC, Kleinhaus K, Messinger J, Malaspina D: Critical periods and the developmental origins of disease: an epigenetic perspective of schizophrenia.

79 5
80 8
81 6

7. Selten JP, Graaf Y, Duursen R, et al.: Psychotic illness after prenatal exposure to the 1953 Dutch Flood Disaster. Schizophr Res 1999; 35:243–5.
8. van Os J, Selten JP.: Prenatal exposure to maternal stress and subsequent schizophrenia. The May 1940 invasion of The Netherlands. Brit J Psychiat 1998 Apr, 172(4) 324–26.

## Stress der Mutter

Stress der Mutter im ersten Trimenon der Schwangerschaft scheint besonders bedeutsam zu sein und sich direkt auf den Embryo zu übertragen. Das Stresshormon Cortisol gelangt bei Schwangeren nicht nur in das Gehirn der Mutter, sondern auch in den Organismus des Embryos und trägt zur Veränderung sich bildender Strukturen im kindlichen Gehirn bei. Werden Schwangere häufig gestresst oder stehen sie unter Dauerstress, ist anzunehmen, dass im Nervensystem der Ungeborenen via Dysregulierung der HPA-Achse die »Stresskaskade« aktiviert und gewissermassen auf »Dauerstress« eingestellt wird[82]. Veränderungen der HPA-Aktivität sind bei psychischen Erkrankungen ein häufiger Befund[83].

Eine Untersuchung der Universität Konstanz an 10–19jährigen Jugendlichen, deren Eltern gewalttätige Auseinandersetzungen während der Schwangerschaft gehabt hatten, erbrachte Hinweise für eine generationenübergreifende epigenetische Veränderung. Die Jugendlichen zeigten Veränderungen der Methylierung am Glukocortikoid-Rezeptor, einem wichtigen Regulator der HPA-Aktivität. Die Mütter zeigten keine solchen Veränderungen[84].

USA-Frauen, die über stressige Erfahrungen während der Schwangerschaft berichteten, hatten überdurchschnittlich häufig Nachkommen, die später schizophren erkrankten, dies gilt vor allem für die männlichen Nachkommen[85].

### *Literatur*

1. Fineberg AM, Ellman LM, Schaefer CA, et al.: Fetal exposure to maternal stress and risk for schizophrenia spectrum disorders among offspring: Differential influences of fetal sex. Psychiatry Res. 2016 Feb 28; 236:91–7.
2. Kim DR, Bale TL, Epperson CN: Prenatal programming of mental illness: current understanding of relationship and mechanisms. Curr Psychiatry Rep. 2015 Feb; 17(2): 5.
3. Kundakovic M, Jaric I: The Epigenetic Link between Prenatal Adverse Environments and Neurodevelopmental Disorders. Genes (Basel). 2017 Mar 18; 8(3).

82 [2]
83 [3]
84 [4]
85 [1, 5]

4. Radtke KM, Ruf M, Gunter HM, et al.: Transgenerational impact of intimate partner violence on methylation in the promoter of the glucocorticoid receptor. Transl Psychia try. 2011 Jul; 1(7): e21.
5. van Os J, Selten JP.: Prenatal exposure to maternal stress and subsequent schizophrenia. The May 1940 invasion of The Netherlands. Brit J Psychiat 1998 Apr, 172(4) 324–26.

## Pränatale Infektionen

Bakterielle und virale Infektionen während der Schwangerschaft haben eine Bedeutung für die Entstehung von Schizophrenie der Nachkommen[86] mit einer Erhöhung des Schizophrenierisikos bis zum 7fachen des jeweiligen Landesdurchschnitts[87]. Auch da sind bestimmte Zeitfenster besonderer Gefährdung relevant[88], während denen über eine Aktivierung der mütterlichen Immunabwehr die Hirnentwicklung des Embryos ungünstig beeinflusst wird, was sich später im Verhalten der Erwachsenen als Krankheit äussern kann[89].

Kandidaten als besonders gefährliche Krankheiten während der Schwangerschaft im Hinblick auf spätere Schizophrenierkrankung der Nachkommen sind Toxoplasmose (OR 2.61, 1.00–6.82)[90], Grippe[91] und Röteln, s. u.

*Literatur*

1. Brown AS, Begg MD, Gravenstein S, et al.: Serologic evidence of parental influenza in the etiology of schizophrenia. Arch Gen Psychiatry. 2004; 61:774–780.
2. Brown AS, Schaefer CA, Quesenberry CP Jr. et al.: Maternal exposure to toxoplasmosis and risk of schizophrenia in adult offspring. Am J Psychiatry 2005; 162: 767–73.
3. Brown AS.: Prenatal infection as a risk factor for schizophrenia. Schizophr Bull. 2006; 32(2):200–202.
4. Brown AS, Derkits EJ.: Prenatal infection and schizophrenia: a review of epidemiologic and translational studies. Am J Psychiatry. 2010 Mar; 167(3): 261–80.
5. Brown AS: Exposure to Prenatal Infection and Risk of Schizophrenia. Front Psychiatry. 2011 Nov 23; 2: 63.
6. Canetta SE, Brown AS: Prenatal infection, maternal immune activation, and risk for schizophrenia. Translat Neuroscience, 2012 Dec; 2(4): 320–7.
7. Canetta S, Sourander A, Surcel HM, et al.: Elevated maternal C-reactive protein and increased risk of schizophrenia in a national birth cohort. Am J Psychiatry. 2014 Sep; 171(9):960–8.

86 3, 4, 5, 6
87 1, 12, 19
88 13
89 6
90 2, 18
91 1, 8, 11, 14, 15, 16, 17, 20, 21, 22, 23

8. Erlenmeyer-Kimling L, Folnegovic Z, Hrabak-Zerjavic V, et al.: Schizophrenia and prenatal exposure to the 1957 A2 influenza epidemic in Croatia. Am J Psychiatry. 1994; 151:1496–8.
9. Izumoto Y, Inoue S, Yasuda N.: Schizophrenia and the influenza epidemics of 1957 in Japan. Biol Psychiatry. 1999; 46:119–124.
10. Khandaker GM, Zimbron LG, Jones PB: Prenatal maternal infection, neurodevelopment and adult schizophrenia: a systematic review of population-based studies. Psychol Med. 2013 Feb; 43(2): 239–57.
11. Kundakovic M, Jaric I: The Epigenetic Link between Prenatal Adverse Environments and Neurodevelopmental Disorders. Genes (Basel). 2017 Mar 18; 8(3).
12. Limosin F, Rouillon F, Payan C, et al.: Prenatal exposure to influenza as a risk factor for adult schizophrenia. Acta Psychiatr Scand. 2003 May; 107(5): 331–5.
13. McGrath JJ, Premberton MR, Welham JL, et al.: Schizophrenia and the influenza epidemics of 1954, 1957 and 1959: a southern hemisphere study. Schizophrenia Research. 1994; 14:1–8.
14. Mednick SA, Machon RA, Huttunen MO, et al.: Adult Schizophrenia Following Prenatal Exposure to an Influenza Epidemic. Arch Gen Psychiatry. 1988; 45(2):189–92.
15. Mednick SA, Huttunen MO, Machon RA: Prenatal influenza infections and adult schizophrenia. Schizophr Bull. 1994; 20:263–267.
16. Mortensen PB, Norgaard-Pedersen B, Waltoft BL, et al.: Early infections of *toxoplasma gondii* and the later development of schizophrenia. Schizophr Bull. 2007; 33:741–4.
17. Nielsen PR, Laursen TM, Mortensen PB: Association between parental hospital-treated infection and the risk of schizophrenia in adolescence and early adulthood. Schizophr Bull. 2013 Jan; 39:230–7.
18. O'Callaghan E, Sham P, Takei N, et al.: Schizophrenia after prenatal exposure to 1957 A2 influenza epidemic. Lancet. 1991; 337:1248–50.
19. Shi L, Fatemi SH, Sidwell RW, Patterson PH: Maternal Influenza Infection Causes Marked Behavioral and Pharmacological Changes in the Offspring. J Neuroscience, 2003 Jan; 23(1):297–302.
20. Takei N, Mortensen PB, Klaening U, et al.: Relationship between in utero exposure to influenza epidemics and risk of schizophrenia in Denmark. Biol Psychiatry. 1996 Nov 1; 40(9):817–24.
21. Torrey EF, Bowler AE, Rawlings R.: Schizophrenia and the 1957 influenza epidemic. Schizophrenia Research. 1992[2]; 6:100–107.

## Toxoplasmose

Toxoplasmose steht aus verschiedenen Gründen im Verdacht, ursächlich für Schizophrenie verantwortlich zu sein[92]: Schizophreniekranke haben eine höhere Seroprävalenz einer Infektion mit Toxoplasma Gondii[93]. Eine prospektive Untersuchung an U.S. Militärs erbrachte eine Assoziation von Toxoplasma Gondii

92 [9]
93 [8, 10]

Antikörpern in Blutproben von späteren Schizophrenen[94]. Die Höhe der Antikörper im Serum korrelliert mit dem Ausmass positiver Schizophreniesymptome[95]. Toxoplasmose im Erwachsenenalter kann mit psychotischen Symptomen einhergehen, die schizophrenieähnlich sind. Antipsychotika haben sich bei Toxoplasmose als therapeutisch wirksam erwiesen. Im Tierversuch erhöht Toxoplasmose die Dopaminspiegel, ein Befund, wie er auch bei Schizophrenen vorliegt. Schizophreniekranke hatten in der Kindheit vermehrt Kontakte mit Katzen, einem Reservoir für Toxoplasma Gondii[96]. Bei Infektion der Mütter ist das Schizophrenierisiko der Nachkommen erhöht: 2,61, (1.0–6.82)[97]. Auch die mit Toxoplasmose infizierten Mütter selbst sind vermehrt gefährdet an Schizophrenie zu erkranken[98]. Die grosse internationale, viele einschlägige Arbeiten zusammenfassende Umbrella-Studie der World Psychiatric Association (WPA)[99] beurteilte einen Zusammenhang von Toxoplasmose und Psychose als statistisch naheliegend.

### *Literatur*


1. Amminger GP, McGorry PD, Berger GE, et al.: Antibodies to infectious agents in individuals at ultra-high risk for psychosis. Biol Psychiatry. 2007 May 15; 61(10):1215–7.
2. Blomström Å, Gardner RM, Dalman C' et al.: Influence of maternal infections on neonatal acute phase proteins and their interaction in the development of non-affective psychosis. Transl Psychiatry. 2015 Feb 3; 5:e502.
3. Brown AS, Schaefer CA, Quesenberry CP Jr. et al.: Maternal exposure to toxoplasmosis and risk of schizophrenia in adult offspring. Am J Psychiatry 2005; 162: 767–73.
4. Mortensen PB, Norgaard-Pedersen B, Waltoft BL, et al.: Early infections of *toxoplasma gondii* and the later development of schizophrenia. Schizophr Bull. 2007; 33:741–4.
5. Niebuhr DW, Millikan AM, Cowan DN, et al.: Selected infectious agents and risk of schizophrenia among U.S. military personnel. Am J Psychiatry. 2008 Jan; 165(1):99–106.
6. Pedersen MG, Stevens H, Pedersen CB, et al.: Toxoplasma infection and later development of schizophrenia in mothers. Am J Psychiatry. 2011 Aug; 168(8):814–21.
7. Radua J, Ramella-Cravaro V, Ioannidis JPA, et al.: What causes psychosis ? An umbrella review of risk and protective factors. World Psychiatry 18 Feb ; 17(1): 49–66.
8. Tedla Y, Shibre T, Ali O, et al: Serum antibodies to Toxoplasma gondii and Herpesvidae family viruses in individuals with schizophrenia and bipolar disorder: a case-control study. Ethiop Med J. 2011 Jul; 49(3):211–20.


94 4
95 1
96 9, 10
97 2, 3, 4
98 6
99 7

9. Torrey EF, Bartko JJ, Lun ZR, Yolken RH: Antibodies to Toxoplasma gondii in patients with schizophrenia: a meta-analysis. Schizophr Bull. 2007 May; 33(3):729–36.
10. Yolken RH, Dickerson FB, Fuller Torrey E.: Toxoplasma and schizophrenia. Parasite Im munol. 2009 Nov; 31(11):706–15.

## Grippe (Influenza)

Grippe ist in den gemässigten Breiten und vor allem in äquatorfernen Ländern eine häufige Erkrankung. Bereits die Grippeepidemie von 1918 veranlasste den US-amerikanischen Psychiater Karl Menninger (1893–1990) zu Überlegungen betreffend einen ursächlichen Zusammenhang von Grippe und Schizophrenie[100]. Die Schizophreniehäufigkeit der Nachkommen erhöht sich bei Grippe der Mutter im ersten Trimenon der Schwangerschaft durchschnittlich um das 1,5 bis 2fache, maximal bis zum 7fachen[101]. (Siehe oben unter »Latitude«: das geringe Schizophrenievorkommen in warmen äquatornahen Gebieten). Im Winter rückt man näher zusammen. Grippeviren breiten sich besonders gut in trockener kalter Luft aus[102]. Wegen dieser Zusammenhänge wird die Grippeimpfung für Schwangere empfohlen und ist in manchen Ländern wie den USA und Canada bereits obligatorisch[103].

### *Literatur*

1. Boksa P.: Maternal infection during pregnancy and schizophrenia. J Psychiatry Neurosci. 2008 May; 33(3): 183–5.
2. Brown AS, Begg MD, Gravenstein S, et al.: Serologic evidence of parental influenza in the etiology of schizophrenia. Arch Gen Psychiatry. 2004; 61:774–80.
3. Brown AS.: Prenatal infection as a risk factor for schizophrenia. Schizophr Bull. 2006; 32(2):200–2.
4. Hinze-Selch D, Daubener W, Eggert L, et al.: A controlled prospective study of *toxoplasma gondii* infection in individuals with schizophrenia: beyond seroprevalence. Schizophr Bull. 2007; 33:782–8.
5. Lowen AC, Mubareka S, Steel J, Palese P.: Influenza virus transmission is dependent on relative humidity and temperature. PLoS Pathog. 2007; 3:1470–1476.
6. Mednick SA, Machon RA, Huttunen MO, et al.: Adult Schizophrenia Following Prenatal Exposure to an Influenza Epidemic. Arch Gen Psychiatry. 1988; 45(2):189–92.
7. Mednick SA, Huttunen MO, Machon RA: Prenatal influenza infections and adult schizophrenia. Schizophr Bull. 1994; 20:263–267.
8. Menninger KA. Psychoses associated with influenza: i. general data: statistical analysis. J Amer Med Ass. 1919 Jan; 72(4):235–41.

100 8
101 2, 3, 4, 6, 7, 9, 11
102 5
103 1

9. Mortensen PB, Norgaard-Pedersen B, Waltoft BL, et al.: Early infections of *toxoplasma gondii* and the later development of schizophrenia. Schizophr Bull. 2007; 33:741–4.
10. Torrey EF, Bowler AE, Rawlings R.: Schizophrenia and the 1957 influenza epidemic. Schizophrenia Research. 1992; 6:100–107.
11. Torrey EF, Yolken RH.: Toxoplasma gondii and schizophrenia. Emerg Infect Dis. 2003; 9(11):1375–80.

## Röteln, Rubella

Brown und Mitarbeiter fanden, dass 20 % der im Mutterleib mit Röteln Infizierten im Erwachsenenalter an Schizophrenie erkrankten (RR 5.2). Besonders gefährlich ist eine Infektion im 1., weniger im 2. Trimenon[104]. Eine Abnahme des Intelligenzquotienten zwischen Kindheit und Jugend erwies sich dabei im Hinblick auf eine spätere schizophrene Erkrankung als prognostisch bedeutsam[105].

### *Literatur*

1. Brown AS, Cohen P, Harkavy-Friedman J et al.: A.E. Bennett Research Award. Prenatal rubella, premorbid abnormalities, and adult schizophrenia. Biol Psychiatry. 2001 Mar 15; 49(6):473–86.
2. Brown AS.: Prenatal infection as a risk factor for schizophrenia. Schizophr Bull. 2006; 32(2):200–2
3. Sørensen HJ, Mortensen EL, Reinisch JM, Mednick SA: Association between prenatal exposure to bacterial infection and risk of schizophrenia. Schizophr Bull. 2009; 35:631–7.

## Herpes Simplex

Buka et al. fanden 2001 nach Herpeserkrankung der Mütter während der Schwangerschaft gehäuft Schizophrenie bei den Nachkommen[106]. Die Gruppe um A.S. Brown konnte diesen Befund 2006 nicht replizieren[107]. Die Collaborative Study Group on the Perinatal Origins of Severe Psychiatric Disorders unter der Federfürung wiederum von Buka wiederholte und publizierte 2008 die Untersuchung an einem grösseren Kollektiv und fand erneut ein erhöhtes Schizophrenierisiko der Nachkommen von Frauen, die während der Schwangerschaft mit Herpesvirus infiziert worden waren (OR 1,6; CI95 % 1,1–2,3)[108].

104 3
105 1, 2
106 2
107 1
108 3

*Literatur*

1. Brown AS, Schaefer CA, Quesenberry , CP Jr., et al.: No Evidence of Relation Between Maternal Exposure to Herpes Simplex Virus Type 2 and Risk of Schizophrenia? Amer J Psychiatry 2006 Dec; 163(12): 2178–80.
2. Buka SL, Tsuang MT, Torrey EF et al.: Maternal infections and subsequent psychosis among offspring. Arch Gen Psychiatry 2001; 58: 1032–7.
3. Buka SL, Cannon TD, Torrey EF, et al: Collaborative Study Group on the Perinatal Origins of Severe Psychiatric Disorders: Maternal exposure to herpes simplex virus and risk of psychosis among adult offspring. Biol Psychiatry. 2008 Apr 15; 63(8):809–15.

## Masern

Eine Studie von 1988 fand einen Zusammenhang von Masern während der Schwangerschaft und gehäufter Schizophrenieerkrankung der Nachkommen[109], eine Studie von 1999 konnte dies nicht bestätigen[110].

*Literatur*

1. Battle YL, Martin BC, Dorfman JH, Miller LS: Seasonality and infectious disease in schizophrenia: the birth hypothesis revisited. J Psychiatr Res 1999 Nov/Dec; 33(6): 501–9.
2. Torrey EF, Rawlings R, Waldman IN: Schizophrenic births and viral diseases in two states. Schiz Res 1988 Jan-Feb; 1(1):73–7.

## Polio, Atemwegs- u. genitale Infektionen

Der ungünstige Einfluss von Polio[111], Atemwegs- und genitalen Infektionen während der Schwangerschaft auf die Schizophreniehäufigkeit der Nachkommen ist nachgewiesen[112].

*Literatur*

1. Boksa P.: Maternal infection during pregnancy and schizophrenia. J Psychiatry Neurosci. 2008 May; 33(3): 183–5.
2. Brown AS, Cohen P, Harkavy-Friedman J et al.: A.E. Bennett Research Award. Prenatal rubella, premorbid abnormalities, and adult schizophrenia. Biol Psychiatry. 2001 Mar 15; 49(6):473–86.
3. Brown AS, Susser ES.: In utero infection and adult schizophrenia. Ment Retard Dev Disabil Res Rev. 2002, 8(1):51–7.

109 2
110 1
111 8
112 1, 2, 3, 4, 5, 6, 7

4. Brown AS, Derkits EJ.: Prenatal infection and schizophrenia: a review of epidemiologic and translational studies. Am J Psychiatry. 2010 Mar; 167(3): 261–80.
5. Brown AS: Exposure to Prenatal Infection and Risk of Schizophrenia. Front Psychiatry. 2011 Nov 23; 2: 63.
6. Khandaker GM, Zimbron LG, Jones PB: Prenatal maternal infection, neurodevelopment and adult schizophrenia: a systematic review of population-based studies. Psychol Med. 2013 Feb; 43(2): 239–257.
7. Sørensen HJ, Mortensen EL, Reinisch JM, Mednick SA: Association between prenatal exposure to bacterial infection and risk of schizophrenia. Schizophr Bull. 2009; 35:631–7.
8. Suvisaari J, Haukka J, Hovi T, et al.: Association between prenatal exposure to poliovirus infection and adult schizophrenia. Am J Psychiatry 1999; 156: 1100–2.

## Cytomegalievirus

CMV (1.7, 0.9–3.3)[113]. Die Infektion mit CMV verläuft oft asymptomatisch oder mit nur wenigen Symptomen. Sie wird deshalb meist übersehen. Dennoch ist sie häufig. Schizophrenie und CMV kommen weltweit vor und gehäuft in den unteren sozioökonomischen Schichten. In den USA und Europa sind ca. 55–80 % der Menschen mit CMV infiziert[114]. Die Infektion bleibt lebenslänglich bestehen. Sie ist die häufigste Infektion pränatal und neonatal. 0,5–3 % aller Neugeborenen sind infiziert[115], mit unter Umständen schweren Folgeerkrankungen. Das CMV ist neurotrop, sein Zielorgan ist das Gehirn. Schizophreniekranke, vor allem frisch Erkrankte weisen hohe Titer an CMV-Antikörpern auf[116]. Es besteht die Möglichkeit einer medikamentösen Behandlung in beiden Richtungen: Antivirale Behandlung und Behandlung mit entzündungshemmenden Medikamenten bessert die Schizophreniesymptome, Behandlung mit Neurolpetika senkt die CMV-Titer[117]. Es gibt Überschneidungen der Schizophrenie- und der CMV-Gene[118]. Bei Schizophrenen mit hohen CMV-Titern fand man eine Verkleinerung des Hippocampus und schlechtere verbale Gedächtnisleistungen[119]. Kinder, die Träger des kürzeren Allels des Single Nucleotid Polymorphismus (SNP) des Gens CTNNA3 waren, hatten ein fünffach erhöhtes Risiko später schizophren zu erkranken, wenn ihre Mütter CMV-positiv waren, während

113 1
114 3
115 2
116 7
117 6
118 8
119 5

Kinder, die nicht Träger dieses Allels waren, durch CMV-positive Mütter nicht besonders gefährdet waren[120].

*Literatur*

1. Blomström Å, Gardner RM, Dalman C' et al.: Influence of maternal infections on neonatal acute phase proteins and their interaction in the development of non-affective psychosis. Transl Psychiatry. 2015 Feb 3; 5:e502.
2. Damato EG, Winnen CW.: Cytomegalovirus infection: perinatal implications. J Obstet Gynecol Neonatal Nurs. 2002; 31(1):86–92.
3. Demmler GJ. Infectious Diseases Society of America and Centers for Disease Control. Summary of a workshop on surveillance for congenital cytomegalovirus disease. Rev Infect Dis. 1991; 13(2):315–29.
4. Grove J, Børglum AD, Pearce BD: GWAS, cytomegalovirus infection, and schizophrenia. Curr Behav Neurosci Rep. 2014 Dec 1; 1(4): 215–23.
5. Houenou J, d'Albis MA, Daban C, et al.: Cytomegalovirus seropositivity and serointensity are associated with hippocampal volume and verbal memory in schizophrenia and bipolar disorder. Prog NeuroPsychopharmacol Biol Psychiatry. 2014; 48:142–48.
6. Leweke FM, Gerth CW, Koethe D, Klosterkötter J, et al.: Antibodies to infectious agents in individuals with recent onset schizophrenia. Eur Arch Psychiatry Clin Neurosci. 2004 Feb ; 254(1):4–8.
7. Tedla Y, Shibre T, Ali O, et al: Serum antibodies to Toxoplasma gondii and Herpesvidae family viruses in individuals with schizophrenia and bipolar disorder: a case-control study. Ethiop Med J. 2011 Jul; 49(3):211–20.
8. Torrey EF, Leweke MF, Schwarz MJ, et al.: Cytomegalovirus and schizophrenia. CNS Drugs. 2006; 20(11):879–85.

## Schmerzmittelgebrauch

Eine Studie aus Cardiff, England, fand bei nicht hospitalisierten Jugendlichen im Alter von 12 Jahren, deren Mütter während der Schwangerschaft Aspirin konsumiert hatten, eine Assoziation von psychotischen Symptomen (OR 1.44, 95 % CI 1.08–1.92). Das Risiko war am höchsten, wenn die Mütter Aspirin täglich oder fast jeden Tag eingenommen hatten (OR 2.79, 95 % CI 1.27–6.07). Bei Einnahme von Paracetamol oder anderen Schmerzmitteln, ergab sich kein Zusammenhang mit psychotischen Symptomen der Nachkommen[121]. Eine Untersuchung aus Dänemark fand eine Korrelation von Schmerzmittelgebrauch der Mütter im 2. Trimenon mit gehäufter Schizophrenierkrankung der Nachkommen (RR 4.75; 1.9–12.0)[122].

120 [4]
121 [1]
122 [2]

Es wäre der Frage nachzugehen, weshalb Schmerzmittel konsumiert wurden. Ob dem Schmerzmittelgebrauch ein körperliches Leiden zugrunde lag, das per se ein Schizophrenierisiko darstellt, oder Schmerzmittel aus psychischen Gründen eingenommen wurden, die dem Bereich des Schizophrenie-Spektrums zugehören.

*Literatur*

1. Gunawardana L, Zammit S, Lewis G, et al.: Examining the association between maternal analgesic use during pregnancy and risk of psychotic symptoms during adolescence. Schizophr Res. 2011 Mar; 126(1–3):220–5.
2. Sørensen HJ, Mortensen EL, Reinisch JM, Mednick SA: Association between prenatal exposure to analgesics and risk of schizophrenia. Br J Psychiatry. 2004; 185:366–71.

## Hypertonie, Diuretikabehandlung

Bei Behandlung von mütterlichem Bluthochdruck (1.69; 1.02–2.8) und bei Diuretikabehandlung (2.55; 1.21–5.37) im dritten Trimenon der Schwangerschaft fand man gehäufte Schizophrenieerkrankung der Nachkommen. Bei kombinierter antihypertensiver und diuretischer Behandlung im dritten Trimenon erhöhte sich die Schizophrenieerkrankungshäufigkeit der Nachkommen auf 4.01(1.41–11.40)[123].

*Literatur*

1. Sørensen HJ, Mortensen EL, Reinisch JM, Mednick SA: Do hypertension and diuretic treatment in pregnancy increase the risk of schizophrenia in offspring? Am J Psychiatry 2003; 160: 464–8.

## Alkohol

Seit Menschen Alkohol trinken, weiss man um einen unheilvollen Zusammenhang zwischen dem Alkoholkonsum schwangerer Frauen und nachteiligen Folgen für deren Kinder. Die schädlichen Auswirkungen traten exemplarisch ins öffentliche Bewusstsein im England des 18. Jahrhunderts im Gefolge der »Ginepidemie«. Die wirtschaftlichen Umstände begünstigten damals die Ginproduktion und der Konsum stieg von zwei Millionen Gallonen im Jahr 1714 auf elf Millionen Gallonen im Jahr 1750. 1736 gab es alleine in London siebentausend Ginhäuser, ungefähr eines für je sechs Wohnhäuser der Stadt. Dass Alkohol während der Schwangerschaft »kränkliche Kinder« zur Folge hatte, wurde un-

123 1

übersehbar. Zufall oder nicht, John Haslam vom Bethlem Hospital in London beschrieb in seinem 1798 erschienenen Buch *Observations on Insanity* Fälle, die heute als Schizophreniekranke diagnostiziert würden[124].

Das Fötale Alkohol Syndrom FAS (Fetal alcohol spectrum disorder FASD), gekennzeichnet durch eine Vielzahl schwerer und irreversibler körperlicher, geistiger und sozialer Schädigungen als Folge von mütterlichem Alkoholkonsum während der Schwangerschaft, wurde erstmals 1968 in Frankreich und 1973 erneut in den USA beschrieben. Die grosse Verbreitung des Alkohols und sein gesellschaftlich akzeptierter Konsum haben zur Folge, dass das FAS zu den häufigsten Ursachen geistiger Behinderungen gehört (in den westlichen Ländern 6–12‰). Wegen der damit verbundenen Scham- und Schuldgefühle ist die Dunkelziffer hoch. Auch sind Aussagen von Müttern, deren Kinder schizophren erkrankt sind, über Ereignisse während der Schwangerschaft oft nicht korrekt[125].

Lohr und Bracha haben 1989 die Frage aufgeworfen, ob eine Beziehung zwischen mütterlichem Alkoholkonsum während der Schwangerschaft und Schizophrenie der Nachkommen möglich sei, und haben die Frage anhand theoretischer Überlegungen bejaht[126]. Mittlerweile ist bekannt, dass Alkoholkonsum während der Schwangerschaft das Dopaminsystem der Nachkommen verändert[127], die proinflammatorischen Zytokine erhöht 6 und eine Vielzahl epigenetischer Veränderungen zur Folge hat[128], Befunde, wie sie auch für schizophrene Krankheiten gelten. Es existieren Assoziationen zu einer Reihe psychiatrischer Störungen wie Depressionen, Angstzustände, kognitive Störungen, Erregungszustände, ADHS, Autismus, Alkoholabhängigkeit, Substanzmissbrauch… aber epidemiologische Untersuchungen eines Zusammenhangs von mütterlichem Trinken während der Schwangerschaft und Schizophrenie der Nachkommen existieren kaum. Zammit und Mitarbeiter fanden einen nicht-linearen Zusammenhang von psychotischen Symptomen bei zwölfjährigen, nicht klinisch behandelten Jugendlichen, deren Mütter einen Alkoholkonsum von mehr als 21 Alkoholeinheiten pro Woche während der Schwangerschaft angegeben hatten[129]. Solche Hochrisiko-Jugendliche sind gefährdet, später schizophren zu erkranken.

### *Literatur*

1. Banik A, Kandilya D, Ramya S, et al.: Maternal Factors that Induce Epigenetic Changes Contribute to Neurological Disorders in Offspring. Genes. 2017; 8(6), 150.

124 Zusammenfassung bei 3
125 2
126 3
127 4
128 1
129 6

2. Buka SL, Goldstein JM, Seidman LJ, Tsuang MT: Maternal Recall of Pregnancy History: Accuracy and Bias in Schizophrenia Research. Schizophr Bull, 2000; 26(2): 20.
3. Lohr JB, Bracha HS: Can Schizophrenia Be Related to Prenatal Exposure to Alcohol? Some Speculations. Schizophr Bull 1989; 15(4): 595–603.
4. O'Connor MJ, Shah B, Whaley S, Cronin P, Gunderson B, Graham J: Psychiatric illness in a clinical sample of children with prenatal alcohol exposure. Am J Drug Alcohol Abuse 2002; 28:743–54.
5. Sowell, KD, Uriu-Adams JY, Van de Water J, et al.: Implications of altered maternal cytokine concentrations on infant outcomes in children with prenatal alcohol exposure. Alcohol. 2018; 68:49–58.
6. Zammit S, Thomas K, Thompson A, et al.: Maternal tobacco, cannabis and alcohol use during pregnancy and risk of adolescent psychotic symptoms in offspring. Brit J Psychiatry. 2009 Oct; 195(4): 294–300.

## Nikotin

Etwa 12 bis 25 % der Schwangeren in den USA und in Europa rauchen während der Schwangerschaft[130]. Die nachteiligen Folgen für ihre Kinder sind sehr vielfältig, sie betreffen Schwangerschaftskomplikationen, die neurologische Entwicklung und Verhaltensprobleme[131]. Nikotin und Kohlenmonoxyd passieren die Plazenta und können direkt oder indirekt die Neuroentwicklung des Ungeborenen affizieren. Kinder rauchender Mütter sind häufiger Geburtkomplikationen unterworfen und weisen bei der Geburt oft kleinere Körpermasse auf[132].

Einschlägige Untersuchungen setzen Rauchen der Mütter während der Schwangerschaft, bzw. deren Cotininwerte im Serum (Cotinin ist ein Abbauprodukt von Nikotin)[133] in eine Relation zu schizophrenen Krankheiten der Nachkommen. Mit einer Ausnahme[134] zeigte sich durchgehend ein signifikanter positiver Zusammenhang[135]. Insbesondere wiesen die Nachkommen von Müttern, die während der Schwangerschaft geraucht hatten, mehr Negativsymptome[136], Realitätsverzerrungen und Halluzinationen[137] auf. Quinn und Mitarbeiter gingen der Frage nach, wie weit verbreitet schizophrene Krankheiten unter den Geschwistern, Cousins und Cousinen, derjenigen schizophren Erkrankten, deren Mütter geraucht hatten, waren, und stellten auch bei diesen, deren Mütter

130 5
131 2, Zusammenfassung bei 8
132 3
133 5
134 1
135 2, 3, 4, 5, 6, 7
136 7
137 2

während der Schwangerschaften nicht geraucht hatten, einen hohen Anteil Schizophrener fest. Es blieb danach ein leicht erhöhter Zusammenhang, der aber nicht mehr signifikant war[138]. D.h., die Erhöhung der Schizophreniezahlen bei Nachkommen rauchender Mütter, hängen zu einem grossen Teil mit einer familiären Schizophreniebelastung in diesen Familien zusammen und sind nur zu einem kleinen Teil Folge des Nikotinkonsums während der Schwangerschaft (womit letzterer nicht bagatellisiert sein soll). – Die Autoren fügen an, die Zusammenhänge zwischen Rauchen der Mütter während der Schwangerschaft und Schizophrenie der Nachkommen hätten sich in den letzten Jahren verdichtet, und interpretieren dies dahingehend, in dem Mass, in dem das Rauchen wegen seiner schädlichen Auswirkungen angeprangert und verurteilt wird, stellen Frauen, die weiterhin rauchen, womöglich eine negative Auswahl dar, die suchtgefährdet ist und mehr Psychopathologie mitbringt[139].

*Literatur*

1. Baguelin-Pinaud A, Robert S, Menard J, et al.: Prenatal exposure to tobacco and risk for schizophrenia: a retrospective epidemiological study. Compr Psychiatry 2010 March April; 51(2):106–9.
2. Bernardini F, Wan CR, Crisafio A, et al.: Prenatal exposure to maternal smoking and symptom severity among offspring with first-episode nonaffective psychosis. Schizophr Res. 2015 May; 164(1–3): 277–8.
3. Ekblad M, Korkeila J, Lehtonen L: Smoking during pregnancy affects foetal brain development. Acta Paediatr. 2015 Jan; 104(1):12–8.
4. Ekblad M, Lehtonen L, Korkeila J, Gissler M: Maternal Smoking During Pregnancy and the Risk of Psychiatric Morbidity in Singleton Sibling Pairs. Nicotine Tob Res. 2017 May; 19(5): 597–604.
5. Niemelä S, Sourander A, Surcel HM, et al.: Prenatal Nicotine Exposure and Risk of Schizophrenia Among Offspring in a National Birth Cohort. Am J Psychiatry. 2016 Aug 1; 173(8):799–806.
6. Quinn PD, Rickert ME, Weibull CE, et al.: Association Between Maternal Smoking During Pregnancy and Severe Mental Illness in Offspring. JAMA Psychiatry. 2017 Jun 1; 74(6):589–96.
7. Stathopoulou A, Beratis IN, Beratis S: Prenatal tobacco smoke exposure, risk of schizophrenia, and severity of positive/negative symptoms. Schizophr Res 2013 Aug; 148(1–3): 105–10.
8. Toro R, Leonard G, Lerner JV, et al.: Prenatal Exposure to Maternal Cigarette Smoking and the Adolescent Cerebral Cortex. Neuropsychopharmacology 2008; 33:1019–27.

138 6
139 6

## Cannabis

Substanzen, die für Erwachsene relativ harmlos sind, können für Föten schwerwiegende Folgen haben[140]. Der Zusammenhang von Drogenkonsum Schwangerer und epigenetischen Veränderungen im Gehirn ihrer Kinder zeigt sich immer deutlicher[141]. Cannabiskonsum ist bereits in vielen Ländern straffrei, andere Länder erwägen ihn zu entkriminalisieren. Je nach Wohnort konsumieren etwa 5–10 % der Frauen während der Schwangerschaft Cannabis, Tendenz zunehmend, besonders zur Bekämpfung morgendlicher Übelkeit während der ersten Schwangerschaftsmonate[141]. Zugleich hat der THC-Gehalt im medizinisch und nichtmedizinisch verwendeten Marijuana in den letzten Jahrzehnten deutlich zugenommen (1995: 4 %; 2014: 12 %)[141]. Schwangere, die Cannabis konsumieren, haben nicht selten eine psychiatrische Vorgeschichte, Alkoholprobleme, sie rauchen[142], sind gehäuft übergewichtig, unverheiratet und arm[143], was eine saubere wissenschaftliche Trennung der Zusammenhänge erschwert. Cannabis passiert rasch die Plazenta[144]. Die Plasmakonzentrationen von THC im Embryo sind höher als diejenigen der Mutter[145].

Körpereigene Cannabinoide sind praktisch in allen Gehirnstrukturen und Organen vorhanden. Sie haben von der Empfängnis bis ins Erwachsenenalter eine wichtige Funktion für die Entwicklung des Nervensystems[146]. Zufuhr von aussen, wie dies bei Cannabiskonsum geschieht, stört das Gleichgewicht und die Funktionen des Endocannabinoidsystems. Besonders in Zeiten, in denen das Nervensystem wesentlich gestaltet und umgebaut wird, wie während der Schwangerschaft, rund um die Geburt und in der Adoleszenz kann dies langanhaltende neurobehaviorale Konsequenzen haben, so auch neuropsychiatrische Störungen im späteren Leben[147]. Bezugnehmend auf die Hypothese der »*two hits*« (siehe unten Ss. 205 ff.) messen Richardson und Mitarbeiter mütterlichem Cannabiskonsum während der Schwangerschaft die Bedeutung eines ersten »Hit« bei, der den Boden bereitet für einen späteren zweiten »Hit« in der Adoleszenz, der dann die Krankheit zum Ausbruch bringen kann[148].

Im Zusammenhang mit Cannabiskonsum während der Schwangerschaft wurden gehäuft Schwangerschaftskomplikationen beschrieben: Blutungen,

140 8, 15
141 18
142 6
143 4, 10, 12, 13
144 2
145 1
146 14
147 17
148 14

Anämie der Schwangeren, vorzeitige Plazentaablösung, vorzeitige Spontangeburt, letzteres fünfmal häufiger als im Durchschnitt. Die Kinder seien, gemessen an der Schwangerschaftsdauer kleiner und leichter, der Kopfumfang sei geringer, das Gehirn weniger ausgereift. Die Kinder mussten häufiger auf Intensivstationen platziert werden[149]. Postpartal wurden gehäuft Krankheiten beobachtet (14,1 % vs.4,5 %), Infektionen, neurologische Störungen und Tod der Kinder (OR 3.11; 1.40–6.91)[150]. Später wiesen die betroffenen Kinder Lernschwächen auf, Gedächtnisprobleme, allgemeine kognitive Störungen, Sprachprobleme, optische Schwierigkeiten und aggressives Verhalten. Gleichzeitig zeigten sie bessere Leistungen in gewissen Gebieten der Wahrnehmung und Aufmerksamkeit[151].

Aus theoretischen und praktischen Gründen ist es schwierig, Zusammenhänge von mütterlichem Cannabiskonsum während der Schwangerschaft und allfälligen psychotischen und schizophrenen Erkrankungen der Nachkommen zu erhellen. Wie weiter unten zu zeigen sein wird (siehe unten Ss. X ff.), kann Cannabiskonsum ein Risikofaktor für Schizophrenie sein. Jugendliche, deren Mütter während der Schwangerschaft Cannabis konsumierten, sind in höherem Ausmass gefährdet, selbst Cannabis zu konsumieren. Falls sie schizophren werden, ist es kaum möglich zu unterscheiden, ob der mütterliche oder der eigene Konsum ausschlaggebend waren. Eine Arbeitsgruppe um N.L.Day in Pittsburgh errechnete nach Ausschluss aller Covariablen einen knapp signifikanten Zusammenhang ($p=0.06$) zwischen pränataler Cannabisexposition und Psychosesymptomen im Alter von 22 Jahren[152]. Untersuchungen an 10–12 Jährigen, also vor dem Alter, in dem Jugendliche normalerweise Haschisch zu konsumieren beginnen, brachten widersprüchliche Ergebnisse. Zammit und Mitarbeiter konnten bei Kindern, deren Mütter während der Schwangerschaft Cannabis konsumiert hatten, nicht vermehrt Psychotische Symptome finden[153]. Bolhuis und Mitarbeiter fanden solche vermehrt (OR 1.37–1.39). Allerdings fanden sie auch vergleichbare Werte, wenn die Väter Cannabis konsumiert hatten (OR 1.44), was die Möglichkeit einer ganz anderen Ätiologie als bloss diejenige intrauteriner Mechanismen eröffnet[154].

149 7, Zusammenfassung bei 12
150 13
151 8, 16
152 5
153 19
154 3

*Literatur*

1. Bailey JR, Cunny HC, Paule MG, Slikker W Jr.: Fetal disposition of delta 9-tetrahydrocannabinol (THC) during late pregnancy in the rhesus monkey. Toxicol Appl Pharmacol. 1987 Sep 15; 90(2):315–21.
2. Bara A, Manduca A, Bernabeu A, et al.: Sex-dependent effects of in utero cannabinoid exposure on cortical function. *eLife*, 2018; 7 DOI: 10.7554/eLife.36234.
3. Bolhuis K, Kushner SA, Hillegers MHJ, et al.: F33. Maternal and Paternal Cannabis Use during Pregnancy and Risk of Psychotic Symptoms in the Offspring. Schizophr Bull. 2018 Apr; 44(Suppl 1): S231–32.
4. Corsi D, Hsu H, Weiss D, et al.: Trends and correlates of Cannabis use in Pregnancy: A population-based study in Ontario, Canada from 2012 to 2017. Can J Publ Health. 2018 Oct; DOI: 10.17269/s41997-018-0148-0.
5. Day NL, Goldschmidt L, Day R, Larkby C: Prenatal marijuana exposure, age of marijuana initiation, and the development of psychotic symptoms in young adults. Psychol Med. 2015 June; 45(8): 1779–87.
6. Emery RL, Gregory MP, Grace JL, Levine MD: Prevalence and correlates of a lifetime cannabis use disorder among pregnant former tobacco smokers. Addict Behav. 2016 Mar; 54:52–8.
7. Gunn JK, Rosales CB, Center KE' et al.: Prenatal exposure to cannabis and maternal and child health outcomes: a systematic review and meta-analysis. BMJ Open. 2016 Apr 5; 6(4):e009986.
8. Huizink AC, Mulder JH: Maternal smoking, drinking or cannabis use during pregnancy and neurobehavioral and cognitive functioning in human offspring. Neurosc Biobehav Rev 2006; 30(1). 24–41
9. Jansson LM, Jordan CJ, Velez ML: Perinatal Marijuana use and the developing child. JAMA 2018 Jul; 320(6):545–6.
10. Ko JY, Tong VT, Bombard JM, et al.: Marijuana use during and after pregnancy and association of prenatal use on birth outcomes: A population-based study. Drug & Alc Depend 2018 June; 187:72–8.
11. Kundakovic M, Jaric I: The Epigenetic Link between Prenatal Adverse Environments and Neurodevelopmental Disorders. Genes (Basel). 2017 Mar 18; 8(3).
12. Leemaqz SY, Dekker GA, McCowan LM, et al.: Maternal marijuana use has independent effects on risk for spontaneous preterm birth but not other common late pregnancy complications. Reprod Toxicol 2016 July; 62: 77–86.
13. Metz TD, Allshouse AA, Hogue CJ, et al.: Maternal marijuana use, adverse pregnancy outcomes, and neonatal morbidity. Am J Obstet Gynecol 2017 Oct; 217(4): 478.e1–478.e8.
14. Richardson KA, Hester AK, McLemore GL: Prenatal cannabis exposure – The »first hit« to the endocannabinoid system. Neurotoxicol Teratol. 2016 Nov – Dec; 58:5–14.
15. Ross EJ, Graham DL, Money KM, Stanwood GD: Developmental consequences of fetal exposure to drugs: what we know and what we still must learn. Neuropsycho pharmacology. 2015 Jan; 40(1):61–87.
16. Sharapova SR, Phillips E, Sirocco K, et al.: Effects of prenatal marijuana exposure on neuropsychological outcomes in children aged 1–11 years: A systematic review. Paediatr Perinat Epidemiol. 2018 Nov; 32(6):512–32.

17. Trezza V, Cuomo V, Vanderschuren LJ: Cannabis and the developing brain: insights from behavior. Eur J Pharmacol. 2008 May 13; 585(2–3):441–52.
18. Volkow ND, Compton WM, Wargo EM: The Risks of Marijuana Use During Pregnancy. JAMA network 19.12.2016. E1-E2.
19. Zammit S, Thomas K, Thompson A, et al.: Maternal tobacco, cannabis and alcohol use during pregnancy and risk of adolescent psychotic symptoms in offspring. Brit J Psychiatry. 2009 Oct; 195(4): 294–300.

## Blei

Bleibelastung und Bleivergiftungen sind drastisch zurückgegangen, seit Benzin bleifrei ist, bleihaltige Farben und Essgeschirre verboten und Wasserleitungen aus Blei durch andere Materialien ersetzt wurden. Dennoch sind Schädigungen von Kindern und Erwachsenen durch Blei in vielen Ländern weiterhin ein ernsthaftes Problem[155]. Akute und chronische Bleivergiftung führen zu neuropsychiatrischen Veränderungen, die denen bei Schizophrenie gleichen, vermindern die Intelligenz, provozieren aggressives, delinquentes Verhalten und können tödlich enden. Die durch Blei verursachten Veränderungen im menschlichen Körper sind in vieler Hinsicht dieselben, wie man sie auch bei Schizophrenie findet: Vergrösserung der Ventrikel, Verschmälerung des Cortex im frontalen und temporalen Bereich, Volumenabnahme im Hippocampus, den Basalganglien, dem Thalamus und der Amygdala, Verlust an Neuronen, Abnahme der neuronalen Vielfalt, Veränderungen des dopaminergen, des glutamatergen und des GABAergen Systems…[156]. Die Ähnlichkeiten auf anatomischer, biochemischer, neuropathologischer und Verhaltensebene legen ein neurobiologisches Zusammenspiel der Auswirkungen von Blei und Schizophrenie nahe.

Opler und Mitarbeiter[157] fanden eine Beziehung von Bleibelastung Schwangerer und späterer Schizophrenieerkrankung der Nachkommen (OR 1.83, 95 %CI 0.87–3.87; nach Korrektur der Kovariablen: OR 2.43, 95 %CI 0.99–5.96). Modabbernia und Mitarbeiter untersuchten den Bleigehalt in ausgefallenen Milchzähnen (entsprechend einer Bleibelastung in der frühen Kindheit) und fanden im Vergleich zu Gesunden einen höheren Bleigehalt bei Personen, die später psychotische Symptome aufwiesen und solchen, die schizophren erkrankten[158]. – Die Bleibelastung von Vätern, die beruflich mit Blei zu tun hatten,

155 1
156 Übersicht bei 2, 5
157 4, 6
158 3

erwies sich nicht als Risikofaktor für Schizophrenie der Nachkommen[159]. – Zu erwähnen ist die höhere Bleibelastung in Städten gegenüber ländlichen Gebieten[160], was einen Beitrag zur höheren Schizophreniegefährdung in Städten darastellen mag (s. u. unter Urbanicity). – Bezüglich der gehäuften Wintergeburten Schizophrener wird ins Feld geführt, dass die Bleibelastung besonders in alten Häusern im Sommer am höchsten ist, der Zeit, die für im Winter Geborene etwa dem Beginn des 2. Trimenons der Schwangerschaft entspricht, dem Zeitpunkt an dem, gemäss der Hypothese der frühen embryonalen Hirnschädigung ein erster »*Hit*« hin zur Entwicklung schizophrener Krankheiten erfolgt (s. u., die »*Two Hits*« Hypothese)[161].

*Literatur*

1. Grandjean P, Landrigan PJ: Neurobehavioural effects of developmental toxicity. Lancet Neurol. 2014 Mar; 13(3):330–8.
2. Guilarte TR, Opler M, Pletnikov M: Is lead exposure in early life an environmental risk factor for Schizophrenia? Neurobiological connections and testable hypotheses. Neurotoxicology. 2012 Jun; 33(3):560–74.
3. Modabbernia A, Velthorst E, Gennings C, et al.: Early-life metal exposure and schizophrenia: A proof-of-concept study using novel tooth-matrix biomarkers. Eur Psychiatry. 2016 Aug; 36:1–6.
4. Opler MG, Brown AS, Graziano J, et al.: Prenatal lead exposure, delta-aminolevulinic acid, and schizophrenia. Environ Health Perspect. 2004 Apr; 112(5):548–52.
5. Opler MG, Susser ES: Fetal Environment and Schizophrenia. Environ Health Perspect. 2005 Sep; 113(9): 1239–42.
6. Opler MG, Buka SL, Groege J, et al.: Prenatal lead exposure, delta-aminolevulinic acid, and schizophrenia. Environ Health Perspect. 2008 Nov; 116(11): 1586–90.
7. Sallmén M, Lindbohm ML, Suvisaari J, Malaspina D: Paternal occupational lead exposure and offspring risks for schizophrenia. Schizophr Res. 2016 Oct; 176(2–3):560–5.

## Mangelernährung während der Schwangerschaft

Mangelernährung während der Schwangerschaft ist ein Risikofaktor für spätere Entstehung von Schizophrenie. Mangelernährung affiziert mütterliche Systeme, die für die Entwicklung des embryonalen Nervensystems wichtig sind[162]. Sie ist nachweislich schädlich für die Hirnentwicklung und führt zu neuropathologischen Anomalien in Hirnregionen, die mit Schizophrenie assoziiert sind. Als ursächlich diskutiert werden sowohl de novo Mutationen, bedingt durch müt-

159 7
160 2
161 2
162 1

terlichen Folsäuremangel mit der Konsequenz einer beeinträchtigten Fähigkeit DNA zu reparieren und daraus resultierender Instabilität am Genom des Fötus[163], als auch vermutlich bald nach der Empfängnis stattgefundene epigenetische Veränderungen[164].

Die Naziblockade Hollands 1944/45 hatte eine Hungersnot zur Folge mit der grössten Ausprägung im Westen des Landes. Die Nachkommen, die davon zur Zeit der Empfängnis und im 1. Schwangerschaftstrimenon betroffen gewesen waren, hatten im späteren Leben ein erhöhtes Schizophrenierisiko, Frauen 2,2, Männer 1,9[165]. MRI-Untersuchungen im Alter von 51 Jahren zeigten bei den Betroffenen Verminderungen des Hirnvolumens und Veränderungen v. a. der weissen Hirnsubstanz, verglichen mit von der Hungersnot nicht Betroffenen[166]. Heijmans und Mitarbeiter fanden 2008, sechzig Jahre nach dem holländischen Hungerwinter, bei den davon Betroffenen immer noch eine reduzierte Methylierung des IGF2-Gens[167] (siehe dazu unten unter Epigenetik).

Nach der chinesischen Hungersnot 1959–61 erhöhte sich das Schizophrenierisiko der 1960 Geborenen auf 2,3, der 1961 Geborenen auf 1.93[168]. Das höchste Risiko bestand bei Hunger in der Anfangszeit der Schwangerschaften, es war für Menschen in Städten grösser als für die ländliche Bevölkerung und weibliche Nachkommen waren stärker betroffen als männliche[169].

Niederer BMI (≤19.9) vor Beginn der Schwangerschaft war nur geringfügig mit Schizophrenie oder Schizophrenie Spektrum Störungen korreliert (1.2; 0.64–2.2)[170].

Bei ungenügender Gewichtszunahme während der Schwangerschaft – einen normalen Body Mass Index BMI vor Beginn der Schwangerschaft vorausgesetzt – sind die Nachkommen mehrheitlich untergewichtig und zu klein für das Schwangerschaftsalter[171] und erkranken überdurchschnittlich häufig an Schizophrenie und an nicht affektiven Psychosen[172].

Mittlerweile weiss man, dass Hunger in der Frühschwangerschaft, insbesondere der Mangel an Vitamin A und D, an essentiellen Aminosäuren (v. a. Methionin) und Folsäureverbindungen auch assoziiert ist mit Defekten des Neuralrohrs und mit Autismus. Hunger kann epigenetische Mechanismen

163 16
164 4
165 5, 14, 15
166 6
167 4
168 12, 13, 22
169 20, 21
170 10
171 23
172 9, 19

auslösen[173], die zu Gehirnveränderungen führen, und kommt folglich als eine mögliche Ursache für Schizophrenie in Frage[174] (siehe unten unter Epigenetik). Für einen Zusammenhang von Folsäuremangel in der Frühschwangerschaft und Schizophrenie der Nachkommen mag auch der Umstand sprechen, dass bei rasch aufeinanderfolgenden Schwangerschaften der Folsäurespiegel reduziert ist. Während der Schwangerschaft sinkt er ab und benötigt bis zu einem Jahr, um das vorherige Niveau wieder zu erreichen[175].

Erhöhte, gegen gewisse Nahrungsmittel gerichtete Immunglobuline (anti-gliadin IgG) sind ebenfalls assoziiert mit einem vergrösserten Erkrankungsrisiko der Nachkommen an nicht affektiven Psychosen (OR=1,7; 95 % CI=1,1-2,7)[176].

### *Literatur*

1. Brown AS, Susser ES, Butler PD, et al.: Neurobiological plausibility of prenatal nutritional deprivation as a risk factor for schizophrenia. J Nerv Ment Dis. 1996 Feb; 184(2):71–85.
2. Brown AS, Susser ES: Prenatal nutritional deficiency and risk of adult schizophrenia. Schizophr Bull. 2008[2] Nov; 34(6):1054–63.
3. Gunawardana L, Zammit S, Lewis G, et al.: Examining the association between maternal analgesic use during pregnancy and risk of psychotic symptoms during adolescence. Schizophr Res. 2011[1] Mar; 126(1–3):220–5.
4. Heijmans BT, Tobi EW, Stein AD, et al.: Persistent epigenetic differences associated with prenatal exposure to famine in humans. Proc Nat Acad Sciences USA PNAS 2008, 105; 44: 17046–9.
5. Hoek HW, Brown AS, Susser E.: The Dutch Famine and schizophrenia spectrum disorders. Soc Psychiatry Psychiatr Epidemiol 1998 Jul; 33(8), 373–9.
6. Hulshoff Pol HE., Hoek HW., Susser E., Brown, AS., et al.: Prenatal exposure to famine and brain morphology in schizophrenia. Amer J Psychiatry, *2000 Jul; 157*(7), 1170–2.
7. Karlsson H, Blomström Å, Wicks S, et al.: Maternal antibodies to dietary antigens and risk for nonaffective psychosis in offspring. Am J Psychiatry. 2012 Jun; 169(6):625–32.
8. Kirkbride JB, Susser E, Kundakovic M, et al.: Prenatal nutrition, epigenetics and schizophrenia risk: can we test causal effects? Epigenomics. 2012[1] Jun; 4(3): 303–315.
9. Mackay E, Dalman C, MD, Håkan Karlsson H, et al.: Association of Gestational Weight Gain and Maternal Body Mass Index in Early Pregnancy With Risk for Nonaffective Psychosis in Offspring. JAMA Psychiatry. 2017;74(4):339–349.
10. Schaefer CA, Brown AS, Wyatt RJ, et al.: Maternal Prepregnant Body Mass and Risk of Schizophrenia in Adult Offspring. Schizophr Bull 2000 Feb; 26(2):275–86.
11. Smits L, Pedersen C, Mortensen P, van Os J: Association between short birth intervals and schizophrenia in the offspring. Schizophr Res. 2004 Sep 1; 70(1):49–56.

173 8, 17
174 2, Zusammenfassung bei 18
175 3, 11
176 7

12. Song S, Wang W, Hu P: Famine, death, and madness: Schizophrenia in early adulthood after prenatal exposure to the Chinese Great Leap Forward Famine. Soc Sc & Medicine 2009 Apr; 68(7): 1315–21.
13. St. Clair D, Xu M, Wang P, et al.: Rates of adult schizophrenia following prenatal exposure to the Chinese famine of 1959–1961. JAMA 2005; 294: 557–62.
14. Susser ES, Lin SP.: Schizophrenia after prenatal exposure to the Dutch Hunger Winter of 1944–1945. Arch Gen Psychiatry. 1992 Dec; 49(12):983–8.
15. Susser ES, Neugebauer R, Hoek HW, et al.: Schizophrenia after prenatal famine. Further evidence. Arch Gen Psychiatry. 1996 Jan; 53(1):25–31.
16. Susser ES: Latent effects of prenatal famine: the example of schizophrenia. J Pediatrics 2007 Sept; 83 Suppl 1, S42.
17. Tobi EW, Lumey LH, Talens RP, et al.: DNA methylation differences after exposure to prenatal famine are common and timing- and sex-specific. Hum Mol Genet. 2009 Nov 1; 18(21):4046–53.
18. Toyokawa S, Uddin M, Koenen KC, Galea S: How does the social environment ›get into the mind‹? Epigenetics at the intersection of social and psychiatric epidemiology. Soc Sci Med. 2012 Jan; 74(1):67–74.
19. Wahlbeck K, Forsén T, Osmond C, et al.: Association of schizophrenia with low maternal body mass index, small size at birth, and thinness during childhood. Arch Gen Psychiatry. 2001 Jan; 58(1):48–52.
20. Wang C, Zhang Y: Schizophrenia in mid-adulthood after prenatal exposure to the Chinese Famine of 1959–1961. Schizophr Res. 2017 Jun; 184: 21–5.
21. Wang C, Zhang Y: Season of birth and schizophrenia: Evidence from China. Psychiatr Res 2017 Jul, 253, 189–96.
22. Xu M-Q, Sun W-S, Liu B-X, et al: Prenatal Malnutrition and Adult Schizophrenia: Further Evidence From the 1959–1961 Chinese Famine. *Schizophr Bull*, 2009 May; 35(3): 568–76.
23. Yu Z, Han S, Zhu J, et al,; Pre-Pregnancy Body Mass Index in Relation to Infant Birth Weight and Offspring Overweight/Obesity: A Systematic Review and Meta-Analysis. Plos One. 2013 April; 8(4): e61627.

## Übergewicht der Mutter

Übergewicht der Mutter hat nachteilige Folgen für die Entwicklung des Nervensystems der Leibesfrucht. Ein hoher Body Mass Index BMI ($\geq$30) vor Beginn der Schwangerschaft ist korreliert mit hohem Geburtsgewicht[177], Schwangerschafts- und Geburtskomplikationen[178] und überdurchschnittlich häufiger Erkrankung der Nachkommen an Schizophrenie oder Schizophrenie Spektrum

177 4
178 3

Störungen (2.9; 1.3–6.6), unabhängig vom Alter der Mutter, Parität, Rasse, Bildung und Rauchen während der Schwangerschaft[179].

*Literatur*

1. Kawai M, Minabe Y, Takagai S, et al.: Poor maternal care and high maternal body mass index in pregnancy as a risk factor for schizophrenia in offspring. Acta Psychiatr Scand. 2004 Oct; 110(4):257–63.
2. Khandaker GM, Dibben CR, Jones PB.: Does maternal body mass index during pregnancy influence risk of schizophrenia in the adult offspring? Obes Rev. 2012 Jun; 13(6):518–27.
3. Leemaqz SY, Dekker GA, McCowan LM, et al.: Maternal marijuana use has independent effects on risk for spontaneous preterm birth but not other common late pregnancy complications. Reprod Toxicol 2016 July; 62: 77–86.
4. Yu Z, Han S, Zhu J, et al,; Pre-Pregnancy Body Mass Index in Relation to Infant Birth Weight and Offspring Overweight/Obesity: A Systematic Review and Meta-Analysis. Plos One. 2013 April; 8(4): e61627.

## Diabetes der Mutter

Vermutungen über einen Zusammenhang von Diabetes und Schizophrenie reichen bis in die Vor-Neuroleptika Ära zurück[180]. Sowohl bei Patienten wie bei deren Eltern findet sich die Kombination gehäuft[181]. Schwangerschaftsdiabetes – Diabetes, der erstmals während einer Schwangerschaft auftritt – ist die häufigste Stoffwechselstörung während Schwangerschaften. Er zeigt sich mit erhöhten Blutzuckerwerten meist nicht vor dem dritten Trimenon, zu einem Zeitpunkt also, da der Fötus schon einen grossen Teil seiner Organentwicklung hinter sich hat. Insbesondere die Gehirnentwicklung kann durch erhöhte Blutzuckerspiegel empfindlich gestört werden. Das relative Risiko für Gehirnmissbildungen ist bei diabetischen Schwangerschaften 15-mal höher als bei normalen[182]. Reifungsverzögerungen, Störungen der Motorik, der Aufmerksamkeit, der Aktivität, Intelligenz- und Lernstörungen können die Folge sein, die alle als Risikofaktoren für Schizophrenie gelten[183]. Epidemiologische Daten betreffend diabetische Stoffwechsellage, die während einer Schwangerschaft erstmals auftritt und eine Beziehung zu schizophrener Erkrankung der Nachkommen, sind spärlich. Die Meta-Analyse von zwei prospektiven, auf Zahlen aus der Bevölkerung basierenden Studien zu dem Thema gelangte zu

179 1, 2
180 4
181 1, 5
182 3
183 Zusammenfassung bei 6

einer OR von 7.76 (1.37–43.9)[184]. Vor allem drei Mechanismen, wie erhöhte Blutzuckerwerte der Mutter während der Schwangerschaft mit Schizophrenie der Nachkommen zusammenhängen können, werden erwogen: Sauerstoffmangel, oxydativer Stress und entzündliche Vorgänge. Diese Veränderungen beeinflussen die Transmittersysteme, die Stabilität der Zellmembranen und die neuronalen Schaltungen in einer Weise, die zu Schizophrenie führen kann[185].

*Literatur*

1. Annamalai A, Kosir U, Tek C: Prevalence of obesity and diabetes in patients with schizophrenia. World J Diabetes. 2017 Aug 15; 8(8):390–6.
2. Becerra JE, Khoury MJ, Cordero JF, Erickson JD: Diabetes mellitus during pregnancy and the risks for specific birth defects: a population-based case-control study. Pediatrics. 1990 Jan ; 85(1):1–9.
3. Cannon M, Jones, PB, Murray, RM: Obstetric complications and schizophrenia: historical and meta-analytic review. Am. J. Psychiatry. 2002; 159: 1080–92.
4. Kohen D: Diabetes mellitus and schizophrenia: historical perspective. Br J Psychiatry Suppl. 2004 Apr; 47:S64–6.
5. Miller BJ, David R. Goldsmith DR, Nina Paletta N, et al.: Parental Type 2 Diabetes in Patients with Non-affective Psychosis. Schizophr Res. 2016 Aug; 175(1–3): 223–5.
6. van Lieshout RJ, Voruganti LP: Diabetes mellitus during pregnancy and increased risk of schizophrenia in offspring: a review of the evidence and putative mechanisms. J Psychiatry Neurosci. 2008 Sep; 33(5): 395–404.

## Eisenmangel der Mutter während der Schwangerschaft

Bei Müttern, die im Lauf der Schwangerschaft die Diagnose Anämie erhalten hatten, erhöhte sich das Schizophrenierisiko der Nachkommen auf das 1,6fache (1.16–2.15)[186]. Bei einer durchschnittlichen Hämoglobinkonzentration von 10 g/dl oder darunter, verglichen mit einer solchen von 12 g/dl und darüber, erhöhte sich das Risiko der Nachkommen für eine Schizophrenie-Spektrum-Erkrankung um fast das Vierfache (Ratio 3,73; 95 %CI 1,41–9,81; p=0.008). Pro 1 g/dl Zunahme der mütterlichen Hämoglobinkonzentration ging das Risiko einer Schizophrenie-Spektrum-Erkrankung der Nachkommen um 27 % zurück[187].

Bei ungenügendem Sauerstoffangebot, wie im Fall der zuckerkranken Mütter, benötigt der Fötus besonders viel Eisen, um mit gesteigerter Blutbildung den Sauerstoffmangel wettzumachen. Dieses Eisen wird u. a. dem Gehirn entzogen.

184 2, 3
185 Zusammenfassung bei 6
186 3
187 1

Der Eisengehalt im Gehirn von Kindern diabetischer Mütter beträgt nur 40 % des Normalen[188], was zu Verhaltensauffälligkeiten, Funktions- und Strukturveränderungen im Gehirn führen kann, wie sie auch bei Schizophrenie gesehen werden[189].

*Literatur*

1. Insel BJ, Schaefer CA, McKeague IW, et al.: Maternal Iron Deficiency and the Risk of Schizophrenia in Offspring. Arch Gen Psychiatry.2008; 65(10):1136–1144.
2. Petry CD, Eaton MA, Wobken JD, et al.: Iron deficiency of liver, heart, and brain in newborn infants of diabetic mothers. J Pediatr. 1992 Jul; 121(1):109–14.
3. Sørensen HJ, Nielsen PR, Pedersen CB, Mortensen PB.: Association between prepartum maternal iron deficiency and offspring risk of schizophrenia: population-based cohort study with linkage of Danish national registers. Schizophr Bull. 2011 Sep; 37(5):982–7.
4. van Lieshout RJ, Voruganti LP: Diabetes mellitus during pregnancy and increased risk of schizophrenia in offspring: a review of the evidence and putative mechanisms. J Psychiatry Neurosci. 2008 Sep; 33(5): 395–404.

## Hypothyroxinämie

Schilddrüsenunterfunktion in den frühen Stadien bis Mitte der Schwangerschaft war korreliert mit erhöhter Schizophreniehäufigkeit der Nachkommen (1.7; 1.13–2.55)[190].

*Literatur*

1. Gyllenberg D, Sourander A, Surcel H-M, et al.: Hypothyroxinemia During Gestation and Offspring Schizophrenia in a National Birth Cohort. Biol Psychiatry 2016 Jun; 79(12): 962–70.

## Rhesus-Unverträglichkeit

Rhesus-Unverträglichkeit kann zu andauernden neurologischen Schäden führen. Eine Untersuchung der University of Pennsilvania an Männern fand bei einer Anamnese von Rh-D Inkompatibilität eine erhöhte Schizophreniehäufigkeit von 2,1[191]. Eine neuere finnisch-amerikanische-Studie bestätigte den Befund

---

188 2
189 4
190 1
191 1

und, dass Frauen davon höchstens minim betroffen sind[192]. Man nimmt an, dass das Risiko an Schizophrenie zu erkranken mit einer Unverträglichkeit der mütterlichen und foetalen Genotypen an den Rh-D und HLA-B Loci zusammenhängt, die für den Foetus bereits vorgeburtlich ungünstige Lebensbedingungen darstellen[193].

*Literatur*

1. Hollister JM, Laing P, Mednick SA: Rhesus incompatibility as a risk factor for schizophrenia in male adults. Arch Gen Psychiatry 1996 Jan; 53(1): 19–24.
2. Palmer CGS, Turunen JA, Sinsheimer JS, et al.: RHD maternal-fetal genotype incompatibility increases schizophrenia susceptibility. Am J Hum Genet 2002; 71: 1312–9.
3. Palmer CGS, Mallery E, Turunen JA, et al.: Effect of Rhesus D incompatibility on schizophrenia depends on offspring sex. Schizophr Res. 2008 Sep; 104(1–3): 135–45.
4. Palmer CG: Evidence for maternal-fetal genotype incompatibility as a risk factor for schizophrenia. J Biomed Biotechnol. 2010; 2010:576318.

## Radioaktive Bestrahlung

Erörterungen über Auswirkungen von Radioaktivität pro und contra sind emotionell stark aufgeladen und durch politische, militärische, wirtschaftliche und persönliche Interessen polarisiert, was eine sachliche Auseinandersetzung erschwert. Kein anderes der hier abgehandelten Themen spaltet die Meinungen in einem buchstäblichen Sinn so sehr wie die Radioaktivität.

Während langer Zeit galt das Nervengewebe als weitgehend strahlenresistent[194]. Diese Ansicht wurde 1929 erstmals in einer Arbeit von Goldstein und Murphy in Frage gestellt, die nach therapeutischen Bestrahlungen des Beckens Schwangerer bei deren Nachkommen gehäuft Mikrozephalie und geistige Beschränkungen beobachteten[195]. Jahrzehnte später, nach den Atombombenabwürfen auf Hiroshima und Nagasaki beobachtete man bei Personen, die zum Zeitpunkt der Bombardierung in utero gewesen waren, neben einem erhöhten Krebsrisiko allgemeine Wachstumsverzögerungen, Mikrozephalie, Geistesschwäche, Störungen der Sprachentwicklung, emotionale Störungen, Anfallsgeschehen, schlechtere Schulleistungen, niederere Intelligenzwerte und andere schwerwiegende körperliche und psychische Beschädigungen. Von der 8. bis zur 25. Schwangerschaftswoche scheint das sich entwickelnde Gehirn durch radio-

192 2, 3
193 4
194 1
195 4

aktive Strahlung besonders störanfällig zu sein[196]. Diese Befunde – hinzugekommen sind Erkenntnisse nach den Reaktorunfällen von Sellafield, Simi Valley, Kyschtym, Idaho Falls, Los Alamos, Lucens, Belojarsk, Leningrad, Three Mile Island, Tschernobyl, Tôkai-Mura, Fukushima u. a. – wurden seither vielfach bestätigt. Langzeitfolgen sind jedoch nicht mit Sicherheit vorhersagbar[197].

Die Frage, ob es einen Zusammenhang von radioaktiver Bestrahlung in utero mit später im Leben auftretenden schizophrenen Krankheiten gibt, wird in der wissenschaftlichen Literatur kontrovers beantwortet. Stress der Mütter während der Schwangerschaft, Katastrophen, denen sie ausgesetzt sind, Verlust, Krankheit und lebensgefährliche Bedrohung nahestehender Personen, sowie geringe Körpermasse der Leibesfrucht sind als Risikofaktoren bekannt (s. oben). Viele betroffene Frauen mussten migrieren, was ebenfalls das Schizophrenierisiko erhöht (=nicht-strahlenbedingte Faktoren). Wie weit radioaktive Bestrahlung während der Schwangerschaft per se zu schizophrenen Krankheiten der Nachkommen führt (=strahlenbedingte Faktoren), ist bis heute Gegenstand von Diskussionen.

Imamura et al. publizierten 1999, 44 Jahre nach dem Atombombenabwurf eine Untersuchung an Überlebenden aus Nagasaki, deren Schwangerschaft in die Zeit des Atomschlags gefallen war. Sie fanden bei denjenigen, die im 2. Schwangerschaftstrimester betroffen gewesen waren eine höhere Schizophrenieprävalenz als bei jenen, die im dritten Trimenon betroffen gewesen waren, insgesamt waren die Ergebnisse statistisch aber nicht signifikant. Imamura et al. kamen zu dem Schluss, die Frage, ob Strahlenexposition während der Schwangerschaft einen Risikofaktor für Schizophrenie darstelle, konnte durch ihre Untersuchung nicht geklärt werden[198].

Aufgrund theoretischer Überlegungen regte 1998 die Arbeitsgruppe um Nyagu und Loganovsky in Kiew an, diejenigen Jugendlichen, die bei der Tschernobyl-Katastrophe im Mutterleib radioaktiver Strahlung ausgesetzt gewesen waren, in einer Follow-Up Studie zu erfassen, da sie besonders schizophreniegefährdet sein könnten[199]. In Folgearbeiten 2002, 2004 und 2009 zu dem Thema erwogen sie diese Möglichkeit jedoch nicht mehr[200].

Bromet und Havenaar gelangten 2007 infolge von WHO-Studien und US-Amerikanischen und Israelischen Untersuchungen (jüdische Betroffene waren nach dem Tschernobyl-Unglück nach Israel ausgeflogen und ihr Gesundheitszustand dort später weiter untersucht worden) zu dem Schluss, es gebe keine

196 7, 10, 19
197 5, 6, 9, 11, 17, 18, 20, 22
198 8
199 12
200 13, 14, 15

signifikanten Assoziationen[201]. Der Untersuchungszeitraum 20 Jahre nach Tschernobyl erscheint in Anbetracht des Schizophrenie-Ersterkrankungsalters jedoch zu früh für eine abschliessende Beurteilung.

Norwegen war in den 1950er und 1960er Jahren betroffen vom radioaktiven Fallout der vielen atmosphärischen Atombombentests in der nördlichen Hemisphäre und nach der Tschernobylkatastrophe im April 1986 vom Niederschlag der radioaktiven Wolke. Die Frage eines allfälligen Zusammenhangs von radioaktiver Bestrahlung in utero und Schizophrenie wurde wiederholt geprüft. Zwei Studien von 2011 und 2013 konnten keinen Zusammenhang finden[202]. Eine Studie von Lie und Mitarbeitern kam 25 Jahre nach Tschernobyl zu dem Schluss, *»There was little evidence of associations between radiation exposure and schizophrenia«*[203].

Die Gesamtheit der Befunde von Hirnveränderungen nach radioaktiver Strahleneinwirkung in utero ist verheerend. Verglichen damit sind die Zusammenhänge mit schizophrenen Krankheiten geringfügig. Zusammenfassend muss man sagen, man hat nicht viel gefunden, aber man hat auch nicht nichts gefunden. Es geht immer um Menschen, die betroffen sein können. Man wird die Frage weiterhin mit Aufmerksamkeit und Besorgnis verfolgen.

### *Literatur*

1. Bergonié J, Tribondeau L. Interprétation de quelques résultats de la radiothérapie et essai de fixation d'une technique rationnelle. Comptes-rendus de l'Académie des Sciences (Paris) 1906; 143:983–4.
2. Black SE, Bütikofer A, Devereux PJ, Salvanes KG: This Is Only a Test? Long-Run Impacts of Prenatal Exposure to Radioactive Fallout. National Bureau of Economic Research, Working Paper Series, April 2013. 1–51.
3. Bromet EJ, Havenaar JM: Psychological and perceived health effects of the Chernobyl disaster: a 20-year review. Health Phys. 2007 Nov; 93(5):516–21.
4. Goldstein L., Murphy D. P. Etiology of ill-health in children born after maternal pelvic irradiation. II. Defecitve children born after postconception pelvic irradiation. American Journal of Roentgenology. 1929; 22:322–31.
5. Hatch M, Little MP, Brenner AV, et al.: Neonatal outcomes following exposure in utero to fallout from Chernobyl. Eur J Epidemiol. 2017 Dec; 32(12):1075–88.
6. Heiervang KS, Mednick S, Sundet K, Rund BR: Effect of low dose ionizing radiation exposure in utero on cognitive function in adolescence. Scand J Psychol. 2010 Jun 1;51(3):210–5.
7. Ikenoue T., Ikeda T., Ibara S., Otake M., Schull W. J. Effects of environmental factors on perinatal outcome: neurological development in cases of intrauterine growth retar-

201 3
202 2, 21
203 10

dation and school performance of children perinatally exposed to ionizing radiation. Environmental Health Perspectives. 1993; 101(supplement 2):53–7.

8. Imamura Y, Nakane Y, Ohta Y, Kondo H: Lifetime prevalence of schizophrenia among individuals prenatally exposed to atomic bomb radiation in Nagasaki City. Acta Psychiatr Scand. 1999 Nov; 100(5):344–9.
9. Kolominsky Y, Igumnov S, Drozdovitch V: The psychological development of children from Belarus exposed in the prenatal period to radiation from the Chernobyl atomic power plant. J Child Psychol Psychiatry. 1999 Feb; 40(2):299–305.
10. Lie RT, Moster D, Strand P, Wilcox AJ: Prenatal exposure to Chernobyl fallout in Norway: neurological and developmental outcomes in a 25-year follow-up. Eur J Epidemiol. 2017 Dec; 32(12):1065–73.
11. Little MP: Cancer and non-cancer effects in Japanese atomic bomb survivors. J Radiol Prot. 2009 Jun; 29(2 A):A43–59.
12. Nyagu AI, Loganovsky KN, Loganovskaja TK: Psychophysiologic aftereffects of prenatal irradiation. Int J Psychophysiol. 1998 Nov; 30(3):303–11.
13. Nyagu AI, Logaovsky KN Loganovskaja TK, et al.: Intelligence and Brain Damage in Children Acutely Irradiated in Utero As a Result of the Chernobyl Accident. Buchartikel 2002 Jan, Ss. 202–29.
14. Nyagu AI, Loganovsky KN, Pott-Born R, et al.: Effects of prenatal brain irradiation after the Chernobyl accident. Int J Rad Med 2004; 6 (1–4): 91–107.
15. Nyagu AI: In Utero exposure to Chernobyl accident radiation and the health risk assessment. ECRR Internat. Conference, Lesbos, Greece, May 4–6 2009.
16. Otake M., Schull W. J. Radiation-related brain damage and growth retardation among the prenatally exposed atomic bomb survivors. International Journal of Radiation Biology. 1998; 74(2):159–71.
17. Ozasa K, Grant EJ, Kodama K: Japanese Legacy Cohorts: The Life Span Study Atomic Bomb Survivor cohort and Survivors' Offspring. J Epidemiol. 2018; 28(4): 162–9.
18. Ozasa K, Cullings HM, Ohishi W, et al.: Epidemiological studies of atomic bomb radiation at the Radiation Effects Research Foundation. Int J Radiat Biol. 2019 Jan 24:1–13.
19. Schull W. J., Otake M. Cognitive function and prenatal exposure to ionizing radiation. Teratology. 1999; 59(4):222–6.
20. Sreetharan S, Thome C, Tharmalingam S, et al.: Ionizing Radiation Exposure During Pregnancy: Effects on Postnatal Development and Life. Radiat Res. 2017 Jun; 187(6): 647–58.
21. Sverdvik Heiervang K, Mednick S, Sundet K, Rishovd Rund B: The psychological well-being of Norwegian adolescents exposed in utero to radiation from the Chernobyl accident. Child and Adolescent Psychiatry and Mental Health 2011; 5:12.
22. Verreet T, Verslegers M, Quintens R, et al.: Current Evidence for Developmental, Structural, and Functional Brain Defects following Prenatal Radiation Exposure. Neural Plast 2016; 2016: 1243527.

## Väterliche Besonderheiten während der Schwangerschaft

Und schliesslich, um von den Müttern wegzukommen, sei noch eine dänische Arbeit erwähnt, wonach Infektionskrankheiten mit Spitalbehandlung des Vaters vor, während und unmittelbar nach der Schwangerschaft mit erhöhter Schizophrenieanfälligkeit der Nachkommen korrelieren[204]. Als mögliche Erklärungen dieses Zusammenhangs werden sozioökonomische Nachteile diskutiert (»Armut macht krank«), weiters eine besondere, genetisch bedingte Neigung, an Infektionskrankheiten zu erkranken, diese möglicherweise synergetisch wirkend mit einer genetischen Schizophreniebelastung. Dass die väterliche Erkrankung einer Spitalbehandlung bedurfte, lässt Rückschlüsse auf deren Schweregrad zu, was in Form von Stress Auswirkungen auf Mutter und Foetus gehabt haben mag (s .oben unter Stress).

Bei extremer väterlicher Magerkeit (Body Mass Index $<16$) wurde ebenfalls eine erhöhte Schizophrenieerkrankungshäufigkeit gefunden[205].

*Literatur*

1. Mackay E, Dalman C, MD, Håkan Karlsson H, et al.: Association of Gestational Weight Gain and Maternal Body Mass Index in Early Pregnancy With Risk for Nonaffective Psychosis in Offspring. JAMA Psychiatry. 2017;74(4):339–349.
2. Nielsen PR, Laursen TM, Mortensen PB: Association between parental hospital-treated infection and the risk of schizophrenia in adolescence and early adulthood. Schizophr Bull. 2013 Jan; 39:230–7.

Eine Untersuchung zu der Frage, ob monozygote Zwillinge während der Schwangerschaft dieselbe Plazenta oder getrennte Plazenten hatten, kommt zu dem Ergebnis, dass bei getrennten Plazenten die Konkordanz für Schizophrenie 10,7 % beträgt, bei gemeinsamer Plazenta 60 %[206]. Der Befund wirft ein Schlaglicht auf die Bedeutung der Erblichkeit von Schizophrenie. Monozygote Zwillinge mit gemeinsamer Plazenta haben gewöhnlich denselben Blutkreislauf und würden im Fall einer intrauterinen Infektion dasselbe Risiko aufweisen, nicht so bei getrennten Plazenten. Dies auch ein Hinweis auf die mögliche Auswirkung intrauteriner Infektionen als Schizophrenierisiko.

*Literatur*

1. Davis JO, Phelps JA, Bracha HS: Prenatal development of monozygotic twins and concordance for schizophrenia. Schizophr Bull. 1995; 21(3): 357–66.

204 2
205 1
206 1

Jedenfalls kumulieren sich verschiedene Erkrankungsrisiken: Bei einer familiären Schizophreniebelastung verstärken sich die schizophrenogenen Effekte der Infektionskrankheiten[207]. – Es liegen auch Berichte vor über bei Grippe gehäufte Geburtskomplikationen und Schizophreniehäufigkeit der Nachkommen[208]. Nachkommen schizophrener Mütter erleiden deutlich häufiger Komplikationen während Schwangerschaft, Geburt und postpartal, insbesondere vorzeitige Lösung der Placenta, Blutungen, Totgeburten, Frühgeburten, kongenitale kardiovaskuäre Anomalien und postpartalen Kindstod. Bei schizophrenen Müttern häufen sich Geburten mit tiefem Geburtsgewicht im Frühjahr, neonatale Komplikationen im Winter[209]. Es ist ungeklärt, ob es sich dabei um eine Auswirkung eines mütterlichen, mit Schizophrenie verknüpften Genotyops oder um eine Folge von Umwelteinflüssen handelt. Vermutlich beides. Schizophrene Mütter entstammen gehäuft den unteren sozioökonomischen Schichten, rauchen mehr, haben weniger soziale Unterstützung und befinden sich oft in einem für Schwangerschaften ungünstigen Alter. Rechnet man jedoch diese Faktoren ab, ergeben sich für Schwangerschaften schizophrener Frauen weiterhin vermehrt Komplikationen. Vermutlich ist ein komplexes Zusammenspiel von mütterlichem Genotyp, mütterlichem Verhalten, allenfalls antipsychotischer Medikation und pränatalen Umwelteinflüssen für die Häufung ungünstiger Verläufe verantwortlich. Jede Komplikation während der Schwangerschaft erhöht das Risiko weiterer Komplikationen während Schwangerschaft und Geburt[210]. Es handelt sich um zahlreiche relativ kleine Risikofaktoren, deren ungünstiges Zusammenwirken (Genetik und Umwelt. Genetik beeinflusst Umwelt. Umwelt moduliert Genetik/Epigenetik) die Krankheit auslösen kann.

Eine grosse Zahl pränataler und perinataler Störfaktoren kann das in Entwicklung befindliche Nervensystem treffen und verändernd auf es einwirken. Es liegen viele Hinweise vor, wonach durch pränatalen Stress der Mutter, via eine Erhöhung der Glukocortikoidspiegel hemmende Mechanismen im fötalen Nervensystem dauerhaft gestört werden, mit der Konsequenz, dass der nötige Schutz gegen Übererregbarkeit nicht mehr gewährleistet ist[211]. Dies kann zu anhaltenden Veränderungen in der Physiologie und den neuroendokrinen Strukturen führen, die zu neuropsychiatrischen Störungen, u. a. zu schizophrenen Krankheiten im späteren Leben disponieren können. – Eine neuere Perspektive stellen mögliche epigenetische Veränderungen dar, die, durch Veränderungen des fötalen Milieus induziert, »*fetal programming*«, oft ge-

207 5
208 9
209 4
210 2
211 3, 7

schlechtsspezifisch[212] den Phänotyp des Fötus verändern, indem Genfunktionen ein- oder ausgeschaltet, verstärkt oder abgeschwächt werden und transgenerationell weitergegeben und von nachfolgenden Generationen übernommen werden[213]. Ereignisse, von denen Vorfahren betroffen gewesen waren, können Generationen später bei den Nachkommen bedeutsame Folgen haben[214].

Früher, in der »guten alten Zeit«, wusste man, dass Schwangere besonders zu schonen seien. Sie sollten vorzugsweise angenehme Erlebnisse haben, angenehmen Gerüchen ausgesetzt sein, schöne Musik hören, von schwerer körperlicher Arbeit befreit werden... Man hat das im Zuge der Emanzipierung der Frauen, ihrer körperlichen Ertüchtigung und Gleichstellung und der Betonung, dass Schwangerschaft keine Krankheit ist, ein wenig vergessen. Die vorliegenden Untersuchungsergebnisse bestätigen – hier allerdings nur für Schizophrenie – wie anfällig das in Entstehung befindliche menschliche Lebewesen für Störungen verschiedenster Art ist. Vergegenwärtigt man sich das Ausmass an Katastrophen und Tragödien, die ständig auf der Welt stattfinden, die Gewalt, der Frauen besonders in Konfliktgebieten ausgesetzt sind und die menschenunwürdige Behandlung, die Frauen als Sklavinnen, Fabrikarbeiterinnen und Prostituierte weltweit vielerorts erdulden müssen – vor allem Mädchen und Frauen sind von sozialer Ungleichheit betroffen – was alles, technisch gesprochen, krankmachenden Stress darstellt – und dass immer und überall auf der Welt Frauen schwanger und diesen potentiellen Schädigungen ausgesetzt sind, muss einen das mit Sorge erfüllen und müsste zu grösster Sorgfalt gegenüber Schwangeren veranlassen.

### *Literatur*


1. Babenko O, Kovalchuk I, Metz GA: Stress-induced perinatal and transgenerational epigenetic programming of brain development and mental health. Neursci Biobehav Rev. 2015 Jan; 48: 70–91.
2. Clarke MC, Harley M, Cannon M: The Role of Obstetric Events in Schizophrenia. Schizophr Bull, 2006 Jan; 32(1): 3–8.
3. Fine R, Zhang J, Stevens HE: Prenatal stress and inhibitory neuron systems: implications for neuropsychiatric disorders. Molecular Psychiatry 2014 Jun; 19: 641–51.
4. Jablensky AV, Morgan V, Zubrick SR, et al.: Pregnancy, delivery, and neonatal complications in a population cohort of women with schizophrenia and major affective disorders. Am J Psychiatry. 2005 Jan; 162(1):79–91.
5. Khandaker GM, Zimbron LG, Jones PB: Prenatal maternal infection, neurodevelopment and adult schizophrenia: a systematic review of population-based studies. Psychol Med. 2013 Feb; 43(2): 239–57.


212 [6]
213 [1, 8]
214 [8]

6. Kundakovic M, Jaric I: The Epigenetic Link between Prenatal Adverse Environments and Neurodevelopmental Disorders. Genes (Basel). 2017 Mar 18; 8(3).
7. Phillips LJ, Francey SM, Edwards J, McMurray N.: Stress and psychosis: towards the development of new models of investigation. Clin Psychol Rev. 2007 Apr; 27(3):307–17.
8. Weber-Stadlbauer U: Epigenetic and transgenerational mechanisms in infection-mediated neurodevelopmental disorders. Transl Psychiatry. 2017 May; 7(5): e 1113.
9. Wright P, Takei N, Rifkin L, et al.: Maternal influenza, obstetric complications, and schizophrenia. Am J Psychiatry 1995; 152:1714–20.

## Alter des Vaters bei der Zeugung, paternal age

Schizophreniekranke pflanzen sich deutlich weniger fort als der Durchschnitt der Bevölkerung. Als Folge davon würde man eine Abnahme der Erkrankungshäufigkeit erwarten und im besten Fall ein Verschwinden der Krankheit. Bekanntlich ist dem nicht so. Als Erklärung für die trotz geringer Fruchtbarkeit ausbleibende Abnahme schizophrener Erkrankungen werden u. a. neue Genmutationen vermutet.

Eine wesentliche Quelle von Mutationen der menschlichen Species ist fortgeschrittenes Alter des Vaters. Während der fruchtbaren Lebenszeit teilen sich Samenzellen durchschnittlich 23mal pro Jahr. Im Alter von 20 Jahren hat ein Spermium etwa 150 Replikationen seiner Chromosomen durchgemacht, im Alter von 50 Jahren etwa 840. Weibliche Eizellen dagegen teilen sich vergleichsweise wenig, während der Embryonalzeit 23mal und danach noch einmal[215]. Mit jeder Zellteilung besteht die Möglichkeit eines kleineren oder grösseren Kopierfehlers, einer Mutation des Erbmaterials. Mutationen nehmen mit steigendem Alter zu. Altern beeinträchtigt die Zellfunktionen. In Kenntnis dieser Tatsache haben die British Andrology Society und die American Society for Reproductive Medicine die Altersobergrenze für Samenspender mit vierzig Jahren festgesetzt.

---

215 3

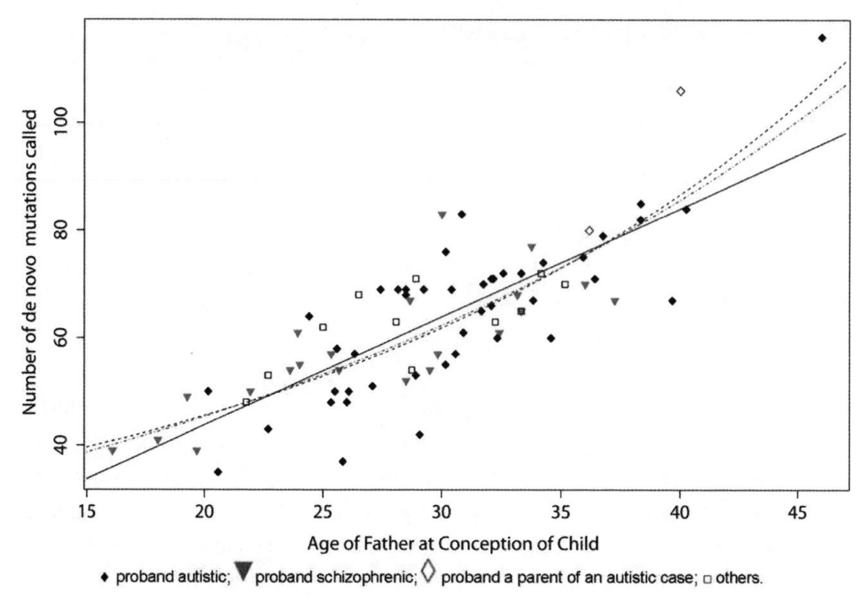


Alter des Vaters bei der Zeugung eines Kindes und Anzahl der de novo Mutationen. (Kong 2012[216]).

In vielen Studien zeigte sich, dass ältere Väter häufiger schizophrene Nachkommen haben. Das Verhältnis im Vergleich zum Durchschnitt der Bevölkerung beträgt 1,16–5,92[217]. Pro zehn Jahre Zunahme des väterlichen Alters erhöht sich das Risiko um das 1.47fache[218]. Eine japanische Studie führt ein Viertel aller Schizophreniefälle auf höheres Alter der Väter zurück[219]. Andere Forscher stufen fortgeschrittenes Alter des Vaters lediglich als ein mittelgrosses Schizophrenierisiko ein[220]. Höheres väterliches Alter ist ein Risiko auch für eine Reihe anderer Krankheiten wie Autismus, Bipolare Störungen, Zwangskrankheiten, Phobien, Leukämie u. a.[221].

Allerdings wurden auch bei Nachkommen besonders junger Väter (Alter <20) vermehrt schizophrene Erkrankungen gefunden[222]. Als mögliche Ursachen werden unreife Spermien und ungenügend entwickelte Mechanismen, um DNA zu reparieren, ins Feld geführt. Cannabiskonsum, der bei jungen Männern häufiger vorkommt, mag eine Rolle spielen, oder andere für Spermien toxische

216 15
217 2, 5, 6, 8, 9, 13, 14, 18, 19, 20, 27, 33, 34
218 26
219 30
220 29
221 16, 21
222 19, 26

Substanzen[223]. Stress während der (ungeplanten?) Schwangerschaft und/oder Überforderung der jungen Väter und ein daraus resultierender, die gesunde Entwicklung der Nachkommen beeinträchtigender innerfamiliärer Umgang und Erziehungsstil sind ebenfalls zu diskutieren.

In zahlreichen Studien wurden Defekte der DNA mit zunehmendem Alter der Männer nachgewiesen und damit auch eine nachteilige Auswirkung auf die frühe embryonale Entwicklung[224]. Die naheliegende Vermutung, dass de novo Mutationen mit zunehmendem Alter des Vaters für die höhere Erkrankungshäufigkeit der Nachkommen verantwortlich seien$_{4}$, ist jedoch nicht unbestritten[225]. Genetische Veränderungen allein können den Effekt nicht erklären[226].

Epigenetische Einflüsse (s. u.) kommen als Ursachen ebenfalls in Frage[227], sind jedoch noch ungenügend untersucht und verstanden[228]. So fand man, dass ein fortgeschrittenes Alter der mütterlichen Grossväter (nicht der väterlichen) bei der Zeugung von deren Kindern Auswirkungen hat auf eine erhöhte Schizophreniehäufigkeit der Enkel[229], was eine epigenetische Mehrgenerationenübertragung in den Bereich des Möglichen rückt[230].

Bisher auch nicht eindeutig definiert ist, ab welchem väterlichen Alter die Schizophreniehäufigkeit der Nachkommen zunimmt. Der Cut-off point scheint etwa bei Alter 35 zu liegen[231]. Das Alter der Mütter hingegen scheint sich nicht auf die Häufigkeit schizophrener Nachkommen auszuwirken. Die Rate der mütterlichen Mutationen bleibt mit zunehmendem Alter konstant, während die der väterlichen mit dem Alter exponentiell zunimmt, s. o.[232].

Seit einigen Jahrzehnten besteht in den westlichen Gesellschaften ein Trend zu höherem Alter bei der ersten Vaterschaft. Ursachen dafür sind eine allgemein höhere Lebenserwartung, längere Ausbildungswege für beide Geschlechter, spätere Eheschliessungen, effiziente Verhütungsmethoden und der von einem grossen Konsumangebot geförderte Wunsch junger Menschen, ihr Leben möglichst lange unbeschwert zu geniessen. Die Erkenntnis, dass Vaterschaft im höheren Alter mit Risiken verbunden ist und ungünstige Folgen für die Nachkommenschaft haben kann, hat, so bedeutungsvoll sie ist, nicht wirklich Platz im öffentlichen Bewusstsein gefunden.

223 $_{24}$
224 $_{25}$
225 $_{10, 19}$
226 $_{28}$
227 $_{31}$
228 $_{22, 23}$
229 $_{5}$
230 $_{22}$
231 $_{33}$
232 $_{15}$

In der Literatur wird unterschieden zwischen »sporadischen« Schizophreniefällen und solchen, bei denen eine familiäre Belastung mit schizophrenen Krankheiten vorliegt. Man nimmt dementsprechend auch unterschiedliche Wege für das Zustandekommen der Erkrankung an. Schizophrene, deren Väter bei der Zeugung älter waren (>40), weisen eine geringere familiäre Schizophreniebelastung auf und haben weniger Krankheitsrückfälle als Schizophrene mit jüngeren Vätern[233], was zunächst die Wahrscheinlichkeit nahelegt, dass eine familiäre genetische Belastung mit Schizophrenie in diesen Fällen eine geringere Rolle spielt und gewissermassen weniger durchschlägt. Licht auf diese Zusammenhänge mag auch der Umstand werfen, dass Nachkommen besonders alter Väter allgemein - das gilt nicht nur für Schizophrenie - geringer entwickelte soziale und kommunikative Fähigkeiten haben.

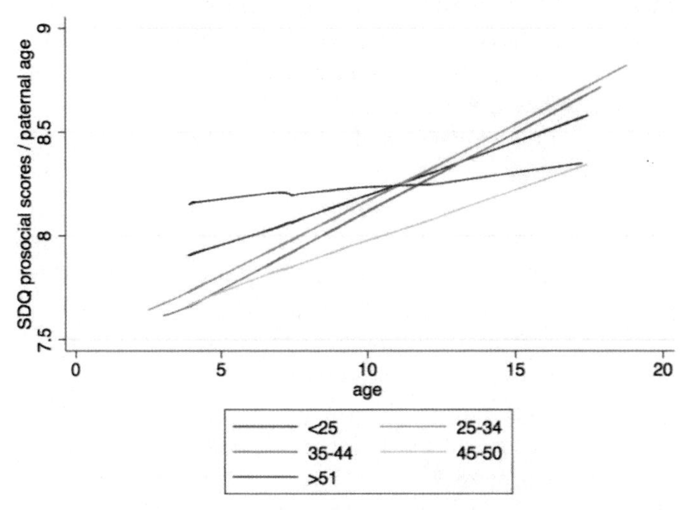


Trajectories of change in the Strengths and Difficulties Questionnaire (SDQ) prosocial scores over time in different parental age groups. (Janecka et al. 2017[234]).

Ein Zusammenhang zwischen den sozialen und kommunikativen Fähigkeiten und den Genen des väterlichen X-Chromosoms wurde nachgewiesen. Wenn sie bei den männlichen Nachkommen fehlen oder beeinträchtigt sind, kann dies zu einer erhöhten Empfänglichkeit für Entwicklungsstörungen des Sozialverhaltens und der Sprachentwicklung führen und damit auch zu Schizophrenie[235].

233 27
234 12
235 23, s.a. 32

Zu dem Zusammenhang von Vaterschaft im fortgeschrittenen Alter und schizophrener Erkrankung der Nachkommen existieren 2 Hypothesen:

1. Veränderungen am Genmaterial älterer Männer. Die Qualität der DNA-Kopiermechanismen lässt mit dem Alter nach. Auch epigenetische Veränderungen nehmen zu. Beschrieben ist ein Vorgang, »*selfish spermatogonial selection*«, wonach bevorzugt Zellen mit pathogenen Mutationen vervielfältigt und an die Nachkommen weitergegeben werden[236].
2. Väter mit einer Schizophrenie-Spektrum-Störung - die nicht offensichtlich sein muss - zeugen, ähnlich wie bei den Wintergeburten, die im Frühjahr gezeugt wurden - weil zurückhaltend und gehemmt - erst in einem höheren Alter Kinder[237].

Manches spricht dafür, dass beide Hypothesen Gültigkeit haben, einander nicht ausschliessen und sich, gegenseitig verstärkend, auswirken können[238]. Eine Studie der Columbia Universität N.Y. fand, dass die Väter schizophrener Kinder ohne familiäre Belastung im Durchschnitt um 4,7 Jahre älter waren als die Väter schizophrener Kinder mit familiärer Belastung[239]. In Familien mit mehreren Kindern sind es überzufällig häufig die zuletzt gezeugten, die an Schizophrenie erkranken[240], was die Vermutung stützt, dass mit zunehmendem Alter der Väter genetische oder epigenetische Veränderungen gehäuft vorliegen, die für die schizophrene Erkrankung der Nachkommen verantwortlich sein können.

*Literatur*

1. Anderson KK, Cheng J, Susser E, McKenzie KJ, Kurdyak P.: Incidence of psychotic disorders among first-generation immigrants and refugees in Ontario. CMAJ 2015; 187: E279–E286.
2. Byrne M, Agerbo E, Ewald H, et al.: Parental age and risk of schizophrenia: a case-control study. Arch Gen Psychiatry. 2003 Jul; 60(7):673–8.
3. Crow JF. The origins, patterns and implications of human spontaneous mutation. Nat Rev Genet. 2000; 1:40–47.
4. Flatscher-Bader T, Foldi CJ, Chong S, et al.: Increased de novo copy number variants in the offspring of older males. Transl Psychiatry. 2011 Aug 30; 1:e34.
5. Frans EM, McGrath JJ, Sandin S, et al.: Advanced paternal and grandpaternal age and schizophrenia: A three-generation perspective. Schizophr Res. 2011 Dec; 133(0): 120–4.
6. Frans E, MacCabe JH, Reichenberg A: Advancing paternal age and psychiatric disorders. World Psychiatry. 2015 Feb; 14(1): 91–3.

236 7
237 9
238 11
239 18
240 10

7. Goriely A, McGrath JJ, Hultman CM, et al.: »Selfish spermatogonial selection«: a novel mechanism for the association between advanced paternal age and neurodevelopmental disorders. Am J Psychiatry. 2013 Jun; 170(6):599–608.
8. Hare EH, Moran PA: Raised paternal age in psychiatric patients: evidence for the constitutional hypothesis. Br J Psychiatry 1979; 134: 169–77.
9. Hubert A, Szöke A, Leboyer M, Schürhoff F: [Influence of paternal age in schizophrenia]. [Article in French]. Encephale. 2011 Jun; 37(3):199–206.
10. Jaffe AE, Eaton WW, Straub RE, et al.: Paternal age, *de novo* mutations and schizophrenia. Mol Psychiatry. 2014 Mar; 19(3): 274–5.
11. Janecka M, Mill J, Basson MA et al.: Advanced paternal age effects in neurodevelopmental disorders-review of potential underlying mechanisms. Transl Psychiatry. 2017 Jan 31; 7(1):e1019.
12. Janecka M, Haworth CMA, Ronald A, et al.: Paternal Age Alters Social Development in Offspring. J Am Acad Child Adolesc Psychiatry. 2017 May; 56(5): 383–90.
13. Johanson E.: A study of schizophrenia in the male: a psychiatric and social study based on 138 cases with follow up. Acta Psychiatr Neurol Scand. 1958; 33(Suppl. 125):1–132.
14. Kimhy D, Harlap S, Fennig S, et al: Maternal household crowding during pregnancy and the offspring's risk of schizophrenia. Schizophrenia Res 2006 Sep; 86(1–3): 23–9.
15. Kong A, Frigge ML, Masson G, et al.: Rate for de novo mutations, father's age, and disease risk. Nature 2012 Aug, 23; 488 (7412): 471–5.
16. Lawson G, Fletcher R: Delayed fatherhood. J Fam Plann Reprod Health Care. 2014 Oct; 40(4):283–8.
17. Malaspina D, Harlap S, Fennig S, et al.: Advancing paternal age and the risk of schizophrenia. Arch Gen Psychiatry. 2001; 58:361–7.
18. Malaspina D, Corcoran C, Fahim C, et al.: Paternal age and sporadic schizophrenia: evidence for de novo mutations. Am J Med Genet 2002 Apr 8; 114(3): 299–303.
19. Miller B, Messias E, Miettunen J, et al.: Meta-analysis of Paternal Age and Schizophrenia Risk in Male Versus Female Offspring. Schizophr Bull. 2011 Sep; 37(5): 1039–47.
20. Naserbakht M, Ahmadkhaniha HR, Mokri B, Smith CL: Advanced paternal age is a risk factor for schizophrenia in Iranians. Ann Gen Psychiatry. 2011; 10: 15.
21. Nybo Andersen AM, Urhoj SK: Is advanced paternal age a health risk for the offspring? Fertil Steril. 2017 Feb; 107(2):312–8.
22. Perrin MC, Brown AS, Malaspina D: Aberrant Epigenetic Regulation Could Explain the Relationship of Paternal Age to Schizophrenia. Schizophr Bull. 2007 Nov; 33(6): 1270–1273.
23. Perrin MC, Kleinhaus K, Messinger J, Malaspina D: Critical periods and the developmental origins of disease: an epigenetic perspective of schizophrenia. Ann N Y Acad Sci. 2010 Sep; 1204(0): E8–13.
24. Seeman MV: Women and schizophrenia: new findings. Neuropsychiatry 2013; 3(4), 423–31.
25. Sharma R, Agarwal A, Rohra VK, et al.: Effects of increased paternal age on sperm quality, reproductive outcome and associated epigenetic risks to offspring. Reprod Biol Endocrinol. 2015; 13: 35.
26. Sipos A, Rasmussen F, Harrison G, et al.: Paternal age and schizophrenia: a population based cohort study. BMJ 2004; (7474) 329: 1070.

27. Svensson AC, Lichtenstein P, Sandin S, et al.: Familial aggregation of schizophrenia: the moderating effect of age at onset, parental immigration, paternal age and season of birth. Scand J Public Health. 2012 Feb; 40(1):43–50.
28. Tiemann-Boege I, Navidi W, Grewal R, et al.: The observed human sperm mutation frequency cannot explain the achondroplasia paternal age effect. Proc Natl Acad Sci U S A. 2002 Nov 12; 99(23):14952–7.
29. Torrey EF, Buka S, Cannon TD, et al.: Paternal age as a risk factor for schizophrenia: how important is it? Schizophr Res. 2009 Oct; 114(1–3):1–5.
30. Tsuchiya KJ, Takagai S, Kawai M, et al.: Advanced paternal age associated with an elevated risk for schizophrenia in offspring in a Japanese population. Schizophr Res. 2005; 76:337–42.
31. van Os J, Rutten BP, Poulton R (November 2008). Gene environment interactions in schizophrenia: review of epidemiological findings and future directions. Schizophr Bull. 2008 Nov; 34 (6): 1066–82.
32. Weiser M, van Os J, Reichenberg A, Rabinowitz J, et al.: Social and cognitive functioning, urbanicity and risk for schizophrenia. Br J Psychiatry. 2007 Oct; 191:320–4.
33. Wohl M, Gorwood P.: Paternal ages below or above 35 years old are associated with a different risk of schizophrenia in the offspring. Eur Psychiatry. 2007 Jan; 22(1):22–6.
34. Wu Y, Liu X, Luo H, et al.: Advanced paternal age increases the risk of schizophrenia and obsessive-compulsive disorder in a Chinese Han population. Psychiatry Res. 2012 Aug 15; 198(3): 353–9.

## Armut, socioeconomic class

Es ist schon lange bekannt, dass Schizophreniekranke sich gehäuft in den untersten sozialen Schichten finden[241]. Die klassische Studie von Faris & Dunham, 1939, zeigte, dass Menschen in den ärmsten Vierteln Chicagos 7x häufiger eine Schizophreniediagnose hatten als die Reichen[242]. Hollingshead & Redlich[243], ebenfalls mittlerweile klassisch, fanden 1958 in New Haven, Connecticut, 1 % der psychiatrischen Fälle in der obersten sozialen Klasse, die 3,1 % der Bevölkerung ausmachte, und 36,8 % der psychiatrischen Fälle in der Unterschicht, die nur 17,8 % der Bevölkerung ausmachte. Kohn et al. fanden in der untersten sozioökonomischen Schicht 3,4mal soviele Schizophreniekranke wie in der obersten[244]. Aus Bayern, Deutschland, liegt eine bedeutende Untersuchung von Weyerer & Dilling, 1982, vor, die sowohl im ambulanten wie im stationären Bereich psychiatrische Patienten in den untersten sozialen Klassen deutlich überrepräsentiert fanden[245]. Dieses unausgewogene Verhältnis wurde seither in vielen Studien in vielen Ländern und speziell für psychotische Krankheiten und Schizophrenie bestätigt[246].

Die Fragen dazu sind folgende:

1. Führt schizophrenes Kranksein zu sozialem Abstieg?
   Macht Schizophrenie arm?
2. Fördern die Lebensbedingungen armer Menschen die Entstehung schizophrener Erkrankungen?
   Macht Armut schizophren?
3. Haben Menschen der unteren sozialen Schichten »schlimmere« Symptome?
   Oder werden sie vermehrt als »schizophren« diagnostiziert?

---

241 6, 10, 23
242 6
243 10
244 12
245 23
246 19

4. Ist absolute oder relative Armut entscheidend? (arme Menschen in einem reichen Land sind vermutlich reicher als Menschen der unteren Mittelschicht oder sogar Mittelschicht in einem armen Land)

Alle vier Fragen haben sich als relevant erwiesen.

Im historischen Ablauf wurde zuerst der Frage 1 besonderes Augenmerk geschenkt. Der Umstand, dass Väter, Grossväter, Onkel und Brüder der Kranken bezüglich der sozialen Klassen eine normale Verteilung aufwiesen und viele Kranke im Lauf der Adoleszenz und unmittelbar nach Krankheitsaubruch Abbrüche ihrer Ausbildungen erlitten und sozial abstiegen[247], zählt als Argument für die *Social Downward drift Hypothese:* Schizophrenie macht arm.

Zugleich war nie zu übersehen, dass Armut verschiedenste Krankheiten verursacht oder mindestens fördert, was den Verdacht verstärkte, Armut mit allen ihren Begleitumständen könnte auch schizophrenogen wirken. Arme Menschen sind mit einer Vielzahl von Widrigkeiten konfrontiert: Sie leben in einem ständigen Wettstreit um die knappen Mittel. Sie ernähren sich ungesund und unzureichend. Sie haben weniger Chancen und weniger Wahlmöglichkeiten. Sie sind machtlos, abhängig und sozial unerwünscht. Ihnen geschieht mehr Böses. Sie sind unfallanfälliger, sind kränker, haben mehr Schmerzen, altern rascher und leben zumeist ohne Hoffnung auf Besserung[248]. Eine Reihe von krankheitsrelevanten Begleiterscheinungen sind zu diskutieren: In einer schlechten Wohngegend zu leben hat viele Nachteile und bedeutet eine chronische Mehrbelastung. Wenn und wo Armut herrscht, ist eine gute Betreuung während Schwangerschaft, Geburt und postnatal weniger gewährleistet. Ungenügende und ungesunde Ernährung der Mutter während der Schwangerschaft ist ein Risikofaktor für das Ungeborene. Das Leben in überfüllten und lärmigen Haushalten ist stressiger. Bei ungenügender Gesundheitserziehung und schlechteren hygienischen Verhältnissen ist die Gefahr einer Ansteckung mit übertragbaren Krankheiten grösser. Eltern der unteren sozialen Schichten haben eine schlechtere Berufsausbildung und entweder keine Arbeit – Arbeitslosigkeit per se ist ein Risikofaktor, auch in Familien mit höherer Ausbildung[249] – oder anstrengendere Arbeitsbedingungen. Sie müssen mehr Energie zur Bewältigung des Alltags aufwenden. Dementsprechend sind die freien Ressourcen für ihre Kinder geringer. Familien der Unterschicht erleben weniger sozialen Zusammenhalt, sind isolierter, haben weniger Zugang zu sozialen Netzwerken und bekommen weniger soziale Unterstützung. Sie sind mit mehr Kriminalität konfrontiert, sind mehr Verbrechen, mehr Bedrohung, dem Gefühl

247 4, 5, 8, 11, 20
248 21
249 3

von Schutzlosigkeit, Ausgeliefertsein und mehr täglichem Stress ausgesetzt. Armut bedrückt, macht hoffnungslos und verzweifelt, ist ein Nährboden für Alkohol- und Drogenmissbrauch, für Rassismus und Hass. Menschen der unteren sozialen Schichten sind weniger kundig, was Möglichkeiten betrifft, um mit Härten, Konflikten, Verlusten, Todesfällen, Invalidität... schonender, »gesünder« umzugehen. – Alle diese Einzelfaktoren wurden in vielen Untersuchungen geprüft und stellen in Summe ein grosses Schizophrenierisiko dar[250]. Es gilt also auch, Armut mit allen damit verbundenen ungünstigen sozialen Umständen kann schizophren machen. Das Erkrankungsrisiko steigt (bis auf das 7- und 8-fache), je mehr ungünstige Risikofaktoren vorhanden sind[251]. Dazu eine Randbemerkung: Aktuell ist der gesellschaftliche Mittelstand gefährdet sozial abzusteigen.

Interessanterweise erkranken junge Menschen der Oberschicht in früherem Alter als diejenigen der Unterschicht (24,8 Jahre vs. 33,1 Jahre)[252]. Möglicherweise spiegeln diese Zahlen lediglich die Tatsache, dass Kranke der Oberschicht früher erfasst und behandelt werden.

Die dritte Frage, ob Menschen aus der Unterschicht »schlimmere« Symptome aufweisen, ist ebenfalls zu bejahen. Wenn sozial benachteiligte Menschen nach einem belastenden Ereignis (»*Life event*«, s. u.) schizophren erkranken, präsentieren sie ausgeprägtere »positive« Symptome (Wahn, Halluzinationen, Denkstörungen, Ich-Störungen) als Kranke aus der sozioökonomischen Oberschicht[253]. Im Sinne der *Stress-Kaskade* wäre das dahingehend zu verstehen, dass ein bereits *vorgestresstes* Nervensystem sich konstant in einem höheren Stressniveau befindet und bei neuerlicher Belastung ausgeprägter pathologisch reagiert[254]. – Wahr ist zugleich auch, dass Menschen der sozialen Unterschicht eher mit einer Schizophreniediagnose ettikettiert werden, sie erhalten häufiger schwerwiegendere, gröbere, »unschönere« Diagnosen als Wohlhabende[255].

Die Frage schliesslich, was entscheidender ist, absolute oder relative Armut, ist dahingehend zu beantworten, relative Armut ist bedeutender als Armut per se. Der sogenannte Gini-Koeffizient beziffert das Ausmass der wirtschaftlichen Ungleichheit zwischen den Reichsten und den Ärmsten.

250 3, 9, 13, 18, 20, 22
251 9, 24
252 14, 16
253 7
254 15, 17
255 22

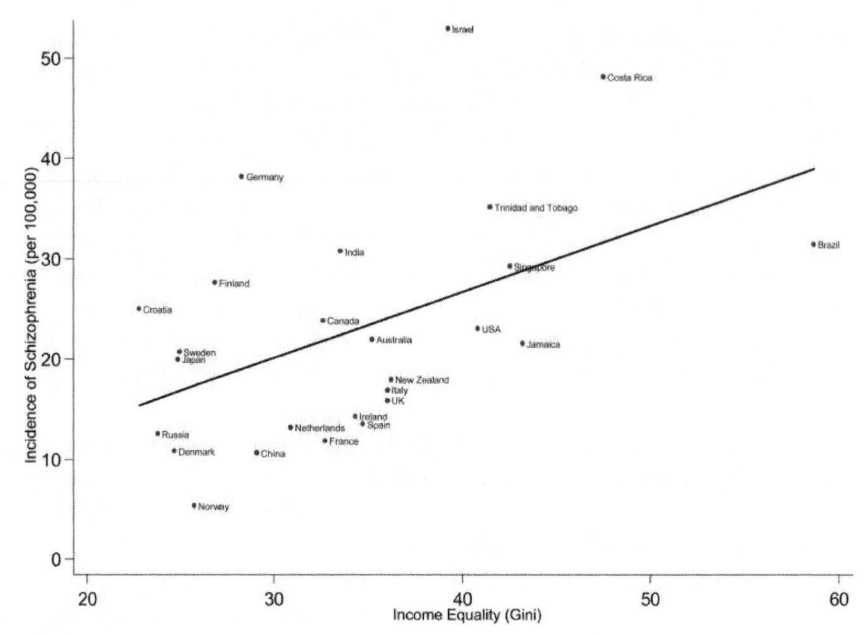


Beziehung zwischen Gini-Koeffizient in verschiedenen Ländern und Schizophreniehäufigkeit (Burns 2014[256]).

Die Grafik zeigt, es besteht eine Beziehung zwischen der Einkommensungleichheit in einem Land und der Häufigkeit schizophrener Erkrankungen[257]. Dieser Umstand ist besonders bedeutend in einer Zeit, in der die Schere zwischen Reichen und Armen immer weiter aufgeht.

Unterschichtpatienten schliesslich weisen ungünstigere Verläufe auf[258].

Dies alles ein Appell, etwas gegen Armut und schlechte Lebensverhältnisse zu unternehmen.

## *Literatur*

1. Boydell J, van Os J, McKenzie K, Murray RM.: The association of inequality with the incidence of schizophrenia – an ecological study. Soc Psychiatry Psychiatr Epidemiol. 2004 Aug; 39(8):597–9.
2. Burns JK, Tomita A, Kapadia AS.: Income inequality and schizophrenia: increased schizophrenia incidence in countries with high levels of income inequality. Int J Soc Psychiatry. 2014 Mar; 60(2):185–196.

256 [2]
257 [1, 25]
258 [7]

3. Byrne M, Agerbo E, Eaton WW, Mortensen PB: Parental socio-economic status and risk of first admission with schizophrenia- a Danish national register based study. Soc Psychiatry Psychiatr Epidemiol. 2004 Feb; 39(2):87–96.
4. Dohrenwend BP, Levav I, Shrout PE, et al.: Socioeconomic status and psychiatric disorders: the causation-selection issue. Science. 1992 Feb 21; 255(5047):946–52.
5. Eaton W. Harrison G. Life chances, life planning and schizophrenia: a review and interpretation of research on social deprivation. Int J Ment Health. 2001; 30:58–81.
6. Faris REL, Dunham WH: Mental Disorders in Urban Areas: An Ecological Study of Schizophrenia and Other Psychoses. Chicago, Univ of Chicago Press, Jan.1939.
7. Gallagher BJ 3rd, Jones BJ, Pardes M: Stressful Life Events, Social Class and Symptoms of Schizophrenia. Clin Schizophr Relat Psychoses. 2016 Summer; 10(2):101–8.
8. Goldberg EM, Morrison SL: Schizophrenia and Social Class. Brit J Psychiatry Nov 1963, 109 (463) 785–802.
9. Harrison G, Gunnell D, Glazebrook C, et al.: Association between schizophrenia and social inequality at birth: case-control study. Br J Psychiatry. 2001; 179:346–350.
10. Hollingshead AB, Redlich FC: Social Class and Mental Illness: A Community Study. New York, NY: John Wiley; 1958.
11. Isohanni I. Jones PB. Jarvelin MR, et al. Educational consequences of mental disorders treated in hospital. A 31-year followup of the Northern Finland 1966 Birth Cohort. Psychol Med. 2001; 31:339–49.
12. Kohn R. Dohrenwend BP. Mirotznik J. Epidemiological findings on selected psychiatric disorders in the general population. In: Dohrenwend BP, editor. Adversity, stress and psychopathology. New York: Oxford University Press; 1998. pp. 235–84.
13. Link BG, Dohrenwend BP Skodol AE: Socio-Economic Status and Schizophrenia: Noisome Occupational Characteristics as a Risk Factor. Amer Sociol Rev, 1986 Apr, 51(2), 242–58.
14. Mäkikyrö T, Isohanni M, Moring J, et al.: Is a child's risk of early onset schizophrenia increased in the highest social class? Schizophr Res. 1997 Feb 28; 23(3):245–52.
15. Mansueto G, Faravelli C: Recent life events and psychosis: The role of childhood adversities. Psychiatry Res 2017 Oct; 256:111–7.
16. Mulvany F, O'Callaghan E, Takei N, et al.: Effect of social class at birth on risk and presentation of schizophrenia: case-control study. BMJ. 2001 Dec 15; 323(7326):1398–1401.
17. Phillips LJ, Francey SM, Edwards J, McMurray N.: Stress and psychosis: towards the development of new models of investigation. Clin Psychol Rev. 2007 Apr; 27(3):307–17.
18. Read J.: Can Poverty Drive You Mad? ›Schizophrenia‹, Socio-Economic Status and the Case for Primary Prevention. New Zealand Journal of Psychology Vol. 39, No. 2, 2010, 6–19.
19. Richardson L, Hameed Y, Perez J, et al.: Association of Environment With the Risk of Developing Psychotic Disorders in Rural Populations: Findings from the Social Epidemiology of Psychoses in East Anglia Study. JAMA Psychiatry. 2018 Jan 1; 75(1):75–83.
20. Saraceno B, Levav I, Kohn R: The public mental health significance of research on socio-economic factors in schizophrenia and major depression. World Psychiatry. 2005 Oct; 4(3):181–5.
21. Vollmann WT: Arme Leute (Poor People). Suhrkamp, Frankfurt, 2018.

22. Werner S, Malaspina D, Rabinowitz J: Socioeconomic Status at Birth Is Associated With Risk of Schizophrenia: Population-Based Multilevel Study. Schizophr Bull. 2007 Nov, 33(6), 1373–8.
23. Weyerer S, Dilling H, Kohl R, Martens H: Social class and mental disorders. Soc Psychiatry 1982 Sep, 17(3), 133–41.
24. Wicks S, Hjern A, Gunnell D, et al.: Social Adversity in Childhood and the Risk of Developing Psychosis: A National Cohort Study. Amer J Psychiatry 2005 Sep, 162(9), 1652–7.
25. Wilkinson R & Pickett K, The Sprit Level. Why greater equality makes societies stronger. Bloomsbury, N.Y., 2009.

## Urbanicity

*Always, the city is a mad horse: you either ride it or you die.*
Olawale Lawal, Lagos

Das Risiko schizophren zu erkranken ist in Städten grösser als in ländlichen Gebieten. Es ist abhängig von der Grösse der Städte[259] und von Charakteristiken der jeweiligen Stadtgebiete[260]. Mehr als die Hälfte der Weltbevölkerung lebt bereits in Städten. Der Trend in die rasch wachsenden, schnell hochgezogenen Megametropolen ist ungebrochen. Gemäss UNO-Prognosen werden bis 2030 über 60 % der Weltbevölkerung in Städten leben, bis 2050 rund 70 %. Da kommt ein Problem auf die Menschheit zu und ist bereits da. Massnahmen drängen sich auf. Wie wohnlich müssen Städte beschaffen sein? Sind ein städtisches Leben und ein gesundes psychisches Leben allenfalls sogar Gegensätze? – Wir sind Beobachter eines interessanten, quasi natürlichen Experiments, aus dem etwas über die Genese psychischer Krankheiten erfahren werden kann.

Über welche denkbaren Mechanismen hängt städtisches Wohnen mit psychischer Krankheit zusammen? Eine Reihe möglicher ursächlicher Einflussfaktoren wurde geprüft:

Selektive Migration: Ødegaard formulierte 1932 die Ansicht, dass migrierende Menschen eine potenziell kränkere Auswahl der Bevölkerung darstellen[261]. Der Umstand, dass psychisch Kranke in sozioökonomisch benachteiligten städtischen Quartieren landen, habe zu dem falschen Schluss geführt, es sei das städtische Leben per se, das krank mache. – Fraglos gibt es synergistische Effekte von familiärer Belastung und städtischen Einflüssen[262]. Und es kommt vor, dass psychisch Kranke in die Stadt übersiedeln, weil dort z. B. bessere Behandlungsmöglichkeiten bestehen. Neuere Untersuchungen haben jedoch die Hypothese der selektiven Migration nicht bestätigt. Es ist das städtische Leben, mit dem gehäuft psychische Krankheiten einhergehen[263]. Und keineswegs sind es vor allem die potenziell psychisch Kranken, die sich aus einem Gefühl des Unbehagens auf Wanderschaft begeben. Im Gegenteil, oft ist es ein Zeichen von

259 [5]
260 [17]
261 [31]
262 [49, 50]
263 [18, 29, 48]

besonderer Gesundheit, wenn jemand eine schlechte Lebenssituation verlässt und einen anderen, wie erhofft wird, besseren Aufenthaltsort sucht. Nicht selten sind es gerade intelligente, wissbegierige, kreative Menschen, die zur Erweiterung ihres Horizonts in die Fremde ziehen (siehe dazu z. B. die »Italiensehnsucht« im 18. und 19.Jh.).

Geburtskomplikationen sind in städtischen Gebieten häufiger als in ländlichen. Es gibt einen Zusammenhang zwischen Geburtskomplikationen und späterer schizophrener Erkrankung, s. u. Dieser scheint aber nicht für den Schizophrenieüberschuss in Städten verantwortlich zu sein[264].

Unterschiede in der Inanspruchnahme psychiatrischer Einrichtungen, sozioökonomische Unterschiede, Ethnizität und Viruserkrankungen…, erwiesen sich alle ohne weiterführende Ergebnisse. Es muss sich um Einflüsse handeln, die langdauernd oder immer wieder einwirken und krankmachend sind. Eine valide Erklärung steht noch aus[265]. Stress infolge von Tempo, Leistungsdruck und Beschädigung durch Lärm werden diskutiert. Luftverschmutzung ist ein sehr unwahrscheinlicher Einflussfaktor. Cannabiskonsum dagegen ein valabler Kadidat. Belastung mit Blei wird diskutiert (s. u.)[266]. Soziale Ungleichheiten (»social capital«), Arbeitslosigkeit und deren psychische Folgen, Isolation in der Grossstadt, und soziale Fragmentierung (»social fragmentation«) werden diskutiert[267]. Vermutet wird auch ein ungünstiges Zusammenwirken von persönlicher Labilität und städtischer Anonymität, geringerem sozialen Zusammenhalt, geringerer sozialer Kontrolle, geringerer Kontrolle über die eigene Lebensgestaltung, geringerer sozialer gegenseitiger Anteilnahme… bei gleichzeitig erhöhter Aggressivität, Gewalt, Kriminalität in den Städten, bei allzu dichten Wohnverhältnissen mit gesteigerten Konflikten, … dies alles resultierend in einem Gefühl mangelnder Sicherheit bei Menschen mit erhöhter Sensibilität und Verletzlichkeit[268]. Eine englische Studie fand in städtischen Wohnverhältnissen eine Beziehung von geringem sozialen Zuisammenhalt, Kriminalität in der Nachbarschaft und psychotischem Erleben im Jugendalter[269].

Dass städtisches Leben auch Vorteile hat, ist fraglos: bessere berufliche Möglichkeiten, vielfältigere Dienstleistungen, Schulen, Spitäler, Verkehrsverbindungen, kulturelle Angebote, Anreize, Austausch… das alles jedoch verbunden mit mehr Tempo, Stress, Lärm, Wettbewerb, Konkurrenzkampf…

Die meisten der einschlägigen Untersuchungen stammen aus Ländern mit durchschnittlich hohem Einkommen. Eine 2018 veröffentlichte Multicenter-

264 12
265 50
266 32
267 13, 20, 38, 47
268 13, 48
269 30

studie benützte Daten der WHO der Jahre 2002–2004 aus Grossstädten in 42 Entwicklungsländern mit niederem und mittlerem Einkommen und konnte dort keine erhöhten Psychoseinzidenzen feststellen[270]. Die Ergebnisse entsprechen in etwa dem, was oben über unterschiedliche Erkrankungshäufigkeiten je nach geographischer Breite ausgeführt wurde. Zugleich scheinen sie die Zusammenhänge über Armut und Schizophrenie in Frage zu stellen. Vielleicht auch nicht, wenn man sich die Abhängigkeit der Erkrankungshäufigkeit von dem Gini-Effekt vor Augen führt: Armut in einem armen Land ist offenbar für das seelische Gleichgewicht weniger prekär, als arm zu sein inmitten von Reichtum. Jedenfalls, und das macht eine differenzierte Betrachtung deutlich, ist Armut per se und Grossstadt per se für das Erkrankungsrisiko nicht das allein Entscheidende. Es spielen immer eine Vielzahl von geographischen, klimatischen, kulturellen, sozialen, hygienischen, medizinischen, familiären… Faktoren mit.

Die sogenannte *Recency* Hypothese vertritt die Ansicht, voll entwickelte schizophrene Krankheiten gemäss heutigen diagnostischen Kritierien habe es vor 1800 nicht gegeben[271]. Schizophrenie sei eine moderne Krankheit, die sich erst im Zuge von Industrialisierung, Urbanisierung, Individualisierung und Internalisierung des Selbstbildes herausgebildet habe. Gestützt wird diese Sicht von der Annahme, für Schizophreniekranke günstige Sozial- und Familienstrukturen vorindustrieller Gesellschaften seien mit der Industrialisierung verloren gegangen. Vor allem drei Lebensbereiche haben sich im Zuge dieses Wandels grundlegend verändert: Die rapide Grössenzunahme von Städten und Gemeinschaften, die Abnahme der perinatalen Kindersterblichkeit und Veränderungen der Familienstruktur. Das Individuum als Teil der Gesellschaft emanzipiert sich immer weiter weg von dieser, bis hin zu einer Gegnerschaft von Individuum und Gesellschaft. Die Gesellschaft, ursprünglich bestehend aus Gemeinschaften, wandelt sich zu einer Gesellschaft von Individuen. Die Internalisierung ihrerseits fördert eine Spaltung des Individuums in ein Innen und ein Aussen. Mit dem Aufkommen der Moderne werden die Individuen durch unsichtbare Mauern immer mehr voneinander getrennt[272]. Das Subjekt trennt sich vom Objekt, von der Aussenwelt und von anderen Subjekten. Bewusstsein und materielle Welt sind einander gegenübergestellt, das Subjekt, das denkt, gegenüber einem Objekt, das in simpler und ausschliesslicher Äusserlichkeit wahrgenommen wird[273]. Subjektivität gewinnt damit eine eigene Realität, wird selbst zu einem Weltobjekt unter anderen, bis hin zu dem Extrem, schliesslich realer zu werden als die Aussenwelt. Dem modernen Selbst erscheinen seine

270 4
271 11, 24, 25, 45, 46
272 6, 7
273 40

Gedanken bisweilen realer als die Realität, und die Realität wird ihm zur Illusion. Schizophrenie wäre dann die Überspitzung dieser besonderen solipsistischen Ausformung des Selbst[274].

Gemäss einer anderen Hypothese seien die Grundlagen psychotischer Symptome in entwicklungsbiologisch alten, überlebenswichtigen Verteidigungs- und Schutzmechanismen zu sehen. Solche würden sich normalerweise in der Adoleszenz herausbilden, wenn es darum geht, den elterlichen Schutzraum zu verlassen, die Welt zu erkunden, zu erobern und für sich selbst einen Platz im Leben zu finden. Dass der Ausbruch schizophrener Krankheiten zumeist in diesen Zeitabschnitt fällt, sei demnach kein Zufall, sondern bezeichnend für diesen Zusammenhang. In der Krankheit, wenn die Realitätskontrolle abhanden gekommen ist, lässt sich die gesunde Grundlage solchen Verhaltens dann kaum mehr ausmachen.

Schizophrenie ist ein vielschichtiges Gemenge verschiedenster Symptome (psychotischer, kognitiver, positiver, negativer, körperlicher…), die als das Ergebnis unterschiedlicher evolutionärer Pfade angesehen werden können und dementsprechend genetisch unterschiedlich bedingt sind.

Je nach individueller genetischer Zusammensetzung und Umwelteinflüssen können Eigenschaften, die unter bestimmten Umständen nützlich sind, entgleisen und zu Krankheitssymptomen werden, wenn sie am falschen Ort, zur falschen Zeit, in einem falschen Kontext und in falschem Ausmass auftreten. Voraussetzung für kognitive Störungen sind erst einmal komplizierte kognitive Fähigkeiten, die eine Grossleistung der Evolution darstellen. Gesunde Varianten einer paranoiden Haltung sind ein gesundes Misstrauen, gesunde Kritik, gesunde Angst und eine gesunde Vorsicht. Dinge zu sehen, zu hören, zu spüren, zu denken, die sonst *noch* niemand sieht, hört, spürt, denkt…, kann, wenn in gesundem Ausmass vorhanden, im Leben von Vorteil sein. Eine eigene Meinung zu haben, die im Gegensatz zu konventionellen Ansichten steht, kann originell und weiterführend sein. Im Übermass vorhanden und krankhaft verformt, entfremdet sie das Individuum von seiner Umgebung. Blitzschnelles Denken, das nicht diskriminiert, kann ein grosser Gewinn sein. In der Krankheit kommt die Fähigkeit, Wichtiges von Unwichtigem zu unterscheiden, jedoch oft abhanden.

Analoges trifft auch für Minussymptome zu: Nicht denken, nicht fühlen zu können und zu müssen, kann bei Überreizung ein notwendiger Schutz sein.

Dass »Psychiatriegene« durch die natürliche Selektion nicht ausgemerzt wurden – und die Krankheit Schizophrenie bis heute nicht ausgestorben ist – mag daran liegen, dass sie in ihrer gesunden Version einen Überlebensvorteil bedeuten. Psychotische Erlebnisse sind in der Normalbevölkerung häufig,

---

274 36

häufiger als man vermuten würde[275], besonders ausgeprägt in der späten Adoleszenz und im frühen Erwachsenenalter[276]. Symptome sind immer auf einem Kontinuum zwischen gesund und krank angesiedelt[277], widrige Lebensumstände können eine Verschiebung in Richtung Krankheit bewirken[278]. -

Arbeiten aus den 1990er Jahren betonten gegenüber den Bedingungen in der Grossstadt Vorteile des ländlichen Lebens. In Analogie zu den Lebensbedingungen der äquatornahen Gesellschaften, die weniger schizophrene Krankheiten aufweisen, heisst es, sei zu prüfen, ob der zwischenmenschliche Zusammenhalt in ländlichen Gebieten nicht stärker sei. Damals mindestens (in den 1990er Jahren) wohnten dort noch mehr Menschen im Familienverband, während in Städten die Zahl der Einpersonenhaushalte zunahm[279].

Die städtischen Einflussfaktoren werden gegenwärtig weiter geprüft. Die Ergebnisse wären dann in die Fragen, was macht gesünder, was kränker und für wen? einzusetzen.

Die Häufung psychisch Kranker in Städten gilt besonders für psychotische und schizophrene Erkrankungen. In einem urbanen Gebiet geboren worden und aufgewachsen zu sein, birgt eines der höchsten Risiken, später an Schizophrenie zu erkranken[280]. Je grösser die städtische Ansiedlung und je dichter bebaut, desto grösser das Risiko und dies in einer direkten Dosis-Wirkung-Beziehung, was einen kausalen Zusammenhang vermuten lässt[281]. Das Erkrankungsrisiko dicht bebaute Stadt vs. ländliche Region beträgt 2.37[282]. Das gilt für Männer mehr als für Frauen[283] und ist für »vulnerable« Personen (=genetische Belastung+cognitive & social impairment) neunmal grösser als für Personen ohne Belastung[284]. Erkrankt unter Geschwistern eines psychotisch, dann ist in der Stadt die Wahrscheinlichkeit, dass ein anderes Geschwister ebenfalls erkrankt, grösser als in ländlicher Umgebung[285]. In neuerer Zeit scheint das Erkrankungsrisiko an Schizophrenie in Städten gegenüber früher zugenommen zu haben[286]. Entscheidend für den krankmachenden Einfluss des städtischen Lebens sei vor allem, dass man in der Stadt geboren wurde[287].

275 8, 23, 41
276 52
277 41
278 Zusammenfassung bei 39
279 21, 42
280 18, 28, 37
281 12, 13, 15, 22, 26, 33, 43, 44, 49, 53
282 51
283 1, 15, 26
284 48, 49, 53
285 9
286 26
287 27, 28

Dass städtische Geburt besonders risikoreich sei, lässt vermuten, Einflüsse während der Schwangerschaft, um die Zeit der Geburt und unmittelbar danach seien entscheidend. Modellhaft wäre anzunehmen, dass eine angespannte, stressige Lebenssituation der Eltern in der Stadt, besonders der Mütter, via Stresskaskade und/oder via Epigenetik auf das in Entwicklung befindliche Nervensystem der Ungeborenen bzw. Neugeborenen einwirkt und dieses ungünstig verändert. Andere Studien siedeln das Zeitfenster, in dem schizophrenogene Einflüsse stattfinden, zwischen Geburt und Ausbruch der Krankheit irgendwann in Kindheit und Jugend an[288]. Eine Exposition später im Leben scheint dagegen weniger von Bedeutung zu sein[289]. Unabhängig von der Erkrankungshäufigkeit (Inzidenz) finden sich in Städten insgesamt mehr Schizophreniekranke (Prävalenz) als in ländlichen Gebieten. Viele in der Stadt geborene Kranke halten sich auch später noch im städtischen Wohngebiet auf. Übersiedlung in der Jugend von einer Wohngemeinde in eine andere (social mobility, Migration innerhalb des Heimatlandes) konnte als Risikofaktor identifiziert werden. Der Verlust von Freunden und Kameraden bei einem Wohnortwechsel, die Schwierigkeiten am neuen Wohnort Anschluss zu finden, mögen speziell für krankheitsgefährdete, kontaktscheue und ängstliche Jugendliche besonders belastend sein[290]. Genetische Belastung und städtische Einflüssen dürften einander ungünstig krankheitsfördernd verstärken, lange bevor die Krankheit manifest ausbricht. Übersiedlung in ein dichter bebautes Wohngebiet korreliert mit erhöhtem Krankheitsrisiko, während bei einer Übersiedlung in ein weniger dicht bebautes Wohngebiet das Risiko abnimmt. Insgesamt scheinen sich die Zahl der in Kindheit und Jugend in städtischem Milieu verlebten Jahre in einer direkten Zeit-Wirkungs-Beziehung auf das Erkrankungsrisiko auszuwirken[291]. Eine Untersuchung der Hirnmorphologie im Bezug auf städtisches Wohnen fand bei gesunden jungen Versuchspersonen, je länger diese im Alter 0–15 Jahre in der Stadt gewohnt hatten, eine Abnahme der Dicke der Hirnrinde in bestimmten Hirnregionen, wie sie auch bei Schizophreniekranken vorliegt[292].

fMRI-Untersuchungen ergaben, dass städtisches Leben mit vermehrter Aktivität der Amygdala einhergeht, einer wichtigen Schaltstelle für menschliches Sozialverhalten[293], Raumwahrnehmung und Distanzsteuerung[294]. Die Tatsache, dass eine Person in der Stadt aufgewachsen war, beeinflusste je nach Grösse der

288 27, 33, 34
289 28, 34, 35
290 14
291 34, 49, 50
292 2
293 3
294 16

Stadt und Dauer des städtischen Lebens den perigenualen Cortex Cinguli anterior (pACC), eine Schlüsselregion für die Regulierung der Amygdalaaktivität, von negativem Affekt und Stress. Die Verbindung Amygdala-pACC erwies sich als beeinträchtigt. Andere Hirnstrukturen waren nicht betroffen. Dies als Hinweis für die Auswirkungen städtischen Lebens auf die menschliche Stressverarbeitung[295].

Mit Voxel-basierter Morphometrie (VBM) konnte eine starke inverse Korrelation zwischen Aufwachsen in der Grossstadt und dem Ausmass der grauen Substanz im rechten dorsolateralen präfrontalen Cortex (DLPFC, Brodmann Areal 9) festgestellt werden. Weiters eine negative Korrelation zwischen Aufwachsen in der Grossstadt und dem Volumen der grauen Substanz im perigenualen Cortex Cinguli anterior pACC bei Männern[296]. Frühere Arbeiten fanden eine Volumenabnahme im DLPFC bei psychosozialem Stress und Stresserfahrungen in der Kindheit. Anatomische und funktionale Veränderungen dieser Region waren bei Schizophrenen und high-risk-Individuen festgestellt worden. Frühere Befunde, die eine funktionelle Hyperaktivität des pACC bei sozialem Stress mit städtischem Aufwachsen verknüpften, legen nahe, dass die festgestellte Interaktion in ihren Auswirkungen das Schizophrenierisiko bei Männern, die in der Stadt aufwuchsen, erhöhen könnte. Die Daten weisen auf einen neurologischen Mechanismus hin, durch welchen ein Aufwachsen in der Grosstadt Gehirnstrukturen derart verändert, dass das Schizophrenierisiko erhöht wird[297].

### *Literatur*


1. Akdeniz C, Schäfer A, Streit F, et al.: Sex-Dependent Association of Perigenual Anterior Cingulate Cortex Volume and Migration Background, an Environmental Risk Factor for Schizophrenia. Schizophr Bull. 2017 Jul 1; 43(4):925–34.
2. Besteher B, Gaser C, Spalthoff R, Nenadi I: Associations between urban upbringing and cortical thickness and gyrification. J Psychiatr Res 2017; 95: 114–20.
3. Bickart KC, Wright CI, Dautoff RJ, et al.: Amygdala Volume and Social Network Size in Humans. Nat Neurosci. 2011 Feb; 14(2): 163–4.
4. DeVylder JE, Kelleher I, Lalane M, et al.: Association of Urbanicity With Psychosis in Low- and Middle-Income Countries. JAMA Psychiatry. 2018 Jul 1; 75(7):678–86.
5. Diagnostisches und Statistisches Manual Psychischer Störungen – Textrevision – DSM-IV-TR. Hogrefe, Göttingen 2003.
6. Elias N: Über den Prozess der Zivilisation. Frankfurt, Suhrkamp taschenbuch wissenschaft 1976/1981.
7. Elias N: Die Gesellschaft der Individuen. Frankfurt, Suhrkamp 1987.
8. Freeman D: Delusions in the nonclinical population. Curr Psychiatry Rep. 2006 Jun; 8(3):191–204.


295 19
296 1
297 10

9. Grech A, van Os J; GROUP Investigators: Evidence That the Urban Environment Moderates the Level of Familial Clustering of Positive Psychotic Symptoms. Schizophr Bull. 2017 Mar 1; 43(2):325–31.
10. Haddad L, Schäfer A, Streit F, Lederbogen F, et al.: Brain structure correlates of urban upbringing, an environmental risk factor for schizophrenia. Schizophr Bull. 2015 Jan; 41(1):115–22.
11. Hare EH: On the History of Lunacy. The 19th Century and After. 1998, London: Gabbay.
12. Harrison G, Fouskakis D, Rasmussen F, et al.: Association between psychotic disorder and urban place of birth is not mediated by obstetric complications or childhood socio-economic position: a cohort study. Psychol Med 2003; 33:723–31.
13. Heinz A, Deserno L, Reininghaus U: Urbanicity, social adversity and psychosis. World Psychiatry 2013; 12: 187–97.
14. Jones P, Rodgers B, Murray R, Marmot M: Child development risk factors for adult schizophrenia in the British 1946 birth cohort. Lancet. 1994 Nov 19; 344(8934):1398–402.
15. Kelly BD, O'Callaghan E, Waddington JL, et al.: Schizophrenia and the city: A review of literature and prospective study of psychosis and urbanicity in Ireland. Schizophr Res. 2010 Jan; 116(1):75–89.
16. Kennedy DP, Gläscher J, Tyszka JM, Adolphs R.: Personal space regulation by the human amygdala. Nat Neurosci. 2009 Oct; 12(10):1226–7.
17. Kirkbride JB, et al.: Heterogeneity in incidence rates of schizophrenia and other psychotic syndromes: findings from the 3-center AeSOP study. Arch Gen Psychiatry. 2006 Mar; 63(3):250–8.
18. Krabbendam L, van Os J: Schizophrenia and urbanicity: a major environmental influence–conditional on genetic risk. Schizophr Bull. 2005 Oct; 31(4):795–9.
19. Lederbogen F, Kirsch P, Haddad L, et al.: City living and urban upbringing affect neural social stress processing in humans. Nature. 2011 Jun; 474(7352):498–501.
20. Lederbogen F, Haddad L, Meyer-Lindenberg A.: Urban social stress–risk factor for mental disorders. The case of schizophrenia. Environ Pollut. 2013 Dec; 183:2–6.
21. Lefley, H.P.: Rehabilitation in mental illness: insights from other cultures. Psychosoc Rehab J 1990, 14 (1), 5–12.
22. Lewis G, David A, Andréasson S, Allebeck P.: Schizophrenia and city life. Lancet. 1992 Jul 18; 340(8812):137–40.
23. Linscott RJ, van Os J: An updated and conservative systematic review and meta-analysis of epidemiological evidence on psychotic experiences in children and adults: on the pathway from proneness to persistence to dimensional expression across mental disorders. Psychol Med. 2013 Jun; 43(6):1133–49.
24. López-Ibor JJ, López-Ibor MI: Romanticism and schizophrenia. First part: the recency hypothesis and the core Gestalt of the disease. Actas Esp. Psiquiatr. 2014; 42, 133–158.
25. López-Ibor JJ, López-Ibor MI: Romanticism and schizophrenia. Second part: the intimacy hypothesis. Actas Esp. Psiquiatr. 2014; 42, 201–227.
26. Marcelis M, Navarro-Mateu N, Murray R, et al.: Urbanization and psychosis: a study of 1942–1978 birth cohorts in the Netherlands. Psychol Med 1998; 28: 871–9.
27. Marcelis M, Takei N, van Os J.: Urbanization and risk for schizophrenia: does the effect operate before or around the time of illness onset? Psychol Med 1999; 29:1197–203.

28. March D, Hatch SL, Morgan C, et al.: Psychosis and place. Epidemiol Rev. 2008; 30:84–100.
29. McGrath J, Saha S, Welham J, et al.: A systematic review of the incidence of schizophrenia: the distribution of rates and the influence of sex, urbanicity, migrant status and methodology. BMC Med, 2004[2] Apr, 2, 28; 2:13.
30. Newbury J, Arseneault L, Caspi A, et al.: Why Are Children in Urban Neighborhoods at Increased Risk for Psychotic Symptoms? Findings from a UK Longitudinal Cohort Study. Schizophr Bull 2016; 42(6): 1372–83.
31. Ødegaard Ø.: Emigration and insanity. Acta Psychiatr Neurol Scand Suppl 1932; 4:1–206.
32. Opler MG, Susser ES: Fetal Environment and Schizophrenia. Environ Health Perspect. 2005 Sep; 113(9): 1239–42.
33. Pedersen CB, Mortensen PB: Family history, place and season of birth as risk factors for schizophrenia in Denmark: a replication and reanalysis. Brit J Psychiatry Jul 2001[1], 179(1) 46–52.
34. Pedersen CB, Mortensen PB: Evidence of a Dose-Response Relationship Between Urbanicity During Upbringing and Schizophrenia Risk. Arch Gen Psychiatry 2001[2] Nov; 58(11): 1039–46.
35. Peen J, Schoevers RA, Beekman AT, Dekker J: The current status of urban-rural differences in psychiatric disorders. Acta Psychiatr Scand, 2010 Feb; 121(2): 84–93.
36. Pérez-Álvarez M, García-Montes JM, Vallina-Fernández O, Perona-Garcelán S: Rethinking Schizophrenia in the Context of the Person and Their Circumstances: Seven Reasons. Front Psychol. 2016; 7: 1650.
37. Radua J, Ramella-Cravaro V, Ioannidis JPA, et al.: What causes psychosis ? An umbrella review of risk and protective factors. World Psychiatry 18 Feb; 17(1): 49–66.
38. Richardson L, Hameed Y, Perez J, et al.: Association of Environment With the Risk of Developing Psychotic Disorders in Rural Populations: Findings from the Social Epidemiology of Psychoses in East Anglia Study. JAMA Psychiatry. 2018 Jan 1; 75(1):75–83.
39. Scheepers FE, de Mul J, Boer F, Hoogendijk WJ: Psychosis as an Evolutionary Adaptive Mechanism to Changing Environments. Front Psychiatry. 2018; 9: 237.
40. Stanghellini G: Psychopathological roots of early schizophrenia: adolescent, hebephrenia and heboidophrenia. Curr. Opin. Psychiatry, 2004; 17: 471–7.
41. Stip E, Letourneau G: Psychotic symptoms as a continuum between normality and pathology. Can J Psychiatry. 2009 Mar; 54(3):140–51.
42. Sullivan G, Jackson C, Spritzer K: Characteristics and service use of seriously mentally ill persons living in rural areas. Psychiatric Services 1996, 47(1), 57–61.
43. Sundquist K, Frank G, Sundquist J.: Urbanisation and incidence of psychosis and depression. Br J Psychiatry 2004; 184:293–8.
44. Szöke A, Charpeaud T, Galliot AM, et al.: Rural-urban variation in incidence of psychosis in France: a prospective epidemiologic study in two contrasted catchment areas. BMC Psychiatry. 2014 Mar 17; 14:78.
45. Torrey EF: Schizophrenia and Civilization. 1980, New York, NY: Jason Aronson.
46. Torrey EF, Miller J: The Invisible Plague. The Rise of Mental Illness from 1750 to the Present. 2007, Piscataway, NJ: Rutgers University Press.

47. van Os, J., Driessen, G., Gunther, N., et al.: Neighbourhood variation in incidence of schizophrenia. Evidence for person–environment interaction. British Journal of Psychiatry, 2000, 176, 243–248.
48. van Os J, Hanssen M, Bak M, et al.: Do urbanicity and familial liability coparticipate in causing psychosis? Am J Psychiatry 2003; 160:477–82.
49. van Os J, Pedersen CB, Mortensen PB.: Confirmation of synergy between urbanicity and familial liability in the causation of psychosis. Am J Psychiatry 2004;161:2312–4.
50. van Os J. (2004a): Does the urban environment cause psychosis? Brit J Psychiatry Mar 2004, 184 (4) 287–8.
51. Vassos E, Pedersen CB, Murray RM, et al.: Meta-analysis of the association of urbanicity with schizophrenia. Schizophr.Bull. 2012 Nov; 38(6): 1118–23.
52. Verdoux H, van Os J, Maurice-Tison S, et al.: Is early adulthood a critical developmental stage for psychosis proneness? A survey of delusional ideation in normal subjects. Schizophr Res. 1998 Feb 9; 29(3):247–54.
53. Weiser M, van Os J, Reichenberg A, Rabinowitz J, et al.: Social and cognitive functioning, urbanicity and risk for schizophrenia. Br J Psychiatry. 2007 Oct; 191:320–4.

## Migration

*Migrant's yourneys are commonly portrayed as a linear progression from home to host nation. In reality, their movements are full of interruptions, discontinuities, periods of waiting, displacement, limbo and escape.*
Aissata Balde, Brazzaville-Johannesburg

Vieles, was oben über arme Menschen gesagt wurde, gilt auch für Migrantinnen und Migranten. Dazu kommen Bedrohungen an Leib und Leben im Herkunftsland, Gefahren während der Migration und vielfältige Schwierigkeiten im Aufnahmeland.

Ethnische Minoritäten und besonders Migranten erkranken deutlich häufiger an Schizophrenien als die einheimische Bevölkerung[298] und zwar in der 1. Generation (RR 2.7–2,9) und noch häufiger in der 2. Generation (RR 4.5)[299].

| Schizophrenierisiko von Migranten | | |
|---|---|---|
| | RR | CI 95 % |
| Migranten 1. Generation | 2.7 | (2.3–3.2) |
| Migranten 2. Generation | 4.5 | (1.5–13.1) |
| Migranten 1. u. 2. Generation | 2.9 | (2.5–3.4) |

Cantor Graae 2005[300]

Die Beweise dafür sind zahlreich und nicht anzuzweifeln. Verstanden ist das Phänomen noch nicht. Vermutet wird ein kompliziertes Zusammenspiel von biologischer Vulnerabilität und Umweltfaktoren, Einflüssen vor, während und nach der Migration[301].

Das Verhältnis der Erkrankungshäufigkeit (Inzidenz) zwischen Migranten und Einheimischen beträgt 4,6 (1.0–12.8)[302]. Die Zahlen für Migranten aus Entwicklungsländern sind höher als für diejenigen aus Nicht-Entwicklungsländern (Verhältnis 3,3 : 1)[303]. In verschiedenen Ländern haben unterschiedliche Minoritäten die höchsten Erkrankungsraten: In England sind es Schwarze aus der

298 5, 12, 15, 16, 25, 27, 31, 33, 34, 41, 55, 59, 60, 69, 73
299 10, 13, 17, 25, 39, 55
300 13
301 7, 49
302 45
303 13, 55

Karibik[304], in den Niederlanden kürzlich eingereiste Nordafrikaner, in Italien Osteuropäer[305]. Je ähnlicher Herkunftsland und Aufnahmeland einander sind, desto geringer sind die Unterschiede[306], besonders hoch sind die Zahlen für Schwarze aus Subsahara-Afrika und der Karibik[307], bis über das Siebenfache der einheimischen Bevölkerung. In Ländern, die erst seit kurzem namhafte Zahlen von Migranten aufnehmen, sind die Erkrankungszahlen unter den Migranten höher als in Ländern, die eine lange Tradition als Aufnahmeländer für Migranten haben[308].

Nach der familiären Belastung mit Schizophrenie[309] stellt Migration für die Betroffenen das bedeutsamste Erkrankungsrisiko dar[310]. Schizophrenie ist mit 36 % die häufigste psychiatrische Diagnose bei Migrantinnen und Migranten[311]. In Anbetracht der weltweit grossen Flüchtlingsströme (derzeit 3,5 % der Weltbevölkerung) ist das ein hochaktuelles Thema und wie Urbanizität ebenfalls ein quasi natürliches Experiment, das Rückschlüsse über Erkrankungsmechanismen für Schizophrenie geradezu aufdrängt.

In den Publikationen wird unterschieden zwischen Migranten, denen man ihre Fremdheit ansieht (»*visible migrants*«) und solchen, die ihrem Aussehen nach auch als Einheimische passieren könnten. Die Werte für Schwarze und Personen aus dem Nahen Ostens sind besonders hoch[312]. Dagegen sind die Zahlen für Asiaten, denen man ihr Fremdsein auch ansieht, z. T. sogar niedriger als diejenigen von europäischen Migranten[313].

| **Erkrankungshäufigkeit an Schizophrenie in Dänemark** | |
|---|---|
| **Herkunftsland** | **Inzidenzratio** |
| Dänen | 1 (=Referenz) |
| Afrikaner | 2.93 |
| Europäer (ohne Skandinavien) | 1.87 |
| Asiaten | 1.61 |
| Migranten aus dem nahen Osten | 2.05 |

(aus: Schofield 2017[314])

304 41, 55
305 10
306 32
307 10, 13, 21, 34, 41, 42, 55, 60, 67
308 18
309 24
310 10, 13, 14, 44, 55
311 17
312 16, 21, 60
313 2
314 58

Die Zahlen stehen in keinem Zusammenhang mit der Erkrankungshäufigkeit in den Herkunftsländern[315]. Äquatornahe Länder haben, wie oben gezeigt, niedere Schizophrenieraten[316]. Auch scheint die erhöhte Erkrankungswahrscheinlichkeit von Migranten nicht mit einer besonderen, potenziell kränkeren Auswahl derjenigen zusammenzuhängen, die migrieren (Ødegaards Hypothese der selectiven Migration 1932)[317].

Die publizierten Zahlen sind zumeist Inanspruchnahmezahlen aus ambulanten und stationären psychiatrischen Einrichtungen der Aufnahmeländer. Die Vermutung, dass die eine oder andere Gruppe fachliche Hilfe mehr oder weniger in Anspruch nimmt, hat sich mehrheitlich nicht bestätigt. Die Prozentzahlen von Migranten in Behandlungseinrichtungen der Aufnahmeländer entsprechen ziemlich genau dem Anteil der Migranten in der Gesamtbevölkerung[318].

Das überdurchschnittliche Erkrankungsrisiko ist bei Männern ausgeprägter als bei Frauen[319], bei Migranten aus dem Maghreb in den Niederlanden in einem Verhältnis von 5:1[320], doch erkranken asiatische Migrantinnen erster und zweiter Generation häufiger als ihre Männer[321]. Ethnologen (persönliche Mitteilung Frau Dr. C. Vogelsanger) liefern dazu die Erklärung, dass Frauen im asiatischen Raum in sehr festgefügten sozialen Rollen leben. Durch die Migration in andere Kulturen werden sie aus diesen Rollen herausgedrängt, labilisiert und sind mit ganz anderen Lebensmustern konfrontiert. Auch weiss man, dass Frauen bei den Einbürgerungsformalitäten mehr Schwierigkeiten erleben als Männer. – Eine schwedische Studie untersuchte das Erkrankungsrisiko je nach Alter des Zeitpunkts der Migration (frühe Kindheit bis frühes Erwachsenenalter) und fand eine Zunahme des Schizophrenierisikos mit zunehmendem Alter[322].

Die Erkrankungszahlen für Migranten mit Flüchtlingsstatus sind höher als die Zahlen für Migranten ohne Flüchtlingsstatus[323]. Flüchtlinge in Schweden hatten ein um 66 % höheres Risiko an Schizophrenie zu erkranken als Migranten ohne Flüchtlingsstatus und ein 3,6x höheres Risiko als in Schweden geborene Menschen[324]. Männliche Flüchtlinge sind auch da stärker betroffen als weibliche[325].

---

315 5, 23, 41
316 5, 26, 40
317 29, 38, 40, 52, 61, 68
318 3, 35, 53, 70
319 17, 27, 60
320 68
321 16
322 21
323 2, 17, 27, 50
324 27
325 17

| Risk of non-affective psychoses in refugees relative to non-refugees, by region of origin | | | | |
|---|---|---|---|---|
| Kategorie | Alle Inzidenzrate Pro 100 000 Patientenjahre | Risiko | Männer Inzidenzrate Pro 100 000 Patientenjahre | Risiko |
| Schweden | 38.5 | - | 41.2 | - |
| Osteuropa: | | | | |
| Nichtflüchtlinge | 59.7 | 1 | 62.5 | 1 |
| Flüchtlinge | 106.9 | 1.76 | 184.1 | 2.88 |
| Asia: | | | | |
| Nichtflüchtlinge | 62.5 | 1 | 67.0 | 1 |
| Flüchtlinge | 116.0 | 1.78 | 146.1 | 2.20 |
| Middle East and north Africa: | | | | |
| Nichtflüchtlinge | 70.9 | 1 | 94.4 | 1 |
| Flüchtlinge | 112.8 | 1.56 | 143.5 | 1.55 |
| Sub-Saharan Africa: | | | | |
| Nichtflüchtlinge | 186.7 | 1 | 269.0 | 1 |
| Flüchtlinge | 166.0 | 0.81 | 207.1 | 0.68 |

(Hollander 2016[326])

Das mag mit Widrigkeiten im Herkunftsland, während der Flucht und im Ankunftsland in Zusammenhang stehen oder mit noch ganz anderen Bedingungen[327]. Erstaunlich sind die Zahlen für Sub-Sahara Afrika: Flüchtlinge weisen eine niederere Erkrankungshäufigkeit auf als Nicht-Flüchtlinge. Man kann spekulieren, ob Flüchtlinge im Aufnahmeland besser behandelt und betreut werden als Nichtflüchtlinge, und sich sicherer, umsorgter, weniger abschätzig behandelt fühlen.

Auf die Möglichkeit, dass die Erkrankungshäufigkeit nicht unbedingt von der Behandlung im Aufnahmeland abhängt, weist eine Vergleichsstudie aus Schweden hin, die fand, dass die erhöhten Erkrankungzahlen der Flüchtlinge ebenso hoch waren wie bei Personen aus denselben Regionen, die als Kinder nach Schweden adoptiert worden waren und unter ganz anderen sozioökonomischen Verhältnissen aufgenommen worden waren und gelebt hatten[328].

Besonders gefährlich im Hinblick auf spätere psychotische Erkrankung scheint Migration im frühen Kindesalter zu sein, und da vor allem, wenn die Kinder von den Eltern getrennt wurden[329] und insbesonders, wenn Traumen, Gewalt und Vernachlässigung im Spiel waren. In der Kindheit traumatisierte Migranten scheinen, wenn sie später psychotisch erkranken, besonders schwere

326 27
327 7
328 42
329 41, 71, 72

Verläufe, intensivere Halluzinationen und ausgeprägtere Pathologie zu zeigen[330]. Sexueller Missbrauch von Migranten in der Kindheit geht bei Frauen, nicht bei Männern, im Erkrankungsfall mit ausgeprägterer psychotischer Symptomatik einher[331].

Niederes Vitamin D bei der Geburt scheint eine prognostisch ungünstige Rolle zu spielen.

Es gibt Hinweise, dass »social defeat« (~soziale Niederlage/Enttäuschung/soziale Benachteiligung) bei Migranten als Risikofaktor für Schizophrenieanfälligkeit eine Rolle spielt[332]. Je weiter berufliche Erwartungen und tatsächlich erreichte berufliche Ziele auseinanderklaffen, desto grösser das Psychoserisiko[333]. In einer prospektiven Studie korrelierte das Ausmass persönlich empfundener Diskriminierung in einer Dosis-Wirkungs-Kurve mit der Entstehung von Wahnideen[334]. Chronische Diskriminierung kann besonders bei sprachlichen Schwierigkeiten zu kognitiven Missverständnissen, falschen Zuordnungen und einer paranoiden Haltung führen[335]. Weiter krankheitsfördernd sind Ausgrenzung, Marginalisierung, Diskriminierung, Isolierung, Sprachprobleme, Kulturschock, Arbeitslosigkeit und lange Trennung von den Eltern im Alter von unter 16/17 Jahren[336]. Arbeitslosigkeit wird als Risikofaktor moderiert vom Ausmass sozialer Kontakte: je mehr soziale Kontakte jemand hat, desto geringer das Risiko, bei Arbeitslosigkeit psychotisch zu erkranken[337]. Der Begriff »Sozialkapital«[338] beschreibt Qualitäten wie sozialer Austausch, Zugehörigkeit zu einer Gruppe, Zusammenhalt, Anerkennung, Vertrauen, gegenseitige Unterstützung, etc.

Ethnische Minoritäten weisen höhere Stressniveaus auf[339]. Eine gemischte kanadisch-englische Untersuchung aus Toronto und London fand bei Migranten der ersten und zweiten Generation unter Stress deutlich erhöhte Dopaminwerte gegenüber einheimischen Versuchspersonen, unabhängig von deren klinischem Befund[340]. Nach allem, was bis heute über Stress, erhöhte Dopaminwerte und Psychose bekannt ist, bieten sich ein erhöhtes Empfinden von Stress und die erhöhten Dopaminwerte quasi als Vermittler zwischen Migration und Schizophrenie an.

330 4, 37, 57, 66
331 46
332 48, 62
333 56
334 30
335 60
336 23, 47, 60, 61
337 56
338 9, 55, u.a.
339 1
340 22

Vorerst im Bereich von Spekulationen bewegen sich Überlegungen, wonach Menschen wie andere Tiere auch Sensoren besitzen für Klima, Temperaturen, Wetter, Gerüche des Wohnorts und die Position im Magnetfeld der Erde, die durch Ortswechsel gestört werden können und Irritationen verursachen.

Diskriminierung im Gastland scheint sich ungünstig auszuwirken, ebenso besonders starke und besonders schwache ethnische Identifikation mit den Eigenarten der eigenen Herkunft[341]. Migranten, die mit Schleppern migriert sind, gelten als besonders verletzlich[342].

Beobachtet wurde auch, dass Migranten rassistische Haltungen des Aufnahmelandes verinnerlichen, und dass Differenzen und Fehden des Herkunftlandes im Aufnahmeland fortgesetzt werden.

Die Erkrankungshäufigkeit bei der zweiten Generation afrikanisch-karibischer Einwanderer erwies sich bei einer Untersuchung in Grossbritannien als deutlich höher als bei anderen Ethnien[343]. Der Verdacht, die erhöhte Erkrankungshäufigkeit Schwarzer könne in Zusammenhang mit vermehrten Komplikationen während Schwangerschaft oder Geburt zusammenhängen, hat sich nicht bestätigt[344]. In anderen englischen Städten wurde eine besonders hohe Erkrankungsrate der Menschen aus Bangladesh festgestellt[345]. Die Erkrankungshäufigkeit türkischer Migranten in Holland liegt zwischen derjenigen afrikanischer und asiatischer Migranten und der einheimischen Bevölkerung[346]. – All das wirft Fragen auf zum Wesen schizophrener Erkrankungen, und führt zu Überlegungen, welche Schlüsse für Vorbeugung und Behandlung zu ziehen sind[347].

### *Literatur*


1. Akdeniz C, Tost H, Streit F, et al.: Neuroimaging evidence for a role of neural social stress processing in ethnic minority-associated environmental risk. JAMA Psychiatry. 2014 Jun; 71(6):672–80.
2. Anderson KK, Cheng J, Susser E, McKenzie KJ, Kurdyak P.: Incidence of psychotic disorders among first-generation immigrants and refugees in Ontario. CMAJ 2015; 187: E279–E286.
3. Bécares L., Das-Munshi J.: Ethnic density, health care seeking behaviour and expected discrimination from health services among ethnic minority people in England. Health Place. 2013 Jul; 22:48–55.


341 65, 72
342 20
343 16, 19
344 28
345 64
346 8
347 11

4. Berg AO, et al.: Childhood trauma mediates the association between ethnic minority status and more severe hallucinations in psychotic disorder. Psychol Med. 2015 Jan; 45 (1):133–42.
5. Bhugra D. Hilwig M. Hossein B, et al.: First-contact incidence rates of schizophrenia in Trinidad and one-year follow-up. Br J Psychiatry. 1996; 169:587–92.
6. Bhugra D, Leff J, Mallet R, et al.: Incidence and outcome of schizophrenia in whites, African-Caribbeans and Asians in London. Psychol Med 1997; 27:791–8.
7. Bhugra D, Becker MA: Migration, cultural bereavement and cultural identity World Psychiatry. 2005 Feb; 4(1): 18–24.
8. Binbay T, et al.: Psychotic disorders among immigrants from Turkey in Western Europe: An overview of incidences, prevalence estimates, and admission rates [Article in Turkish]. Turk Psikiyatri Derg. 2012 Spring; 23(1):53–62.
9. Bourdieu P: Ökonomisches Kapital – Kulturelles Kapital – Soziales Kapital. In: Reinhard Kreckel (Hrsg.): Soziale Ungleichheiten. Göttingen 1983, 183–98.
10. Bourque F, van der Ven E, Malla A: A meta-analysis of the risk for psychotic disorders among first- and second-generation immigrants. Psychol. Med., 2011; 41:897–910.
11. Bourque F, et al.: Immigration, social environment and onset of psychotic disorders. Curr Pharm Des. 2012; 18(4):518–26.
12. Cantor-Graae E, Pedersen CB, McNeil TF, Mortensen PB.: Migration as a risk factor for schizophrenia: a Danish population-based cohort study. Br J Psychiatry 2003; 182:117–22.
13. Cantor-Graae E, Selten JP: Schizophrenia and migration: a meta-analysis and review. Am. J. Psychiatry, 2005; 162: 12–24.
14. Cantor-Graae E, Pedersen CB: Full spectrum of psychiatric disorders related to foreign migration: a Danish population-based cohort study. JAMA psychiatry, 2013; 70: 427–35.
15. Cochrane R, Bal SS: Migration and schizophrenia: an examination of five hypotheses. Soc Psychiatry 1987 Dec; 22(4):181–91.
16. Coid JW, Kirkbride JB, Barker D, et al.: Raised incidence rates of all psychoses among migrant groups: findings from the East London first episode psychosis study. Arch Gen Psychiatry. 2008 Nov; 65 (11):1250–8.
17. Dapunt J, Kluge U, Heinz A.: Risk of psychosis in refugees: a literature review. Translational Psychiatry (2017) 7, e1149.
18. Dealberto MJ.: Ethnic origin and increased risk for schizophrenia in immigrants to countries of recent and longstanding immigration. Acta Psychiatr Scand. 2010 May; 121(5):325–39.
19. Diagnostisches und Statistisches Manual Psychischer Störungen – Textrevision – DSM-IV-TR. Hogrefe, Göttingen 2003.
20. Domoney J, et al.: Mental health service responses to human trafficking: a qualitative study of professionals' experiences of providing care. BMC Psychiatry 2015; 15:289.
21. Dykxhoorn J, Lewis G, Hollander AC, et al.: Does Psychosis Risk Vary by Age-At-Migration and Region of Origin? A National Cohort Study of 1.8 Million People. Schizophr Bull 2017 Mar; 43 suppl.1: S18-S19.
22. Egerton A, Howes OD, Houle S, et al.: Elevated Striatal Dopamine Function in Immigrants and Their Children: A Risk Mechanism for Psychosis. Schizophr Bull 2017 Mar; 43(2): 293–301.

23. Fearon P, Kirkbride JB, Morgan C, et al.: Incidence of schizophrenia and other psychoses in ethnic minority groups: results from the MRC AESOP Study. Psychol Med. 2006 Nov; 36(11):1541–50.
24. Gottesman, II: Schizophrenia Genesis. The Origins of Madness. 1991, New York: W. H. Freeman.
25. Harrison G, Owens D, Holton A, et al.: A prospective study of severe mental disorder in Afro-Caribbean patients. Psychol Med. 1988 Aug; 18(3):643–57.
26. Hickling FW. Rodgers-Johnson P.: The incidence of first contact schizophrenia in Jamaica. Br J Psychiatry. 1995; 167:193–6.
27. Hollander A-C, Dal H, Lewis G, et al: Refugee migration and risk of schizophrenia and other non-affective psychoses: cohort study of 1.3 million people in Sweden. BMJ 2016; 352: i1030.
28. Hutchinson G, Takei N, Bhugra D, et al.: Increased rate of psychosis among African-Caribbeans in Britain is not due to an excess of pregnancy and birth complications. Br J Psychiatry 1997; 171:145–7.
29. Jablensky A, Sartorius N, Ernberg G, et al.: Schizophrenia: manifestations, incidence and course in different cultures. A World Health Organization ten-country study. Psychol Med Monogr Suppl 1992; 20:1–97.
30. Janssen I, Hanssen M, Bak M, et al.: Discrimination and delusional ideation. Brit J Psychiatry 2003, 182: 71–6.
31. King M, Coker E, Leavey G, et al.: Incidence of psychotic illness in London: comparison of ethnic groups. BMJ 1994; 29;309: 1115–9.
32. Kinzie JD: Immigrants and refugees: the psychiatric perspective. Transcult Psychiatry. 2006 Dec; 43(4):577–91.
33. Kirkbride JB, et al.: Heterogeneity in incidence rates of schizophrenia and other psychotic syndromes: findings from the 3-center AeSOP study. Arch Gen Psychiatry. 2006 Mar; 63(3):250–8.
34. Kirkbride JB, et al.: Incidence of schizophrenia and other psychoses in England, 1950–2009: a systematic review and meta-analyses. PLoS One. 2012; 7(3): e31660.
35. Koch E, Hartkamp N, Siefen RG, Schouler-Ocak M: Patienten mit Migrationshintergrund in stationär-psychiatrischen Einrichtungen. Nervenarzt, March 2008; 79(3): 328–39.
36. Kraan T, Velthorst E, Smit F, et al.: Trauma and recent life events in individuals at ultra high risk for psychosis: Review and meta-analysis. Schizophrenia Research 2015, 161 (2–3): 143–9.
37. Kraan T, et al.: Childhood trauma and clinical outcome in patients at ultra-high risk of transition to Psychosis. Schizophr Res. 2015 Dec; 169 (1–3): 193–8.
38. Krabbendam L, van Os J: Schizophrenia and urbanicity: a major environmental influence–conditional on genetic risk. Schizophr Bull. 2005 Oct; 31(4):795–9.
39. Leão TS, Sundquist J, Frank G, et al.: Incidence of schizophrenia or other psychoses in first- and second-generation immigrants: a national cohort study. J Nerv Ment Dis. 2006 Jan; 194 (1):27–33.
40. Mahy GE, et al.: First-contact incidence rate of schizophrenia on Barbados. Br J Psychiatry 1999; 175: 28–33.
41. Mallett R, Leff J, Bhugra D, et al.: Social environment, ethnicity and schizophrenia. A case-control study. Soc Psychiatry Psychiatr Epidemiol. 2002 Jul; 37(7): 329–35.

42. Manhica H, Hollander AC, Almquist YB, et al.: Origin and schizophrenia in young refugees and inter-country adoptees from Latin America and East Africa in Sweden: a comparative study. BJPsych Open. 2016 Jan 13; 2(1):6–9.
43. McGrath J.: Hypothesis: is low prenatal vitamin D a risk-modifying factor for schizophrenia? Schizophr Res. 1999 Dec 21; 40(3):173–7.
44. McGrath J, Saha S, Welham J, et al.: A systematic review of the incidence of schizophrenia: the distribution of rates and the influence of sex, urbanicity, migrant status and methodology. BMC Med, 2004 Apr, 2, 28; 2:13.
45. McGrath JJ, Saha S, Chant D, Welham J: Schizophrenia: A Concise Overview of Incidence, Prevalence, and Mortality. Epidem Rev, 2008 Nov, 30(1), 67–76.
46. Misiak B, et al.: Childhood traumatic events and types of auditory verbal hallucinations in first-episode schizophrenia patients. Compr Psychiatry. 2016 Apr; 66:17–22.
47. Morgan C, Fearon P: Social experience and psychosis insights from studies of migrant and ethnic minority groups. Epidemiol Psichiatr Soc 2007; 16: 118–23.
48. Morgan C, Kirkbride J, Hutchinson G, et al.: Cumulative social disadvantage, ethnicity and first-episode psychosis: a case-control study. Psychol Med. 2008 Dec; 38(12):1701–15.
49. Morgan C, Charalambides M, Hutchinson G, et al.: Migration, ethnicity, and psychosis: toward a sociodevelopmental model. Schizophr Bull. 2010 Jul; 36(4):655–64.
50. Nørredam M, Garcia-Lopez A, Keiding N, Krasnik A.: Risk of mental disorders in refugees and native Danes: a register-based retrospective cohort study. Soc Psychiatry Psychiatr Epidemiol 2009; 44: 1023.
51. Nørredam M.: Migration and health: exploring the role of migrant status through register-based studies. Dan Med J. 2015 Apr; 62 (4): B5068.
52. Pinto R, Ashworth M, Roger Jones R: Schizophrenia in black Caribbeans living in the UK: an exploration of underlying causes of the high incidence rate. Br J Gen Pract. 2008 Jun 1; 58(551): 429–34.
53. Psychiatry and Migration Working Group of the German Federal Conference of Psychiatric Hospitals Directors, Schouler-Ocak M, Bretz HJ, Penka S, et al.: Patients of immigrant origin in inpatient psychiatric facilities. A representative national survey by the Psychiatry and Migration Working Group of the German Federal Conference of Psychiatric Hospital Directors. Eur Psychiatry. 2008 Jan; 23 Suppl 1: 21–7.
54. Putnam RD: Making Democracy Work. Civic Traditions in Modern Italy. Princeton University Press, 1993.
55. Radua J, Ramella-Cravaro V, Ioannidis JPA, et al.: What causes psychosis ? An umbrella review of risk and protective factors. World Psychiatry 2018 Feb; 17(1): 49–66.
56. Reininghaus UA, Morgan C, Simpson J, et a.: Unemployment, social isolation, achievement–expectation mismatch and psychosis: findings from the ÆSOP Study. Soc Psychiatry Psychiatr Epidemiol 2008; 43:743–51.
57. Sahin S, et al.: The history of childhood trauma among individuals with ultra high risk for psychosis is as common as among patients with first-episode schizophrenia. Early Interv Psychiatry. 2013 Nov; 7(4):414–20.
58. Schofield P, Thygesen M, Das-Munshi J, et al.: Ethnic density, urbanicity and psychosis risk for migrant groups – A population cohort study. Schizophr Res. 2017 Dec; 190: 82–7.

59. Selten JP, Veen N, Feller W, et al.: Incidence of psychotic disorders in immigrant groups to the Netherlands. Br J Psychiatry 2001; 178:367–72.
60. Selten JP, Cantor-Graae E, Kahn RS: Migration and Schizophrenia. Curr Opin Psychiatry 2007; 20:111–15.
61. Selten JP, Hoek HW.: Does misdiagnosis explain the schizophrenia epidemic among immigrants from developing countries to Western Europe? Soc Psychiatry Psychiatr Epidemiol 2008; 43:937–9.
62. Selten JP, van der Ven E, Rutten BP, Cantor-Graae E: The social defeat hypothesis of schizophrenia: an update. Schizophr Bull. 2013 Nov; 39(6):1180–6.
63. Sharpley MS, Peters ER: Ethnicity, class and schizotypy. Soc Psychiatry Psychiatr Epidemiol, 1999; 34: 507–12.
64. Tahira A, Agius M.: Epigenetics and migration – considerations based on the incidence of psychosis in South Asians in Luton, England. Psychiatr Danub. 2012 Sep; 24 Suppl 1: S194–6.
65. Tarricone I, Tosato S, Cianconi P, et al.: Migration history, minorities status and risk of psychosis: an epidemiological explanation and a psychopathological insight. J Psychopathology 2015; 21:424–30.
66. Thompson AD, et al.: Sexual trauma increases the risk of developing psychosis in an ultra high-risk »prodromal« population. Schizophr Bull. 2014 May; 40 (3):697–706.
67. Tortelli A, Morgan C, Szoke A, et al.: Different rates of first admissions for psychosis in migrant groups in Paris. Soc Psychiatry Psychiatr Epidemiol. 2014 Jul; 49(7): 1103–9.
68. van der Ven E, Dalman C, Wicks S, et al.: Testing Ødegaard's selective migration hypothesis: a longitudinal cohort study of risk factors for non-affective psychotic disorders among prospective emigrants. Psychol Med 2015; 45:727–34.
69. van Os J, Castle DJ, Takei N, et al.: Psychotic illness in ethnic minorities: clarification from the 1991 census. Psychol Med 1996; 26:203–8.
70. Vardar A, Kluge U, Penka S.: How to express mental health problems: Turkish immigrants in Berlin compared to native Germans in Berlin and Turks in Istanbul. Eur Psychiatry 2012; 27(Suppl 2): S50–S55.
71. Veling W, Hoek HW, Selten JP, Ezra Susser E: Age at Migration and Future Risk of Psychotic Disorders Among Immigrants in the Netherlands: A 7-Year Incidence Study. Amer J Psychiatry 2011 Dec; 168(12), 1278–85.
72. Veling W: Ethnic minority position and risk for psychotic disorders. Curr Opin Psychiatry. 2013 Mar; 26 (2):166–71.
73. Zolkowska K, Cantor-Grace E, McNeil TF.: Increased rates of psychosis among immigrants to Sweden: is migration a risk factor for psychosis? Psychol Med 2001; 31:669–78.

# Ethnic density

Die Erkrankungshäufigkeit von Migranten an Schizophrenie wird beeinflusst durch die sog. Ethnische Dichte (*ethnic density*). Sie ist definiert als die Zahl Menschen derselben Ethnie pro Fläche, die im Wohngebiet des Aufnahmelands wohnen. Sie scheint protektive Auswirkungen auf die Inzidenz schizophrener Erkrankungen zu haben[348]. Schon 1939 zeigten die mittlerweile klassischen Untersuchungen von Faris & Dunham in Chicago, dass Schwarze in vorwiegend von Schwarzen bewohnten Gebieten auffallend selten psychiatrische Dienste in Anspruch nahmen[349]. Neue Zahlen aus verschiedenen europäischen Ländern und den USA zeigen, je grösser die ethnische Dichte, desto geringer die überschiessende Erkrankungshäufigkeit von Migranten. Und umgekehrt, je weniger Menschen der eigenen Ethnie in einem Wohngebiet vorhanden sind, selbst wenn dort Wohlstand, soziale Ordnung, medizinische Dienste… vorhanden sind, desto höher die Erkrankungswahrscheinlichkeit von Migranten an Schizophrenie. Die Zahlen stehen in einem direkten umgekehrten Verhältnis zu einander, je höher die eine, desto tiefer die andere[350]. Das erstaunt zunächst, weil die Wohngebiete, in denen die meisten Migranten wohnen, in der Regel auch die ärmsten sind. Bei Migranten hingegen, die als Minorität in Wohngebieten leben, wurden erhöhte Cortisolspiegel gemessen[351], was sie anfällig für Schizophrenie macht.

348 2, 3, 5, 10, 11
349 6
350 5, 10
351 14

**Auswirkungen der Gruppengrösse der ethnischen Dichte auf das Schizophrenie-Erkrankungsrisiko**

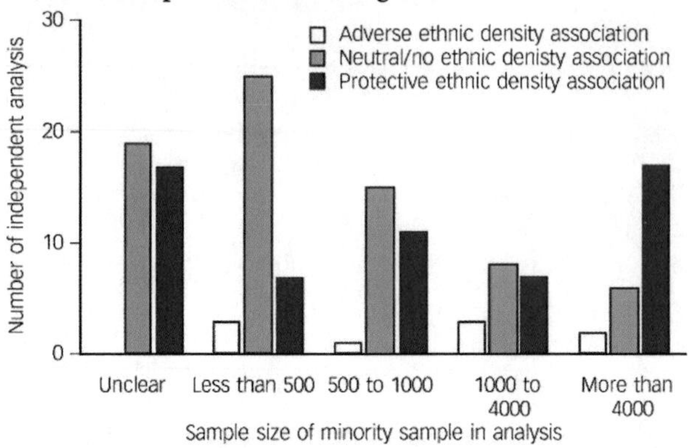


Shaw RJ et al, 2012[352].

Ungewiss ist, ob es eine untere Grenze der ethnischen Dichte gibt, unterhalb derer kein Schutzeffekt mehr vorhanden ist. Auch scheint die subjektiv wahrgenommen ethnische Dichte entscheidender zu sein für die Erkrankungshäufigkeit, als die tatsächlichen objektiven Zahlen[353]. Einschränkend muss man sagen, dass der Schutzeffekt nicht bei allen Ethnien festgestellt werden konnte, bei den meisten aber doch[354].

352 13
353 8, 15
354 13

**Günstige, neutrale und ungünstige in verschiedenen Untersuchungen festgestellte Auswirkungen des Ethnic density-Effects auf die Psychosenhäufigkeit**

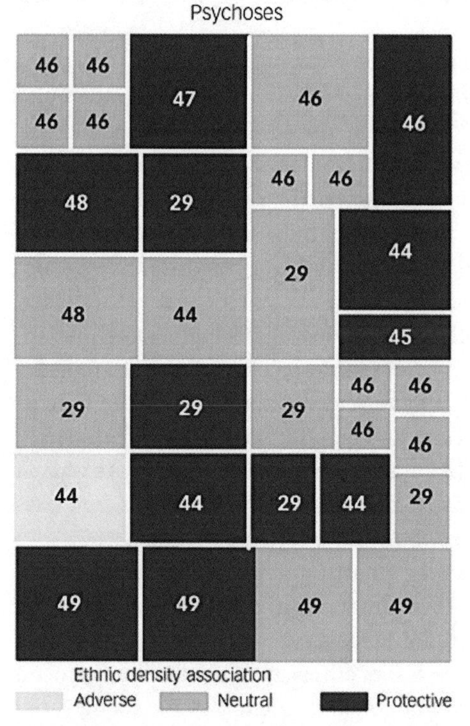


Der ungünstige Effekt ethnischer Dichte, das hellblaue Feld 44, betraf eine Gruppe pakistanischer Einwanderer (aber nicht Inder und Bangladeshi) in England, die in materiell extrem schlechten Wohngebieten gestrandet waren[355].

Der Schutzeffekt der ethnischen Dichte gegen schizophrene Erkrankungen ist bis jetzt nur ungenügend verstanden[356]. Ethnische Dichte stellt eine Art Sozialkapital dar, das man aufschlüsseln kann in Faktoren wie: gemeinsame Wurzeln, gemeinsame Kultur, gemeinsame Religion, gemeinsame Sitten und Gebräuche, gewissermassen selbstverständliche Voraussetzungen für ein sozusagen automatisches Verständnis ohne viele Worte. Und wenn Worte, dann unangestrengte Kommunikation im vertrauten Dialekt. Dazu gehören gegenseitige Unterstützung, Beratung, Informationsaustausch, ein Puffereffekt/Schutzraum gegen Ausgrenzung, Benachteiligung, Diskriminierung und Rassismus[357]. Die Bedeutung von Heimat als eines möglichen Garanten für ein selbstverständliches, sicheres In-der-Welt-Sein und von Heimatverlust und Entwurzelung als allge-

355 [1]
356 [1, 4, 9]
357 [16]

meine Risikofaktoren für Verletzlichkeiten verschiedenster Art ist noch ungenügend verstanden. (Vergleiche dazu das bei Schizophrenie häufige Gefühl von »Entfremdung«).

Nietzsche: *Weh dem, der keine Heimat hat!*

Ethnische Dichte gewährt ein Gefühl von Sicherheit und Wohlbefinden und moderiert, was man zunächst nicht vermuten würde, fördert sogar die Eingliederung am neuen Ort[358]. Bei schwarzen Migranten scheint der Effekt hoher ethnischer Dichte sich besonders günstig auszuwirken[359]. Man hat in einigen Migrantenwohngebieten die Zahlen für die Bedeutung sozialer Netzwerke und gegenseitiger sozialer Unterstützung einerseits und von Diskriminierung und Rassismus andererseits separat berechnet und fand, dass sie den gesundheitserhaltenden und gesundheitsfördernden Effekt der ethnischen Dichte nur ungenügend erklären[360]. Denkbar ist, dass ethnische Dichte über Stärkung des Selbstwertgefühls und der Immunabwehr resistenter macht gegen die Einwirkungen von Rassismus, Diskriminierung und anderer nachteiliger Einflüsse[361]. Es gibt Hinweise, dass der positive Effekt der ethnischen Dichte eine Anlaufzeit benötigt, bis Neuankömmlinge in den Genuss der Vorteile kommen, und dass der positive Effekt nach etwa 2 Jahren im Aufnahmeland wieder nachlässt[362]. Besonders für Migranten, die sehr an ihr Heimatland gebunden sind, scheint sich günstig auszuwirken, wenn sie im Ankunftsland in einer Gegend mit hoher ethnischer Dichte landen. Menschen, die nicht so stark an ihr Herkunftland gebunden sind, profitieren weniger von hoher ethnischer Dichte oder garnicht. Für jüngere Migranten scheint die Verbundenheit mit dem Herkunftsland – und damit die Bedeutung der ethnischen Dichte – weniger wichtig zu sein als die Eingliederung im Aufnahmeland[363]. Sie blicken mehr in die Zukunft als in die Vergangenheit.

### *Literatur*

1. Bécares, L., Nazroo, J., & Stafford, M.: The buffering effects of ethnic density on experienced racism and health. Health & Place, 2009, 15, 700–8.
2. Bosqui TJ, Hoy K, Shannon C.: A systematic review and meta-analysis of the ethnic density effect in psychotic disorders. Soc Psychiatry Psychiatr Epidemiol. 2014 Apr; 49(4):519–29.
3. Boydell J, et al.: Incidence of schizophrenia in ethnic minorities in London: ecological study into interactions with environment. BMJ. 2001 Dec 8; 323(7325): 1336.

358 8
359 12, 13
360 4, 8
361 1, 7
362 8
363 8, 13

4. Das-Munshi J, et al.: Understanding the effect of ethnic density on mental health: multi-level investigation of survey data from England. BMJ. 2010 Oct 21; 341:c5367.
5. Das-Munshi J, et al.: Ethnic density as a buffer for psychotic experiences: findings from a national survey (EMPIRIC). Br J Psychiatry. 2012 Oct; 201(4):282–90.
6. Faris REL, Dunham WH: Mental Disorders in Urban Areas: An Ecological Study of Schizophrenia and Other Psychoses. Chicago, Univ of Chicago Press, Jan.1939.
7. Jenkins R.: Social Identity. Routledge, London, N.Y., [3]2008.
8. Jurcik T, et al.: Unraveling ethnic density effects, acculturation, and adjustment: the case of Russian-speaking immigrants from the former Soviet Union. J. Community Psychol, 43/5, Jul 2015, 628–48.
9. Pickett KE, Wilkinson RG: People like us: ethnic group density effects on health. Ethnic Health 2008; 13: 321–34.
10. Radua J, Ramella-Cravaro V, Ioannidis JPA, et al.: What causes psychosis ? An umbrella review of risk and protective factors. World Psychiatry 2018 Feb; 17(1): 49–66.
11. Richardson L, Hameed Y, Perez J, et al.: Association of Environment With the Risk of Developing Psychotic Disorders in Rural Populations: Findings from the Social Epidemiology of Psychoses in East Anglia Study. JAMA Psychiatry. 2018 Jan 1; 75(1):75–83.
12. Schofield P, Thygesen M, Das-Munshi J, et al.: Ethnic density, urbanicity and psychosis risk for migrant groups – A population cohort study. Schizophr Res. 2017 Dec; 190:82–7.
13. Shaw RJ, Atkin K, Bécares L, et al.: Impact of ethnic density on adult mental disorders: narrative review. Brit J Psychiatry Jul 2012, 201 (1) 11–9.
14. Squires EC, McClure HH, Martinez CR Jr, et al.: Diurnal cortisol rhythms among Latino immigrants in Oregon, USA. J Physiol Anthropol 2012; 31: 19.31: 19.
15. Stafford M, Becares L, Nazroo J: Objective and perceived ethnic density and health: findings from a United Kingdom general population survey. Am J Epidemiol. 2009 Aug 15; 170(4):484–93.
16. Whitley R.: Exploring the ethnic density effect: a qualitative study of a London electoral ward. Int J Soc Psychiatry. 2006 Jul; 52(4):376–91.

# Vitamin D

Es ist noch nicht lange her, dass die Bedeutung von Vitamin D für das Nervensystem, neben der schon lange bekannten für Calciumstoffwechsel und Knochenaufbau, erkannt wurde. Mittlerweile weiss man, dass im Nervensystem Vitamin D-Rezeptoren weit verbreitet sind, Vitamin D für die Hirnfunktionen wichtig ist und einen neuroprotektiven Effekt besitzt. Mangel an Vitamin D wirkt sich ungünstig auf die Hirnentwicklung aus. Es häufen sich Hinweise, dass ein Zusammenhang besteht zwischen mütterlichem Vitamin D-Mangel zum Zeitpunkt von Schwangerschaft und Geburt und Schizophrenieerkrankung der Nachkommen[364]. Vitamin D hat Bedeutung auch für die Immunabwehr gegen Infektionskrankheiten. Es scheint einen Zusammenhang zu geben zwischen frühem Vitamin D-Mangel und späterem Diabetes, Zusammenhänge auch mit Autoimmunkrankheiten[365]. Eine Relation zwischen dem saisonalen Schwanken der Vitamin D Spiegel im Blut und der Saisonalität von Grippeepidemien zeichnet sich ab[366]. So konnte sowohl im Tierexperiment als auch in vitro durch Zugabe von Vitamin D das intrazelluläre Wachstum von Toxoplasma gondii verhindert werden[367]. Es überrascht, dass diesen Bedeutungen bisher nicht mehr Aufmerksamkeit geschenkt wurde.

Unter Sonnenlichteinfluss (Ultraviolett B 290–310 nm) wird in der Haut Vitamin D gebildet. Durch zwei Hydroxylierungen entsteht über 25hydroxivitamin$D_3$ (25OH$D_3$) das aktive Vitamin 1,25dihydroxyvitamin $D_3$. Dieses bindet den Vitamin D-Rezeptor VDR. Zusammen mit verschiedenen Bindungspartnern und Coaktivatoren (inklusive des Retinoid X-Rezeptors) beeinflusst dieses phylogenetisch alte System die Expression vieler Gene von Säugetieren. Vitamin D ist eine wichtige prodifferenzierende und antiproliferative Substanz.

364 14, 17, 20, 26
365 9
366 6
367 23

Absoluter (<25nmol/l) und relativer Vit D Mangel (25–50nmol/l) kommen weltweit schätzungsweise bei einer Milliarde Menschen vor[368]. Eine englische Langzeitstudie an weissen Frauen im gebärfähigen Alter fand bei 95 % der Frauen ungenügende $25OHD_3$ Spiegel[369]. Hypovitaminose D ist häufiger im Winter (Februar bis April), bei hohen Breitegraden und bei dunkelhäutigen Menschen. Ab dem 33. Breitegrad kann in den Wintermonaten praktisch kein Vitamin D mehr durch Sonnenlicht synthetisiert werden und muss durch vitaminreiche Nahrung ersetzt werden[370]. Migranten, die in europäische Länder einwandern, haben ein ausgeprägteres Vitamin D Mangel-Risiko, am höchsten (bis zu 7fach) solche aus Afrika, gefolgt von Migranten aus Arabisch-Islamischen Ländern (ca 6fach) und solchen aus der Türkei (ca. 4fach). Dabei spielt eine Rolle, wie lange sich Personen im Freien aufhalten, wie viel der Körperoberfläche von Kleidern bedeckt ist (im Winter mehr als im Sommer), die Diät (Fischkonsum) und der Aufenthalt in städtischen Gebieten, wo man sich ebenfalls weniger im Freien aufhält. Vitamin D Mangel ist ausgeprägter bei sozial benachteiligten Gruppen. Die Chancen, dass Frauen sozialer Unterschichten während Schwangerschaften ausreichend mit Vitamin D versorgt werden, was bei unzureichender Sonneneinstrahlung (im Winter, bei hohen Breitegraden, bei dunkler Hautfarbe) unbedingt notwendig ist, sind schlechter[371].

Wintergeburten haben ein höheres Schizophrenierisiko, s. o. Dies abhängig von der geographischen Breite, mit überdurchschnittlich ansteigenden Werten gegen die Pole hin, s. o. Abgesehen von Infektionskrankheiten, die in höheren Breitegraden häufiger sind, wäre auch Vitamin D ein Kandidat, der dafür verantwortlich sein könnte. Dunkelhäutige haben ein höheres Risiko, sie benötigen zehnmal soviel Zeit im Freien, um in der Haut dieselbe Menge an Vitamin D zu synthetisieren wie Hellhäutige[372]. Das Melanin in der dunklen Haut wirkt wie ein Sonnenschutz und ist in äquatornahen Gebieten sinnvoll und notwendig, in äquatorfernen Regionen gereicht es zum Nachteil[373]. Bei nordamerikanischen Frauen im gebärfähigen Alter wurde bei Weissen in 4 % ein schwerwigender Vitamin D Mangel festgestellt, bei Schwarzen in 42 %[374]. Menschen, die in Städten geboren wurden und aufwuchsen, haben ebenfalls ein höheres Risiko. Vitamin D ist ein aussichtsreicher Kandidat, um diese Befunde mindestens teilweise zu erklären.

368 24
369 11
370 27
371 14
372 5, 7
373 10
374 13

25hydroxivitamin$D_3$ (25O$HD_3$) im mütterlichen Blut schwankt mit den Jahreszeiten. Erniedrigte Mengen wurden im Blut von Schwarzafrikanerinnen in den USA gefunden. Im Blut von Neugeborenen finden sich ebenfalls jahreszeitliche Schwankungen. Niedriges 25O$HD_3$ wurde auch bei Migrantenkindern festgestellt. – Besonders niedriges 25O$HD_3$[375], aber auch besonders hohes 25O$HD_3$ waren assoziiert mit erhöhtem Schizophrenierisiko (möglicherweise handelt es sich bei letzterem um eine Untergruppe, die Mühe hat das Prohormon 25O$HD_3$, das üblicherweise in Studien gemessen wird, in das aktive Hormon 1,25O$HD_3$ umzuwandeln). Wären alle 25O$HD_3$ Spiegel im optimalen Bereich, könnten, theoretisch gesprochen und nur auf den Vitamin D Spiegel bezogen, 44 % der Schizophreniefälle vermieden werden[376].

Zur Genetik: Es gibt Gene, die mit der geographischen Breite zusammenhängen. Es gibt Gene, die mit Schizophrenie verknüpft sind. Und es gibt Gene, die mit Vitamin D zu tun haben. Man hat Überschneidungen zwischen ihnen gefunden, die auf eine genetische Beziehung zwischen den dreien hinweisen.

**Überschneidung von Genen. Die mit der geographischen Breite, mit Schizophrenie und mit Vitamin D zu tun haben**

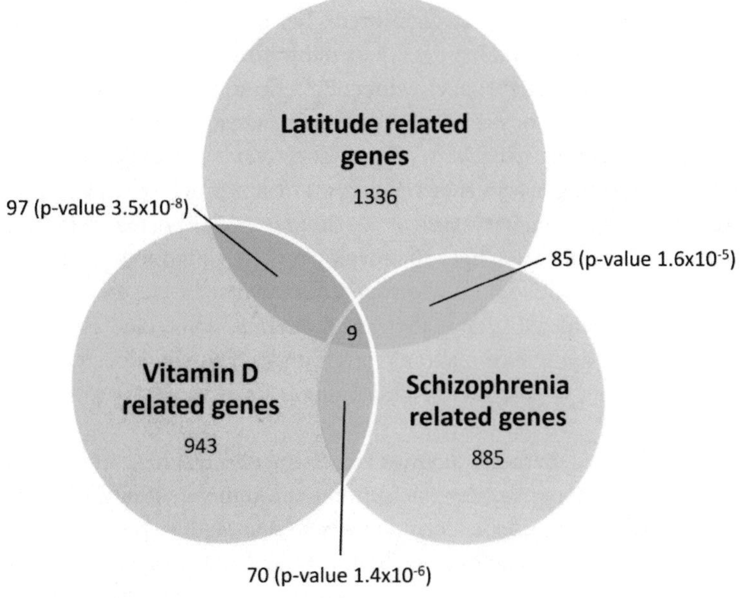


(Amato 2010[377]).

375 22
376 alle bei 20
377 1

Schizophrenie hat auf einer genetischen Ebene mit geographischer Breite zu tun (85 gemeinsame Gene), Vitamin D mit geographischer Breite (97 gemeinsame Gene), und Schizophrenie mit Vitamin D (70 gemeinsame Gene). Man nimmt an, dass im Lauf der Evolution und der Wanderung des Menschen von Afrika in den Norden für das Überleben der Art genetische Anpassungen erfolgten (Hautfarbe, Schädelform, Vit D-Stoffwechsel...), die sowohl mit der geographischen Breite zusammenhängen, wie mit dem Vitamin D- Haushalt und mit Schizophrenie[378]. Neun gemeinsame Gene betreffen sowohl Schizophrenie als auch Vitamin D und geographische Breite. Zwei von ihnen, NTRK3 und PPP3CA, die einen Einfluss haben auf Differenzierung und Überleben von Zellen und Synapsen, Sensitivität von Rezeptoren und Neuroplastizität, sind bei Schizophrenie in ihrer Expressivität herunterreguliert[379]. – Die grossen, je nicht überschneidenden Bereiche in der Grafik sprechen für andere genetische Zusammenhänge. Schizophrenie hängt nicht nur mit geographischer Breite und Vitamin D zusammen. Geographische Breite hat Bezüge zu vielen anderen Gebieten, Vitamin D hat viele andere Bedeutungen. – Interessanterweise findet sich unter den gemeinsamen Genen von Schizophrenie und geographischer Breite auch eines, das mit circadianen Rhythmen zu tun hat[380].

Die Auswirkungen der geographischen Breite beziehen sich v.a. auf die erhöhte Prävalenz, weniger auf die Inzidenz, was dafürspricht, es handle sich um Schizophrenieformen, die nicht nach einer Ersterkrankung verschwinden, sondern in der Bevölkerung bestehen bleiben[381]. Wir haben oben gesehen, dass in Entwicklungsländern mit schlechterer Gesundheitsversorgung die Erholung von psychotischen Störungen schneller verläuft, als in den entwickelten Ländern mit hochstehenden Gesundheitssystemen. Möglicherweise führt der pränatale wie der postnatale Vitamin D Mangel zu Störungen der Gehirnreifung, die mit chronisch verlaufenden Schizophrenieformen einhergehen[382]. Wegen des Einflusses von Vitamin D auf die Immunabwehr ist auch denkbar, dass Hypovitaminose D Menschen, die Infektionskrankheiten und allgemein widrigen Umständen ausgesetzt sind, ungeschützter und weniger widerstandsfähig bleiben lässt.

Wegen des erwiesenen Zusammenhangs von Sonnenbestrahlung und Hautkrebs ist man vorsichtiger geworden, sich direktem Sonnenlicht auszusetzen. Daraus resultiert ein Konflikt, einerseits das Risiko von Hautkrebs bei zu viel Sonnenbestrahlung, andererseits das Risiko von Vitamin D Mangel bei zu geringer Sonnenlichtexposition. In den USA verbringen die Menschen durch-

---

378 1
379 16, 25, 28
380 1
381 19
382 14

schnittlich 93 % ihrer Zeit indoors. Aus vielen Untersuchungen wird ersichtlich, dass Vitamin D-Mangel der Mütter während Schwangerschaft und Laktationszeit heute ein weitverbreitetes Problem ist[383].

Länder mit hohem Fischkonsum, der wichtigsten Nahrungsquelle für Vitamin D, haben eine niedere Schizophrenierate[384]. Vorgeburtlicher Mangel an Omega3 Fettsäuren, einem wichtigen Bestandteil von Fischnahrung, gilt als Risikofaktor für spätere Schizophrenieentwicklung[385], weil diese für die Entwicklung des Gehirns[386] und des Verhaltens wesentlich sind. Pränataler Omega3 Fettsäurenmangel hat bei Kindern ein geringeres Körpergewicht, Gehirngewicht, kleinere Kopfgrösse und kognitive Defizite[387] zur Folge, die alle bei Kindern, die später schizophren erkranken, gehäuft vorkommen (s. u.). Bei dunkelhäutigen Migranten der 1. Generation wäre der Vit-D-Mangel postnatal, bei dunkelhäutigen Migranten der 2. Generation wäre er pränatal und postnatal. Prophylaktisch drängt sich eine Vitamin D-Substitution bei Vitamin D-Mangel-Müttern während der Schwangerschaft und Vitamin D-Substitution bei Kindern auch postnatal auf[388]. Eine günstige Verbindung zwischen Vit D-Substitution im 1. Lebensjahr und geringerer späterer Schizophrenieerkrankung hat sich bei Männern gezeigt, nicht bei Frauen[389]. Die regelmässige therapeutische orale Verabreichung mehrfach ungesättigter Omega3 Fettsäuren (Fischölkapseln) scheint günstige Wirkung auf Symptomebene und Rückfallhäufigkeit Schizophreniekranker zu zeigen[390].

Vitamin D Mangel bietet sich an als Erklärungsmodell nicht nur für *einen* Umweltfaktor, der mit Schizophreniehäufigkeit verknüpft ist, sondern für eine ganze Reihe: geographische Breite, Häufung von Wintergeburten, Infektionskrankheiten, Migration insbesondere dunkelhäutiger Menschen, Fischkonsum, Kindersterblichkeit, Temperaturunterschiede. Weitere Untersuchungen zur Festigung der Beweislage sind nötig und im Gange.

### *Literatur*

1. Amato R, Pinelli M, Monticelli A, et al.: Schizophrenia and vitamin D related genes could have been subject to latitude-driven adaptation. BMC Evolutionary Biology. 2010, 10:351.

383 9
384 siehe oben unter Latitude, 8, 14
385 15
386 4
387 4
388 12
389 18
390 2, 3

2. Amminger GP, Schäfer MR, Papageorgiou K, et al.: Long-chain omega-3 fatty acids for indicated prevention of psychotic disorders: a randomized, placebo-controlled trial. Arch Gen Psychiatry. 2010 Feb; 67(2):146–54.
3. Amminger GP, Patrick D McGorry PD: Update on Omega-3 Polyunsaturated Fatty Acids in Early-Stage Psychotic Disorders. Neuropsychopharmacology. 2012 Jan; 37(1): 309–10.
4. Becker A, Eyles DW, McGrath JJ, Grecksh G.: Transient prenatal vitamin D deficiency is associated with subtle alterations in learning and memory functions in adult rats. Behav Brain Res. 2005; 161:306–12.
5. Bresnahan M, Begg MD, Brown A, et al.: Race and risk of schizophrenia in a US birth cohort: another example of health disparity? Int J Epidemiol. 2007; 36:751–8.
6. Cannell JJ, Vieth R, Umhau JC, et al.: Epidemic influenza and vitamin D. Epidemiol Infect. 2006; 134:1129–40.
7. Cantor-Graae E, Selten JP: Schizophrenia and migration: a meta-analysis and review. Am. J. Psychiatry, 2005; 162: 12–24.
8. Christensen O, Christensen E.: Fat consumption and schizophrenia. Acta Psychiatr Scand. 1988; 78:587–91.
9. Dawodu A, Wagner CL.: Mother-child vitamin D deficiency: an international perspective. Arch Dis Child. 2007; 92:737–40.
10. Dealberto MJ: Why are immigrants at increased risk for psychosis? Vitamin D insufficiency, epigenetic mechanisms, or both? Med. Hypotheses 2007; 68: 259–67.
11. Holmes VA, Barnes MS, Alexander HD, et al.: Vitamin D deficiency and insufficiency in pregnant women: a longitudinal study. Br. J. Nutr 2009; 102: 876–81.
12. Jääskeläinen E, Haapea M, Rautio N, et al.: Twenty Years of Schizophrenia Research in the Northern Finland Birth Cohort 1966: A Systematic Review. Schizophrenia Research and Treatment Vol 2015, Article ID 524875, 12 p.
13. Jankovic J, McDonald L, Johnston-Webber C: Vitamin D and the perinatal period in women suffering from schizophrenia. Ment. Health. Fam. Med 2012; 9, 215–7.
14. Kinney DK, Teixeira P, Hsu D et al.: Relation of Schizophrenia Prevalence to Latitude, Climate, Fish Consumption, Infant Mortality, and Skin Color: A Role for Prenatal Vitamin D Deficiency and Infections? Schizophr Bull, 2009, 35(3):582–95.
15. Mahadik SP: Nutritional factors and schizophrenia. In: Keshavan M, Kennedy J, Murray R, editors. Neurodevelopment and Schizophrenia. Cambridge: Cambridge University Press; 2004.
16. Martins-de-Souza D, Gattaz WF, Schmitt A, et al.: Alterations in oligodendrocyte proteins, calcium homeostasis and new potential markers in schizophrenia anterior temporal lobe are revealed by shotgun proteome analysis. J Neural Transm. 2009; 116:275–89.
17. McGrath J.: Hypothesis: is low prenatal vitamin D a risk-modifying factor for schizophrenia? Schizophr Res. 1999 Dec 21; 40(3):173–7.
18. McGrath J, Saari K, Hakko H, et al.: Vitamin D supplementation during the first year of life and risk of schizophrenia: a Finnish birth-cohort study. Schizophr Res. 2004 Apr 1; 67:237–45.
19. McGrath JJ, Saha S, Chant D, Welham J: Schizophrenia: A Concise Overview of Incidence, Prevalence, and Mortality. Epidem Rev, 2008 Nov, 30(1), 67–76.

20. McGrath JJ, Eyles DW, Pedersen CB, et al.: Neonatal Vitamin D Status and Risk of Schizophrenia: A Population Based Case-Control Study. Arch Gen Psychiatry, 2010, 67(9), 889–94.
21. McGrath JJ, Burne TH, FéronF, et al.: Developmental vitamin D deficiency and risk of schizophrenia: a 10-year update. Schizophr Bull. 2010[2] Nov; 36(6):1073–8.
22. Meyer U, Feldon J.: Epidemiology-driven neurodevelopmental animal models of schizophrenia. Prog Neurobiol. 2010 Mar; 90(3):285–326.
23. Rajapakse R, Uring-Lambert B, Andarawewa KL, et al.: 1,25(OH)2D3 inhibits in vitro and in vivo intracellular growth of apicomplexan parasite Toxoplasma gondii. J Steroid Biochem Mol Biol. 2007 Mar; 103(3–5):811–4.
24. Samões B, Celeste Silveira C: The Role of Vitamin D in the Pathophysiology of Schizophrenia. Neuropsychiatry, 2017; 7(4), Review Article.
25. Schramm M, Falkai P, Feldmann N, et al: Reduced tyrosine kinase receptor C mRNA levels in the frontal cortex of patients with schizophrenia. Neurosci Lett. 1998; 257: 65–8.
26. Veling W: Ethnic minority position and risk for psychotic disorders. Curr Opin Psychiatry. 2013 Mar; 26 (2):166–71.
27. Wacker M, Holick MF: Sunlight and Vitamin D: A global perspective for health. Dermatoendocrinol 2013; 5:51–108.
28. Weickert CS, Ligons DL, Romanczyk T, et al.: Reductions in neurotrophin receptor mRNAs in the prefrontal cortex of patients with schizophrenia. Mol Psychiatry. 2005; 10:637–50.

# Östrogen

Östrogene sind die wichtigsten weiblichen Geschlechtshormone (die in geringen Mengen auch im männlichen Körper gebildet werden). Sie haben neuroprotektive Wirkungen, wahren die Neuroplastizität in verschiedenen Hirnregionen und beeinflussen Verhalten, Stimmung und Kognition[391]. Es besteht ein Zusammenhang zwischen Östrogenen und schizophrenen Krankheiten[392].

Frauen erkranken in einem Verhältnis von 1:1,4 seltener als Männer an Schizophrenie.

Frauen erkranken später als Männer an Schizophrenie[393]. Der Unterschied konnte in Entwicklungsländern wie in Industrienationen verifiziert werden (Unterschiede ergeben sich, je nachdem, ob ICD oder DSM Kriterien angelegt wurden)[394]. – Je früher die Menarche, desto später das Einsetzen einer schizophrenen Krankheit. Östrogen*mangel* dagegen korreliert mit früherem Erkrankungsbeginn, früherer Ersthospitalisierung, schwererer Psychopathologie und ungünstigerem Verlauf[395]. Frauen sind besonders psychosegefährdet bei Veränderungen ihrer Hormonlage im Verlauf des Monatszyklus. Beschrieben wurden Besserungen während Schwangerschaften[396] und Verschlechterungen post partum[397]. Zur Zeit der Menopause, wenn die Östrogenspiegel absinken, haben Frauen einen zweiten Ersterkrankungsgipfel. MRI-Untersuchungen an schizophreniekranken Frauen vor und nach der Menopause zeigten nach der Menopause eine Abnahme der grauen Hirnsubstanz in bestimmten Hirnregionen, was mit dem Absinken der Östrogenspiegel in Zusammenhang gebracht wurde[398]. –

391 7
392 16
393 17
394 4
395 15
396 2
397 10
398 5

Bei Frauen nimmt die Krankheit allgemein einen günstigeren Verlauf als bei Männern. Schizophreniekranke Frauen haben mehr positive, weniger negative Symptome und mehr Affekt als Männer. Insbesondere beschrieben wurde ein positiver Zusammenhang zwischen Östrogenblutspiegeln und kognitiven Leistungen[399]. Schizophreniekranke Frauen sind öfter verheiratet (wegen des späteren Krankheitsbeginns?), pflegen mehr Kontakte mit Familie und Freunden, sind sozial besser integriert und eher weiterhin berufstätig. Sie können besser mit ihrer Krankheit umgehen, vernachlässigen sich selbst weniger und sind seltener hospitalisiert. Ihre ganze Lebensqualität ist besser. Frauen, vor allem jüngere im Vergleich zu älteren Frauen nach der Menopause, zeigen ein besseres Ansprechen auf antipsychotische Medikation, sie benötigen geringere Dosen. Man beobachtet bei Frauen auch geringere krankheitsbedingte Hirnveränderungen (Verringerung der grauen Substanz, Vergrösserung der Ventrikel...) als bei Männern. Störungen der Östrogen-Biosynthese werden mit einer Bereitschaft, schizophren zu erkranken, in Beziehung gebracht[400]. Östrogenspiegel korrelieren mit Ausprägung von Symptomen. Östrogen interagiert mit dem Dopamin-, Serotonin- und Glutamatsystem, die alle bei schizophrenen Krankheiten von Bedeutung sind. Die protektive Wirkung der Östrogene wird jedoch beeinträchtigt, wenn eine ausgeprägte familiäre Schizophreniebelastung vorliegt[401].

Östrogensubstitution zeigt therapeutische Effekte, auch bei Männern. Insgesamt sind die Ergebnisse jedoch uneinheitlich[402]. Wegen der unangenehmen und teils gefährlichen Nebenwirkungen einer längerdauernden Östrogenbehandlung ist man derzeit auf der Suche nach selektiven Möglichkeiten, auf die Östrogenrezeptoren Einfluss zu nehmen. Erste Ergebnisse sind vielversprechend.

Genomweite Assoziationsstudien GWAS sprechen den Östrogenen eine bedeutende Rolle bei der Immunabwehr zu. Frauen und Männer reagieren auf pathogene Einflüsse, Allergene, Toxine und Autoantigene zum Teil ganz unterschiedlich[403]. Es ist lange bekannt, dass Gehirn und Immunsystem in ständigem Austausch miteinander stehen und dass verschiedene psychiatrische Störungen, so auch Schizophrenie mit chronischen Störungen des Immunsystems einhergehen können[404]. Wenn nun Schizophrenie-Risikogene eine Rolle bei der Infektionsabwehr spielen, dann mag die Tatsache, dass Frauen östrogenbedingt über mehr Widerstandskraft verfügen als Männer, erklären, weshalb Frauen

399 8
400 12
401 9
402 1, 3, 13
403 11
404 6

später an Schizophrenie erkranken, ihr Krankheitsverlauf günstiger ist und sie mit Antipsychotika besser zu behandeln sind.

Östrogen ist demnach ein wichtiger Einflussfaktor[405] wenngleich die molekularen Mechanismen im Einzelnen noch ungenügend verstanden sind. Östrogene sind die im Zusammenhang mit Schizophrenie am besten untersuchten Sexualhormone. Es spielen jedoch auch die anderen Sexualhormone, auch die männlichen, und die Interaktionen zwischen ihnen eine krankheits- und gesundheitsrelevante Rolle. Aus Tierversuchen drängt sich die Vermutung auf, dass die Schutzfunktion der Östrogene über eine Interaktion mit dem brain derived neurotrophic factor BDNF zustande kommt. Sowohl Östrogen wie BDNF wirken nährend auf das in Entwicklung befindliche Gehirn, fördern die synaptische Plastizität und den Erhalt der Neuronen bis weit ins Erwachsenenalter. Für die schizophrenen Erkrankungen wichtige Transmittersysteme, so das dopaminerge, das serotonerge und das glutaminerge werden sowohl von Östrogen wie auch von BDNF moduliert und unterstützt[406].

### *Literatur*

1. Bergemann N, Mundt C, Parzer P, et al.: Estrogen as an adjuvant therapy to antipsychotics does not prevent relapse in women suffering from schizophrenia: results of a placebo-controlled double-blind study. Schizophr Res. 2005 May 1; 74(2–3):125–34.
2. Chang S. S., Renshaw D. C. Psychosis and pregnancy. Compr Ther. 1986 Oct; 12(10): 36–41.
3. Chua WL, de Izquierdo SA, Kulkarni J, Mortimer A: Estrogen for schizophrenia. Coch rane Database Syst Rev. 2005 Oct 19; (4):CD004719.
4. Eranti SV, MacCabe JH, Bundy H, Murray RM: Gender difference in age at onset of schizophrenia: a meta-analysis. Psychol Med. 2013 Jan; 43(1):155–67.
5. Fukuta H, Ito I, Tateno A, et al.: Effects of menopause on brain structural changes in schizophrenia. Psychiatry Clin. Neurosci.2013; 67, 3–11.
6. Gibney SM, Drexhage HA: Evidence for a dysregulated immune system in the etiology of psychiatric disorders. J Neuroimmune Pharmacol.2013 Sep; 8(4):900–20.
7. Gillies GE, McArthur S: Estrogen actions in the brain and the basis for differential action in men and women: a case for sex-specific medicines. Pharmacol Rev. 2010 Jun; 62(2):155–98.
8. Gogos A, Sbisa AM, Sun J, et al.: A Role for Estrogen in Schizophrenia: Clinical and Preclinical Findings. Int J Endocrinol. 2015: 615356.
9. Häfner H: Schizophrenia: Do men and women suffer from the same disease? Rev. psiquiatr. clín. 2002; 29(6), São Paulo.
10. Kendell RE, Chalmers JC, Platz C: Epidemiology of puerperal psychoses. Br J Psychia try. 1987 May; 150:662–73.

405 Zusammenfassung bei 14, 8, 18
406 19

11. Klein SL: Immune Cells Have Sex and So Should Journal Articles. Endocrinology, 2012 June; 153(6) 2544–50.
12. Lee YH, Kim JH, Song GG: Pathway analysis of a genome-wide association study in schizophrenia. Gene. 2013 Aug 1; 525(1):107–15.
13. Louzã MR, Marques AP, Elkis H, et al.: Conjugated estrogens as adjuvant therapy in the treatment of acute schizophrenia: a double-blind study. Schizophr Res. 2004 Feb 1; 66(2–3):97–100.
14. Riecher-Rössler A, Häfner H.: Schizophrenia and oestrogens–is there an association? Europ Arch Psychiatry Clin Neuroscience, 1993; 242(6), 323–28.
15. Riecher-Rössler A, Kulkarni J: Estrogens and gonadal function in schizophrenia and related psychoses. Curr. Top. Behav. Neurosci. 2011; 8, 155–71.
16. Seeman MV: The role of estrogen in schizophrenia. J Psychiatry Neurosci. 1996 Mar; 21(2):123–7.
17. Varma VK, Wig NN, Phookun HR, et al.: First-onset schizophrenia in the community: relationship of urbanization with onset, early manifestations and typology. Acta Psych iatr Scand. 1997 Dec; 96(6):431–8.
18. Versola-Russo JM.: Cultural and Demographic Factors of Schizophrenia. Intern J Psychosoc Rehabil. 2006, 10(2), 89–103.
19. Wu YC, Hill RA, Gogos A, van den Buuse M: Sex differences and the role of estrogen in animal models of schizophrenia: interaction with BDNF. Neuroscience. 2013 Jun; 239:67–83.

# Bisphenol A

Bisphenol A, (BPA, 2,2-bis(4-hydroxyphenyl), eine moderne, synthetisch hergestellte Substanz, Bestandteil vieler Plastikteile, von Plastikspielzeug, Babyschnullern, Plastikflaschen, Auskleidungen von Konservendosen, Beschichtungen von Thermopapier, Epoxydharzen für Fussböden, etc., ist eine der weltweit am meisten industriell verwendeten Chemikalien. BPA ist eine hormonaktive Substanz, ein endokriner Disruptor. Bei Menschen wurden nach Belastung mit hohen Dosen BPA Störungen v. a. der männlichen Sexualfunktion beschrieben[407] und schon bei normalerweise im Alltag konsumierten Mengen Gefährdungen der Neuroentwicklung[408].

Endokrine Disruptoren erzeugen transgenerationale Mutationen. Viele Tierstudien sprechen dafür, dass vorgeburtliche BPA Exposition die Gehirnentwicklung beeinträchtigen und andauernde Verhaltensänderungen bewirken kann[409]. Die Auswirkungen von BPA und anderer endokriner Disruptoren haben viele anatomische, funktionelle und Verhaltensgemeinsamkeiten mit Schizophrenie[410].

In der EU sind seit 2011 Produktion und Verkauf von Babyflaschen, die BPA enthalten, verboten. Ab 1.3.2018 wird BPA als reproduktionstoxisch Kategorie 1B eingestuft[411].

### *Literatur*


1. Brown JS Jr: Effects of Bisphenol-A and Other Endocrine Disruptors Compared With Abnormalities of Schizophrenia: An Endocrine-Disruption Theory of Schizophrenia. Schizophr Bull. 2009 Jan; 35(1): 256–78.
2. Kundakovic M, Jaric I: The Epigenetic Link between Prenatal Adverse Environments and Neurodevelopmental Disorders. Genes (Basel). 2017 Mar 18; 8(3).


407 3
408 4
409 Zusammenfassung bei 2
410 1
411 6

3. Li DK, Zhou Z, Miao M, et al.: Relationship between urine bisphenol-A level and declining male sexual function. J Androl. 2010 Sep-Oct; 31(5):500–6.
4. Report of Joint FAO/WHO Expert Meeting to Review Toxicological and Health Aspects of Bisphenol A, Toronto, 1.–5. November 2010.
5. Ribeiro E, Ladeira C, Viegas S: Occupational Exposure to Bisphenol A (BPA): A Reality That Still Needs to Be Unveiled. Toxics. 2017 Sep 13; 5(3). pii: E22.
6. Wikipedia Bisphenol A.

# Oxytocin

Das körpereigene Peptid Oxytocin, hat neben seiner Funktion für die Wehenauslösung und Stimulierung der Laktation auch Bedeutung als Neurohormon und Neurotransmitter. Es wird in bestimmten Zentren im Hypothalamus synthetisiert und hauptsächlich an den Oxytocin-Rezeptor gebunden. Es ähnelt in seiner Struktur dem Peptid Vasopressin (Adiuretin) und bindet zum Teil auch an Vasopressin-Rezeptoren.

Zunächst in Tierversuchen konnte gezeigt werden, dass Oxytocin mit sozialen Fähigkeiten zu tun hat, und etwa Bindung, Anhänglichkeit, Zuneigung und Monogamie fördert. Beim Menschen beeinflusst es soziale Interaktionen, es wirkt angstmindernd, fördert Vertrauen, beruhigt, wirkt luststeigernd und entspannt. Beim Streicheln, bei Massage und beim Singen wird es im Organismus vermehrt ausgeschüttet. Eine Untersuchung an Kindern, die nach der Geburt in einem Kinderheim platziert worden waren, erbrachte bei diesen im Vergleich zu Kindern, die von Anfang an bei ihren Eltern aufgewachsen waren, erniedrigte Oxytocin- und Vasopressinwerte, dies sowohl in Ruhe wie in einer Kontakt- und Beziehungssituation[412]. Die Ergebnisse sprechen dafür, dass ein frühkindlicher Mangel an Zuneigung dazu führt, dass die neuronalen Netzwerke für Beziehung und Bindung schwächer ausgeprägt werden. Die Heimkinder hatten zum Zeitpunkt der Untersuchung durchschnittlich 17 Monate in Heimen verbracht und waren anschliessend seit durchschnittlich 3 Jahren von Adoptiveltern aufgenommen gewesen. Offen bleibt die Frage, ob derartige früh entstandene Veränderungen später unter gesunden und normalen Bedingungen wieder ausgeglichen werden können.

Oxytocin-Rezeptoren konnten im Zentralnervensystem in verschiedenen Gebieten lokalisiert werden, die mit Schizophrenie assoziiert sind. In Wechselwirkung mit anderen Neurotransmittersystemen, Dopamin, Glutamat und Serotonin, zeigt es antipsychotische Wirkungen. Es besteht ein Zusammenhang von niederen Oxytocin Plasmaspiegeln und ausgeprägten Schizophreniesym-

412 9

ptomen, vor allem Negativsymptomen und kognitiven Defiziten. Die Richtung der Kausalität ist allerdings nicht klar. Auch ein Zusammenhang von asozialem Verhalten, sozialem Rückzug und flachem Affekt mit niederen Oxytocin- Plasmawerten wurde gefunden. Andererseits ergaben verschiedene Untersuchungen einen Zusammenhang zwischen erhöhten Oxytocinwerten und prosozialem Verhalten wie Empathie, korrekter Beurteilung der Gefühlslage eines Gegenübers (Mentalisierung) und korrekter Beurteilung von sozialen Interaktionen. Zwei unabhängige Forschergruppen in Berlin und Oslo schliesslich fanden einen Zusammenhang zwischen bestimmten Genvarianten des Oxytocin-Rezeptors und Negativsymptomen[413]. Viele Befunde legen eine Bedeutung von Oxytocin für die Ätiologie und Psychopathologie schizophrener Krankheiten nahe[414].

Der Umstand, dass Oxytocin im Tierversuch Dopaminwerte senkt und Glutamatwerte erhöht, war Anlass, es als Therapeutikum gegen Schizophrenie in Betracht zu ziehen. Ein erster kursorischer Bericht von Bujanow aus Leningrad, über den Einsatz von Oxytocin bei Schizophreniepatienten, publiziert 1972 im British Medical Journal, blieb im Westen lange unbeachtet[415]. Erst viel später unternommene zahlreiche Versuche an kleinen Patientengruppen, es als Zusatztherapie zu bekannten antipsychotischen Medikamenten einzusetzen, brachten ermutigende Ergebnisse, vor allem bezüglich der Negativsymptome, bei denen die traditionellen Antipsychotika wenig erfolgreich sind[416]. Mehrheitlich verbesserte die Zugabe von Oxytocin bei Schizophreniekranken die korrekte Einschätzung der Stimmungslage des Gegenübers, die Fähigkeit falsche Überzeugungen zu korrigieren, minderte Angst, erhöhte Vertrauen und verbesserte die Lernfähigkeit. Im vorher-nachher Vergleich verbesserte es die Werte in einer Reihe psychopathologischer Tests (PANSS, BPRS, SAPS, SANS, CAINS). Oxytocin via Nasenspray verabreicht, wird gut vertragen, es erzeugt keine nennenswerten Nebenwirkungen. Einschränkend ist allerdings zu sagen, dass die Ergebnisse nicht unwidersprochen sind. Bisher ist Oxytocin offiziell nicht als Schizophreniemedikament zugelassen. Der anfängliche Enthusiasmus hat nun Zweifeln und Kontroversen Platz gemacht. Viele wichtige Fragen sind noch unbeantwortet und bedürfen weiterer eingehender Untersuchung[417].

*Literatur*

1. Bradley ER, Woolley JD: Oxytocin effects in schizophrenia: reconciling mixed findings and moving forward. Neurosci Biobehav Rev. 2017 Sep; 80: 36–56.

413 4, 7
414 8, Zusammenfassung bei 7
415 2
416 3
417 1, 5, 8, Zusammenfassung bei 6

2. Bujanow W: Hormones in the treatment of psychoses. Br Med J. 1972 Nov 4; 4(5835): 298.
3. Feifel D, Shilling PD, MacDonald K: A Review of Oxytocin's Effects on the Positive, Negative and Cognitive Domains of Schizophrenia. Biol Psychiatry. 2016 Feb 1; 79(3): 222–33.
4. Haram M, Tesli M, Bettella F, et al.: Association between Genetic Variation in the Oxytocin Receptor Gene and Emotional Withdrawal, but not between Oxytocin Pathway Genes and Diagnosis in Psychotic Disorders. Front Hum Neurosci. 2015 Jan 23;9:9.
5. Luckhaus C, Juckel G, Hurlemann R: Oxytocin bei Schizophrenie: Evidenz für eine ätiologische und therapeutische Relevanz des sozialen Neuromodulators. Nervenarzt. 2018 Sept; 1–8.
6. MacDonald K, Feifel D: Oxytocin in schizophrenia: a review of evidence for its therapeutic effects. Acta Neuropsychiatr. 2012 Jun 1; 24(3): 130–46.
7. Montag C, Brockmann EM, Bayerl M, et al.: Oxytocin and oxytocin receptor gene polymorphisms and risk for schizophrenia: a case-control study. World J Biol Psychia try. 2013 Sep; 14(7):500–8.
8. Shilling PD, Feifel D: Potential of Oxytocin in the Treatment of Schizophrenia. CNS Drugs. 2016 Mar; 30(3):193–208.
9. Wismer Fries AB, Ziegler TE, Kurian JR, et al.: Early experience in humans is associated with changes in neuropeptides critical for regulating social behavior. Proc Natl Acad Sci U S A. 2005 Nov 22; 102(47):17237–40.

## Weibliches Geschlecht

Frauen erkranken weniger an Schizophrenie und im Durchschnitt 4 Jahre später als Männer[418]. Es gibt einen zweiten Gipfel der Erkrankungshäufigkeit im Alter von 45–50 Jahren. In dieser Zeit holen Frauen gegenüber Männern gewissermassen auf. Eine Untersuchung aus Nordfinnland fand bezüglich des Ersterkrankungsalters jedoch keinen Unterschied und kommt zu dem Schluss, dass möglicherweise verschiedene Formen von Schizophrenie unterschiedliche Ersterkrankungsalter aufweisen. Auch geographische Eigenheiten mögen für die nordfinnischen Ergebnisse verantwortlich sein[419]. – Prämorbid und sozial sind Frauen besser angepasst. Es ist jedoch ungenügend geklärt, was »sozial besser angepasst« und »sozial besser funktionierend« im Einzelnen heisst und bedeutet. Soziale Anpassung ist ein Gemisch aus vielen Variablen, wie dem soziokulturellen Kontext, den sozialen Rollenerwartungen, der Persönlichkeit, dem Lebensalter, der Kultur, der familiären Situation… Schizophrene Frauen sind häufiger verheiratet, was zum Teil darauf zurückzuführen sein mag, dass sie in vielen Ländern schon sehr früh verheiratet sind/verheiratet werden und erst in einem späteren Alter erkranken als Männer. Das Heiratsalter allein sagt jedoch nichts aus über die Qualität dieser Ehen und ist kein Garant für »soziale Anpassung«[420]. Frauen werden weltweit mehr unterdrückt als Männer. Frauen haben mehr affektive Symptome, akustische Halluzinationen und mehr Verfolgungsideen als Männer. Über alles gesehen haben sie im Durchschnitt eine weniger ausgeprägte Psychopathologie und kurz- und mittelfristig einen günstigeren Verlauf. Bei längerdauernder Krankheit gleichen sich männliche und weibliche Verläufe einander an[421]. Die bei der Krankheit gefundenen Gehirnveränderungen sind bei Frauen geringer. Frauen sprechen besser auf antipsychotische Behandlung an, zugleich zeigen sie auch rascher Nebenwirkungen

418 27
419 23
420 16
421 8

der Medikation. Allerdings scheinen die ärztlichen Verordnungsgewohnheiten gegenüber Frauen nicht dieselben zu sein wie gegenüber Männern. Frauen sind complianter gegenüber Therapieverordnungen, wie es einem weiblichen Verhaltensstereotyp »angepasst« und »unterwürfig« entspricht. Frauen scheinen sich mit den krankheitsbedingten Einschränkungen ihrer Lebensmöglichkeiten besser abfinden zu können als Männer[422]. Es gibt auch Anhaltspunkte für eine bei Frauen anders verlaufende Medikamenten-Dosis-Wirkungskurve, die bewirkt, dass Frauen bereits auf geringere Dosen von Neuroleptika stärker reagieren. Bis zum Alter von 65 Jahren entwickeln Frauen deutlich weniger Spätdyskinesien (unwillkürliche Bewegungen der Gesichtsmuskulatur meist um den Mund, die als Folge von antipsychotischer Medikation auftreten können) als Männer[423]. – Männer sind in westlichen Gesellschaften vermutlich mehr Stressoren ausgesetzt, was deren Krankheitsverlauf ungünstig beeinflussen kann[424]. – Frauen rauchen weniger und konsumieren weniger Alkohol und Drogen[425].

Dem weiblichen Sexualhormon Oestradiol wird eine präventiv-protektive Wirkung zugeschrieben (s. o.). Von ihm weiss man jedenfalls, dass es anti-inflammatorische Wirkung hat[426]. Zu dem Zusammenhang von Schizophrenie und entzündlichen Vorgängen s. u. unter »Einflussfaktoren in der Jugend«. – Messungen der Hypophysengrösse zeigen, dass die weibliche Hypophyse im Durchschnitt grösser ist als die männliche[427]. Vergrösserungen der Hypophyse finden sich bei Stress als Zeichen einer Aktivierung der HPA-Achse und deuten auf ein erhöhtes Psychoserisiko[428]. In Anbetracht des Umstands, dass Frauen tendenziell eher günstigere Verläufe haben, ist dieser Befund schwierig zu deuten. Eventuell ist er ein Hinweis darauf, dass Frauen auf Stress heftiger, emotionaler reagieren und dennoch gegen ein Psychotischwerden besser geschützt sind. – Geschlechtsunterschiede im Glutamatsystem werden ebenfalls für die verschiedenen Ausformungen der Krankheit bei Männern und Frauen verantwortlich gemacht[429].

Bei USA-Frauen, die über stressige Erfahrungen während der Schwangerschaft berichteten und überdurchschnittlich häufig schizophren erkrankte Nachkommen hatten, war der Erkrankungsüberschuss bei den weiblichen Nachkommen geringer als bei den männlichen[430].

422 8
423 26
424 Zusammenfassung bei 16
425 12, 18
426 1, 3
427 17
428 2, 4
429 31
430 7

Bei einer Geburtenkohorte 1955–1965, vor, während und nach der Hungersnot in Südchina 1959–1961 hatten die im Frühjahr geborenen weiblichen Nachkommen ein höheres Schizophrenierisiko als die männlichen[431].

Die Naziblockade Hollands 1944/45 hatte eine Hungersnot zur Folge mit der grössten Ausprägung im Westen des Landes. Die weiblichen Nachkommen, die davon im 1. Schwangerschaftstrimenon betroffen gewesen waren, hatten im späteren Leben ein erhöhtes Schizophrenierisiko von 2.17–2.56. Bei den männlichen Nachkommen fand sich kein erhöhtes Schizophrenierisiko[432].

Die weiblichen Nachkommen von Frauen, die während des Arabisch-Israelischen Kriegs 1967 (Sechstagekrieg) schwanger waren, hatten, wenn das Trauma in den ersten beiden Schwangerschaftsmonaten stattfand, ein deutlich höheres Schizophrenierisiko als die männlichen. Das Risiko im zweiten Schwangerschaftsmonat betrug 4,3, im dritten Schwangerschaftsmonat 3,6. Bei den männlichen Nachkommen nahm das (niedrigere) Erkrankungsrisiko zu, wenn das Kriegstrauma im dritten Schwangerschaftsmonat statt im zweiten erfolgte[433].

In China und generell in Entwicklungsländern scheinen Frauen häufiger schizophren zu erkranken als Männer[434]. Eine Untersuchung aus Taiwan fand den Wintergeburtenüberschuss der Schizophrenen ausgeprägter in den niederen Einkommensklassen und bei Frauen[435].

Asiatische Migrantinnen erster und zweiter Generation erkranken häufiger als ihre Männer[436].

Sexueller Missbrauch von Migranten in der Kindheit geht bei Frauen, nicht bei Männern, im Erkrankungsfall mit ausgeprägterer psychotischer Symptomatik einher[437].

Bei hohem sozialem Status des Vaters fanden zwei finnische Untersuchungen ein erhöhtes Schizophrenierisiko der Töchter[438].

Noch ist ungenügend geklärt, ob und wieweit Chromosomenaberrationen mit Geschlechtsunterschieden gewisser psychiatrischer Krankheiten zusammenhängen. Mögliche Verknüpfungen von Veränderungen der Sexchromosome mit psychiatrischen Krankheiten eröffnen neue Einsichten einer geschlechtsspezifischen Pathogenese psychiatrischer Krankheiten[439]. Das Turner-Syndrom

431 29, 30
432 24
433 14
434 20, 22
435 5
436 6
437 15
438 9, 13
439 32

(anstelle von zwei Geschlechtschromosomen [XX oder XY] findet sich in den Körperzellen nur *ein* funktionsfähiges X-Chromosom) kommt bei schizophrenen Frauen dreimal häufiger vor als im Durchschnitt der weiblichen Bevölkerung ($p=0.02$)[440].

Generell sind die Geschlechtsunterschiede zwischen männlichem und weiblichem Geschlecht weniger ausgeprägt, wenn die Krankheit schon früh in der Kindheit ausbricht[441].

Schlussfolgerungen: weibliche Schizophreniefälle der Nachkommen nehmen ab, je weiter die Schwangerschaft der Mütter zum Zeitpunkt einer Traumatisierung fortgeschritten war, männliche nehmen zu. Männliche Foeten haben eine langsamere neurologische Entwicklung, der Höhepunkt der Schizophreniegefährdung ist bei ihnen später[442]. Es gibt Hinweise, dass die bei Frauen anders gelagerte Erkrankungshäufigkeit, Ersterkrankungsalter und Verlauf schizophrener Erkrankungen in Zusammenhang stehen mit Veränderungen der für den Serotonin-Polymorphismus verantwortlichen Genregion, aber auch andere Genregionen werden dafür verantwortlich gemacht[443]. Frauen haben eine andere Art von Verletzlichkeit als Männer. Sie reagieren auf psychosozialen Stress anders als Männer und dies in Abhängigkeit von der Tageszeit, ihrer aktuellen hormonellen Situation, Menstruation, Empfängnisverhütung, Schwangerschaft, Menopause[444]. Frauen sind anderen Stressoren ausgesetzt, sie sind v. a. in Asien (?) sozial anders eingebettet als Männer? Über eine allfällige epigenetische Weitergabe der Auswirkungen von Stress von der Mutter auf die Tochter weiss man noch zu wenig. Insgesamt sind die Befunde uneinheitlich und bedürfen weiterer Klärung.

### *Literatur*

1. Abel KM, Drake R, Goldstein JM: Sex differences in schizophrenia. Int Rev Psychiatry. 2010; 22(5):417–28.
2. Aiello G, Horowitz M, Hepgul N, et al.: Stress abnormalities in individuals at risk for psychosis: a review of studies in subjects with familial risk or with »at risk« mental state. Psychoneuroendocrinology. 2012 Oct; 37(10):1600–13.
3. Arevalo MA, Santos-Galindo M, Bellini MJ, et al.: Actions of estrogens on glial cells: Implications for neuroprotection. Biochim Biophys Acta. 2010 Oct; 1800(10):1106–12.
4. Borges S, Gayer-Anderson C, Mondelli V: A systematic review of the activity of the hypothalamic-pituitary-adrenal axis in first episode psychosis. Psychoneuroendocri nology. 2013 May; 38(5):603–11.

440 21
441 19
442 25
443 28
444 10, 11

5. Cheng C, Loh EW, Lin CH, et al.: Birth Seasonality in Schizophrenia: Effects of gender and income-status. Psychiatr Clin Neurosc 2013; 67: 426–33.
6. Coid JW, Kirkbride JB, Barker D, et al.: Raised incidence rates of all psychoses among migrant groups: findings from the East London first episode psychosis study. Arch Gen Psychiatry. 2008 Nov; 65 (11):1250–8.
7. Fineberg AM, Ellman LM, Schaefer CA, et al.: Fetal exposure to maternal stress and risk for schizophrenia spectrum disorders among offspring: Differential influences of fetal sex. Psychiatry Res. 2016 Feb 28; 236:91–7.
8. Häfner H: Gender Differences in Schizophrenia. In: Gattaz F, Häfner H (Eds): Search for the Causes of Schizophrenia, Vol.5. Springer, Heidelberg 2004, pp. 53–94.
9. Jääskeläinen E, Haapea M, Rautio N, et al.: Twenty Years of Schizophrenia Research in the Northern Finland Birth Cohort 1966: A Systematic Review. Schizophrenia Research and Treatment Vol 2015, Article ID 524875, 12 p.
10. Kajantie E, Phillips DI: The effects of sex and hormonal status on the physiological response to acute psychosocial stress. Psychoneuroendocrinology. 2006 Feb; 31(2): 151–78.
11. Kirschbaum C, Kudielka BM, Gaab J, et al.: Impact of gender, menstrual cycle phase, and oral contraceptives on the activity of the hypothalamus-pituitary-adrenal axis. Psychosom Med. 1999 Mar-Apr; 61(2):154–62.
12. Leung A, Chue P: Sex differences in schizophrenia, a review of the literature. Acta Psychiatr Scand Suppl. 2000; 401:3–38.
13. Mäkikyrö T, Isohanni M, Moring J, et al.: Is a child's risk of early onset schizophrenia increased in the highest social class? Schizophr Res. 1997 Feb 28; 23(3):245–52.
14. Malaspina D, Corcoran C, Kleinhaus KR, et al: Acute maternal stress in pregnancy and schizophrenia in offspring: A cohort prospective study. BMC Psychiatry. 2008; 8: 71.
15. Misiak B, et al.: Childhood traumatic events and types of auditory verbal hallucinations in first-episode schizophrenia patients. Compr Psychiatry. 2016 Apr; 66:17–22.
16. Nasser EH, Walders N, Jenkin JH: The Experience of Schizophrenia: What's Gender Got To Do With It? A Critical Review of the Current Status of Research on Schizophrenia. Schizophr Bull, 2002; 28(2): 315–62.
17. Nordholm D, Krogh J, Mondelli V, et al.: Pituitary gland volume in patients with schizophrenia, subjects at ultra high-risk of developing psychosis and healthy controls: a systematic review and meta-analysis. Psychoneuroendocrinology. 2013 Nov; 38(11): 2394–404.
18. Ochoa, S., Usall, J., Cobo, J., et al.: Gender differences in schizophrenia and first-episode psychosis: a comprehensive literature review. Schizophrenia Research and Treatment, 2012, 1–9. [916198].
19. Ordóñez AE, Loeb FF, Zhou X, et al.: Lack of Gender-Related Differences in Childhood-Onset Schizophrenia. J Am Acad Child & Adolesc Psychiat 2016 Sept; 55(9): 792–9.
20. Phillips MR, Yang G, Li S, Li Y. Suicide and the unique prevalence pattern of schizophrenia in mainland China: A retrospective observational study. Lancet. 2004; 364: 1062–8.
21. Prior TI, Chue PS, Tibbo P: Investigation of Turner syndrome in schizophrenia. Am J Med Genet. 2000 Jun 12; 96(3):373–8.
22. Ran MS, Yu-Hai Chen E: Suicide and schizophrenia in China. Lancet. 2004; 364:1016–17.

23. Räsänen S: Gender differences in schizophrenia. Observations from Northern Finland Department of Psychiatry and Department of Public Health Science and General Practice. Med Diss. University of Oulu, Finland. 2000.
24. Susser ES, Lin SP.: Schizophrenia after prenatal exposure to the Dutch Hunger Winter of 1944–1945. Arch Gen Psychiatry. 1992 Dec; 49(12):983–8.
25. van Os J, Selten JP.: Prenatal exposure to maternal stress and subsequent schizophrenia. The May 1940 invasion of The Netherlands. Brit J Psychiat 1998 Apr, 172(4) 324–26.
26. van Os J, Walsh E, van Horn E, et al.: Tardive dyskinesia in psychosis: are women really more at risk? UK700 Group. Acta Psychiatr Scand. 1999 Apr; 99(4):288–93.
27. Varma VK, Wig NN, Phookun HR, et al.: First-onset schizophrenia in the community: relationship of urbanization with onset, early manifestations and typology. Acta Psychiatr Scand. 1997 Dec; 96(6):431–8.
28. Vigod SN, Stewart DE: Emergent research in the cause of mental illness in women across the lifespan. Curr Opin Psychiatry. 2009 Jul; 22(4):396–400.
29. Wang C, Zhang Y: Schizophrenia in mid-adulthood after prenatal exposure to the Chinese Famine of 1959–1961. Schizophr Res. 2017 Jun; 184: 21–5.
30. Wang C, Zhang Y: Season of birth and schizophrenia: Evidence from China. Psychiatr Res 2017 Jul, 253, 189–96.
31. Wickens MM, Bangasser DA, Briand LA: Sex Differences in Psychiatric Disease: A Focus on the Glutamate System. Front Mol Neurosci. 2018 Jun 5; 11:197.
32. Zhang X, Yang J, Li Y, et al.: Sex chromosome abnormalities and psychiatric diseases. Oncotarget. 2017 Jan 17; 8(3): 3969–79.

## Männliches Geschlecht

Männer erkranken in jüngerem Alter schizophren als Frauen (im Durchschnitt mit 18–24 Jahren)[445]. – Es wurde argumentiert, dies sei dem Umstand geschuldet, dass männliche Psychopathologie in der Öffentlichkeit weniger toleriert werde als weibliche, und Männer rascher hospitalisiert würden[446]. Es konnte jedoch gezeigt werden, dass die Zeit, die zwischen dem Auftreten der ersten Symptome und der ersten Hospitalisierung verstreicht, für beide Geschlechter gleich lang ist[447]. Männer sind schon prämorbid auffälliger und haben auch später einen ungünstigeren Krankheitsverlauf. Sie zeigen mehr Negativsymptome, die kognitiven Defizite sind bei ihnen ausgeprägter, die neurophysiologischen und die strukturellen Hirnanomalien sind bei ihnen grösser[448].

Männer erkranken im Verhältnis von 1,4:1 (0,9:1–2,4:1) häufiger an Schizophrenie als Frauen[449].

Die Anzahl der Neuerkrankungen (Inzidenz) bezogen auf die geographische Breite korreliert nur bei Männern mit der geogr. Breite, nicht bei Frauen[450].

Von den meisten im Zusammenhang mit Schizophrenie bekannten Risikofaktoren sind Männer stärker betroffen[451]. So ist das Erkrankungsrisiko in Grosstädten für Männer grösser als für Frauen[452].

In verschiedenen Ländern konnte nur bei Männern ein Zusammenhang von Wintergeburtenhäufung, tiefen Temperaturen, geringer monatlicher Menge an Sonneneinstrahlung zur Zeit der Geburt und Schizophreniehäufigkeit gefunden werden. Eine dementsprechend geringere Zahl sommergeborener Schizophrener fand sich ebenfalls nur bei Männern. Ein Zusammenhang der Winterge-

---

445 33

446 15

447 3, 11

448 14, Zusammenfassung bei 9

449 13, 19, 21, 26

450 28

451 4, 6, 22

452 31, 32, 34

burtenhäufung mit frühem Ersterkrankungsalter fand sich auch nur bei Männern[453]. Ein Zusammenhang zwischen geringer Sonnenscheineinstrahlung um die Zeit der Geburt und frühem Ersterkrankungsalter jedoch sowohl bei Männern wie Frauen[454]. Verwandte ersten Grades von Schizophrenen, die in den Monaten Februar bis Mai geboren worden waren, hatten das höchste Risiko selbst zu erkranken, doch hatte dies im Falle der männlichen Schizophrenen nur Gültigkeit, wenn bei den Verwandten die Krankheit vor dem 30. Altersjahr ausbrach[455].

Das erhöhte Erkrankungsrisiko ist bei migrierenden Männern und Flüchtlingen ausgeprägter als bei Frauen[456].

USA-Frauen, die über Stresserfahrungen während der Schwangerschaft berichteten, hatten überdurchschnittlich häufig Nachkommen, die schizophren erkrankten, vor allem die männlichen Nachkommen[457].

Nachkommen von Frauen, die schwanger waren während der deutschen Invasion in Holland im Mai 1940, hatten eine erhöhte Schizophrenierate: für die ganze Schwangerschaft 1.15; – im ersten Trimenon 1.28; – im zweiten Trimenon betreffend die männlichen Nachkommen 1.35; die weiblichen Nachkommen 0.83.

Bei Nachkommen von Frauen, die während des Arabisch-Israelischen Kriegs 1967 (Sechstagekrieg) schwanger waren, hatten die männlichen Nachkommen eine niedrigere Schizophrenierate als die weiblichen, mit einer Zunahme (Datum der Traumatisierung) vom zweiten zum dritten Schwangerschaftsmonat[458].

Männliche Zwillinge, konkordant oder diskordant für Schizophrenie, zeigen einen geringeren Grad an DNA-Methylierung (s. u. unter Epigenetik) als gesunde Vergleichszwillinge.

Es gibt eine Verbindung zwischen erfolgter Vit D-Substitution im 1. Lebensjahr und geringerer Schizophrenieerkrankung bei Männern (möglicherweise reagieren sie auf ungenügendes Vitamin D während der Schwangerschaft empfindlicher als weibliche Fötusse), nicht bei Frauen (die ohnehin niedrigere Schizophrenie-Raten haben als Männer)[459].

Ein Zusammenhang zwischen Ablehnung durch die Eltern in Kindheit und Jugend und positiven psychotischen Symptomen konnte nur bei männlichen

453 17, 24, 29
454 17
455 25
456 5, 12
457 8
458 16
459 18

Patienten gefunden werden, nicht bei weiblichen[460]. Die Familien männlicher Kranker wurden als kritischer beschrieben. *High Expressed Emotions* (s. u.) haben eine ausgeprägter negative Auswirkung auf Männer[461].

Eine dänisch-schweizerische Untersuchung von 2017 konnte erstmals einen Zusammenhang von Infektion der Mutter während der Schwangerschaft, psychologischem Trauma während der Pubertät und erhöhtem Schizophrenierisiko zeigen. Betroffen waren vor allem Männer[462].

Im Tierversuch konnte gezeigt werden, dass männliche Ratten besonders vulnerabel sind für ein via frühe Infektion vermitteltes mikrogliales Priming[463] (s. u. »*Two Hits*« Hypothese).

Die beschriebenen Unterschiede zwischen männlichem und weiblichem Geschlecht im Bezug auf die Krankheit sind weniger ausgeprägt, wenn die Krankheit schon in der Kindheit ausbricht[464].

Eine kleine kanadische Studie von 2015 an zehn Männern und sechs Frauen zeigte deutliche Unterschiede der DNA-Methylierung bei Männern und Frauen[465]. Die Aussagekraft der Studie ist wegen der geringen Teilnehmerzahl jedoch beschränkt. Auch wurde sie bisher nicht repliziert.

Schlussfolgerungen: Die Befunde insgesamt sind uneinheitlich, jedoch mit einer Tendenz, wonach das männliche Geschlecht empfänglicher ist für prä- oder perinatale Störungen der neurologischen Entwicklung. Das längere Zeitfenster der männlichen Empfänglichkeit für derartige Störungen = Störbarkeit = Verletzlichkeit, hängt mit der langsameren Gehirnentwicklung bei dem männlichen Geschlecht zusammen[466]. Viele Befunde sprechen für eine grössere Vulnerabiltät und geringere Resilienz des männlichen Geschlechts, d. h., Männer wären in dieser Hinsicht das schwächere Geschlecht. Es gibt jedoch auch Hinweise, dass Männer an einer schwereren Form von Schizophrenie erkranken als Frauen[467].

### *Literatur*

1. Bani-Fatemi A, Zai C, De Luca V: Early onset schizophrenia: Gender analysis of genome-wide potential methylation. Clin Chim Acta. 2015 Sep 20; 449:63–7.

460 27, p. 12
461 14
462 7
463 2
464 23
465 1
466 30
467 10

2. Bilbo SD, Smith SH, Schwarz JM: A lifespan approach to neuroinflammatory and cognitive disorders: a critical role for glia. J Neuroimmune Pharmacol. 2012 Mar; 7(1):24–41.
3. Bromet EJ, Schwartz JE, Fenni, S, Geller L: The epidemiology of psychosis: The Suffolk County Mental Health Project. Schizophr Bull, 1992; 18(2):243–55.
4. Cannon M, Jones, PB, Murray, RM: Obstetric complications and schizophrenia: historical and meta-analytic review. Am. J. Psychiatry. 2002; 159: 1080–92.
5. Dapunt J, Kluge U, Heinz A.: Risk of psychosis in refugees: a literature review. Translational Psychiatry (2017) 7, e1149.
6. Davies G, Welham J, Chant D, Torrey EF, McGrath J.: A systematic review and meta-analysis of Northern Hemisphere season of birth studies in schizophrenia. Schizophr Bull. 2003; 29(3):587–93.
7. Debost JP, Larsen JT, Munk-Olsen T, et al.: Joint Effects of Exposure to Prenatal Infection and Peripubertal Psychological Trauma in Schizophrenia. Schizophr Bull. 2017 Jan; 43(1):171–9.
8. Fineberg AM, Ellman LM, Schaefer CA, et al.: Fetal exposure to maternal stress and risk for schizophrenia spectrum disorders among offspring: Differential influences of fetal sex. Psychiatry Res. 2016 Feb 28; 236:91–7.
9. Gogos A, Sbisa AM, Sun J, et al.: A Role for Estrogen in Schizophrenia: Clinical and Preclinical Findings. Int J Endocrinol. 2015; 2015: 615356.
10. Goldstein JM, Tsuang MT, Faraone SV: Gender and schizophrenia: Implications for understanding the heterogeneity of the illness. Psychiatr Res 1989 June, 28(3): 243–53.
11. Häfner H, an der Heiden W, Behrens S, et al.: Causes and consequences of the gender difference in age at onset of schizophrenia. Schizophr Bull, 1998, 24(1):99–113.
12. Hollander A-C, Dal H, Lewis G, et al: Refugee migration and risk of schizophrenia and other non-affective psychoses: cohort study of 1.3 million people in Sweden. BMJ 2016 ; 352:i1030.
13. Kirkbride JB, et al.: Heterogeneity in incidence rates of schizophrenia and other psychotic syndromes: findings from the 3-center AeSOP study. Arch Gen Psychiatry. 2006 Mar; 63(3):250–8.
14 Leung A, Chue P: Sex differences in schizophrenia, a review of the literature. Acta Psych iatr Scand Suppl. 2000; 401:3–38.
15. Lewine R: Schizophrenia: an amotivational syndrome in men. Can J Psychiatry. 1985 Aug; 30(5):316–8.
16. Malaspina D, Corcoran C, Kleinhaus KR, et al: Acute maternal stress in pregnancy and schizophrenia in offspring: A cohort prospective study. BMC Psychiatry. 2008; 8: 71.
17. McGrath J, Selten JP, Chant D.: Long-term trends in sunshine duration and its association with schizophrenia birth rates and age at first registration–data from Australia and the Netherlands. Schizophr Res. 2002 Apr 1; 54(3):199–212.
18. McGrath J, Saari K, Hakko H, et al.: Vitamin D supplementation during the first year of life and risk of schizophrenia: a Finnish birth-cohort study. Schizophr Res. 2004 Apr 1; 67:237–45.
19. McGrath J, Saha S, Welham J, et al.: A systematic review of the incidence of schizophrenia: the distribution of rates and the influence of sex, urbanicity, migrant status and methodology. BMC Med, 2004 Apr, 2, 28; 2:13.

20. McGrath JJ: Variations in the incidence of schizophrenia: data versus dogma. Schizophr Bull. 2006 Jan; 32(1):195–7.
21. McGrath JJ, Saha S, Chant D, Welham J: Schizophrenia: A Concise Overview of Incidence, Prevalence, and Mortality. Epidem Rev, 2008 Nov, 30(1), 67–76.
22. Nielsen PR, Mortensen PB, Dalman C, et al.: Fetal Growth and Schizophrenia: A Nested Case-Control and Case-Sibling Study. Schizophrenia Bull. 2013 Nov; 39(6): 1337–42.
23. Ordóñez AE, Loeb FF, Zhou X, et al.: Lack of Gender-Related Differences in Childhood-Onset Schizophrenia. J Am Acad Child & Adolesc Psychiat 2016 Sept; 55(9): 792–9.
24. Owens N, McGorry PD.: Seasonality of symptom onset in first-episode schizophrenia. Psychol Med. 2003 Jan; 33(1):163–7.
25. Pulver AE, Liang KY, Brown CH, et al: Risk factors in Schizophrenia. Season of birth, gender, and familial risk. Br J Psychiatry, 1992 Jan; 160: 65–71.
26. Radua J, Ramella-Cravaro V, Ioannidis JPA, et al.: What causes psychosis ? An umbrella review of risk and protective factors. World Psychiatry 2018 Feb; 17(1): 49–66.
27. Read J, Gumley A: Can Attachment Theory Help Explain the Relationship Between Childhood Adversity and Psychosis? In: ATTACHMENT: New Directions in Psychotherapy and Relational Psychoanalysis, Vol. 2, March 2008: 1–35.
28. Saha S, Chant DC, Welham JL, McGrath JJ: The incidence and prevalence of schizophrenia varies with latitude. Act Psychiat Scand 2006 July; 114 (1), 36–9.
29. Tatsumi M, Sasaki T, Iwanami A, et al.: Season of birth in Japanese patients with schizophrenia. Schizophr Res. 2002 Apr 1; 54(3):213–8.
30. van Os J, Selten JP.: Prenatal exposure to maternal stress and subsequent schizophrenia. The May 1940 invasion of The Netherlands. Brit J Psychiat 1998 Apr, 172(4) 324–26.
31. van Os J, Hanssen M, Bak M, et al.: Do urbanicity and familial liability coparticipate in causing psychosis? Am J Psychiatry 2003; 160:477–82.
32. van Os J, Pedersen CB, Mortensen PB.: Confirmation of synergy between urbanicity and familial liability in the causation of psychosis. Am J Psychiatry 2004;161:2312–4.
33. Varma VK, Wig NN, Phookun HR, et al.: First-onset schizophrenia in the community: relationship of urbanization with onset, early manifestations and typology. Acta Psychiatr Scand. 1997 Dec; 96(6):431–8.
34. Weiser M, van Os J, Reichenberg A, Rabinowitz J, et al.: Social and cognitive functioning, urbanicity and risk for schizophrenia. Br J Psychiatry. 2007 Oct; 191:320–4.

## Lebensgeschichtlich frühe Einflussfaktoren in der Kindheit

Auch nach der Geburt befindet sich das menschliche Gehirn weiter in Entwicklung und ist empfänglich für Einflüsse, Störungen und Traumatisierungen.

Cross-fostering Adoptionsstudien zeigen, dass sowohl Genetik wie Umwelteinflüsse einen krankmachenden Effekt haben können: Untersucht wurden Kinder aus schizophreniebelasteten Familien, die in normale Familien adoptiert worden waren und Kinder aus normalen Familien, die in Familien adoptiert wurden, in denen später Schizophrenie diagnostiziert wurde. In einer Untersuchung von Wender und Mitarbeitern zeigte sich, dass Kinder, die aus schizophreniebelasteten Familien stammten, in 18,8 % schizophren erkrankten, Kinder, die aus normalen Familien stammten und in Familien aufwuchsen, in denen Schizophrenie diagnostiziert worden war, in 10,7 %. Sowohl Genetik wie Kontakte mit Schizophreniekranken erwiesen sich als risikoreich[468]. Tienari und Mitarbeiter verfeinerten das Studiendesign, indem sie Kriterien für ein gesundes und ein gestörtes Familienilieu erstellten. Danach zeigte sich, dass Adoptierte, aus schizophreniebelasteten wie aus normalen Familien in einem gestörten Familienmilieu eher schizophren erkrankten, während das Aufwachsen in einem gesunden Familienmilieu sich als Schutzfaktor gegen Schizophrenie erwies[469].

Sowohl im Vorfeld schizophrener Erkrankungen wie vor Rückfällen erleiden Patienten in gehäuftem Ausmass belastende Lebensereignisse[470]. Anhaltender und wiederholter Stress hat eine Deregulierung der HPA-Achse zur Folge, mit verstärkter Ausschüttung des Adrenocorticotropen Hormons ACTH und der Glukocorticoide Cortisol, Cortison und Corticosteron. So weit in groben Umrissen das sogenannte *Diathesis-Stress-Modell*[471]. – Die Kombination von genetischer Belastung und Stress, bzw. Traumatisierung in Kindheit und Jugend

468 15
469 9, 10, 11
470 3, 5, 6
471 8, 14

bewirkt Veränderungen der neurologischen Abläufe im Nervensystem, die in der Adoleszenz und im frühen Erwachsenenalter zu einer erhöhten Stressempfindlichkeit führen und ein erhöhtes Psychoserisiko darstellen[472]. Auf jeden neuen Stress reagiert das Nervensystem sensibler und intensiver[473]. Es gibt eine positive Korrelation zwischen Cortisolspiegeln und psychotischen Symptomen bei Schizophrenie[474]. Schizophreniekranke weisen eine Überaktivität der HPA-Achse auf, eine verstärkte ACTH-Reaktion auf pharmakologische und psychosoziale Reize und Veränderungen der Glukokortikoid-Rezeptoren[475]. Hochrisikopersonen für Schizophrenie mit hohen Cortisolwerten sind gefährdet psychotisch zu erkranken[476]. Längerdauernde antipsychotische Behandlung hingegen senkt die Cortisolspiegel[477]. Untersuchungen der letzten Jahrzehnte haben gezeigt, dass frühe Traumata in der Vorgeschichte psychotischer Entwicklungen eine wichtige Rolle spielen.

*Literatur*

1. Elman I, Adler CM, Malhotra AK, et al.: Effect of acute metabolic stress on pituitary-adrenal axis activation in patients with schizophrenia. Am J Psychiatry 1998; 155: 979–81.
2. Howes OD, Murray RM: Schizophrenia: an integrated sociodevelopmental-cognitive model. Lancet. 2014 May 10; 383(9929):1677–87.
3. Kraan T, Velthorst E, Smit F, et al.: Trauma and recent life events in individuals at ultra high risk for psychosis: Review and meta-analysis. Schizophrenia Research 2015[1], 161 (2–3): 143–9.
4. Mondelli V, Cattaneo A, Belvederi Murri M, et al.: Stress and inflammation reduce brain-derived neurotrophic factor expression in first-episode psychosis: a pathway to smaller hippocampal volume. J Clin Psychiatry 2011; 72: 1677–84.
5. Nuechterlein KH, Dawson ME, Gitlin M, et al: Developmental processes in schizophrenic disorders: longitudinal studies of vulnerability and stress. Schizophr Bull 1992; 18: 387–425.
6. Pallanti S, Quercioli L, Pazzagli A: (1997). Relapse in young paranoid schizophrenic patients: a prospective study of stressful life events, P300 measures, and coping. Am J Psychiatry 1997; 154: 792–8.
7. Perlman WR, Webster MJ, Kleinman JE, et al.: Reduced glucocorticoid and estrogen receptor alpha messenger ribonucleic acid levels in the amygdala of patients with major mental illness. Biol Psychiatry 2004; 56: 844–52.
8. Phillips LJ, Francey SM, Edwards J, McMurray N.: Stress and psychosis: towards the development of new models of investigation. Clin Psychol Rev. 2007 Apr; 27(3):307–17.

472 [2]
473 [12]
474 [13]
475 [1, 6, 14, 16]
476 [14]
477 [4]

9. Tienari, P.: Interaction between genetic vulnerability and family environment: the Finnish adoptive family study of schizophrenia. Acta Psychiatrica Scandinavica, 1991; 84: 460–5.
10. Tienari P, Wynne LC, Moring J, Lahti I: The Finnish Adoptive Family Study of Schizophrenia: Implications for Family Research. Brit J Psychiatry, 1994 Apr; 164, Issue S23: 20–26.
11. Tienari P, Wynne LC, Sorri A, et al.: Genotype-environment interaction in schizophrenia-spectrum disorder. Long-term follow-up study of Finnish adoptees. Br J Psychiatry 2004; 184:216–22.
12. van Winkel R, Stefanis NC, Myin-Germeys I.: Psychosocial stress and psychosis. A review of the neurobiological mechanisms and the evidence for gene-stress interaction. Schizophr Bull. 2008 Nov; 34(6):1095–105.
13. Walder DJ, Walker EF, Lewine RJ: Cognitive functioning, cortisol release, and symptom severity in patients with schizophrenia. Biol Psychiatry 2000; 48: 1121–32.
14. Walker EF, Diforio D: Schizophrenia: a neural diathesis-stress model. Psychol Rev 1997; 104: 667–85.
15. Wender PH, Rosenthal D, Kety SS, et al.: Crossfostering. A research strategy for clarifying the role of genetic and experiential factors in the etiology of schizophrenia. Arch Gen Psychiatry. 1974 Jan; 30(1):121–8.
16. Wender PH, Webster MJ, Knable MB, O'Grady J, et al.: Regional specificity of brain glucocorticoid receptor mRNA alterations in subjects with schizophrenia and mood disorders. Mol Psychiatry 2002; 7: 985–94, 924.

## Geburtskomplikationen

Geburtskomplikationen aller Art[478] erhöhen das spätere Psychoserisiko, OR 2,0 (1,6–2,4). Es ist jedoch kein einzelnes definierbares Ereignis dafür verantwortlich zu machen.

Folgende Gruppierungen werden vorgenommen:

a) Wachstumsverzögerung (geringeres Gewicht, geringerer Schädelumfang, geringere Grösse, geringeres Gewicht – bezogen auf die Schwangerschaftsdauer) ist ein Risikofaktor[479]. Bei eineiigen für Schizophrenie diskordanten Zwillingen ist der kleinere, schwächere eher gefährdet, später schizophren zu erkranken. Hirnvolumina, Gesamtvolumen, weisse und graue Substanz und rechter Hippocampus sind bei dem erkrankten Zwilling kleiner als bei dem gesunden[480].
   Auch besonders hohe Körpermasse (Länge und Gewicht >4000 g, RR 1.68) stellen ein Risiko für spätere Psychoseerkrankung dar[481].

478 4, 5
479 1, 7, 11, 14
480 12, 13, 16
481 17

b) perinatale Hypoxie. Bei familiärer Belastung mit Schizophrenie kommt perinatale Hypoxie gehäuft vor. Ebenso bei Kindern, die verhältnismässig klein sind für das Schwangerschaftsalter. Gemeinsame, perinatale Hypoxie und Schizophrenie betreffende Gene scheinen dafür verantwortlich zu sein[482].
c) perinatale Infektionen[483], Atemwegsinfektionen (Risiko 2,13)[484], Polio (Risiko 1,05)[485], Herpes Simplex, Rhesus-Inkompatibilität (Risiko 2.1)[486] vergrössern die Schizophreniegefährdung. Positive Toxoplasmaseren postpartal korrelieren mit erhöhter Schizophreniehäufigkeit[487].
d) Perinataler Hirnschaden, Schädel-Hirn Traumata stellen eine hohe Gefährdung für spätere Schizophrenieerkrankung dar (OR 4,8; 1,7–12,1)[488].

*Literatur*

1. Abel KM, Wicks S, Susser ES, et al.: Birth weight, schizophrenia, and adult mental disorder: is risk confined to the smallest babies? Arch Gen Psychiatry. 2010 Sep; 67(9):923–30.
2. Brown AS, Schaefer CA, Wyatt RJ, et al.: Maternal exposure to respiratory infections and adult schizophrenia spectrum disorders: a prospective birth cohort study. Schizophr Bull. 2000; 26:287–95.
3. Buka SL, Tsuang MT, Torrey EF et al.: Maternal infections and subsequent psychosis among offspring. Arch Gen Psychiatry 2001; 58: 1032–7.
4. Cannon M, Jones, PB, Murray, RM: Obstetric complications and schizophrenia: historical and meta-analytic review. Am. J. Psychiatry. 2002; 159: 1080–92.
5. Clarke MC, Harley M, Cannon M: The Role of Obstetric Events in Schizophrenia. Schizophr Bull, 2006 Jan; 32(1): 3–8
6. Hollister JM, Laing P, Mednick SA: Rhesus incompatibility as a risk factor for schizophrenia in male adults. Arch Gen Psychiatry 1996 Jan; 53(1): 19–24.
7. Jones PB, Rantakallio P, Hartikainen AL, et al.: Schizophrenia as a Long-Term Outcome of Pregnancy, Delivery and Perinatal Complications: A 28-Year Follow-Up of the 1966 North Finland General Population Birth Cohort. Am J Psychiatry. 1998 March; 155(3): 355–64.
8. Mortensen PB, Norgaard-Pedersen B, Waltoft BL, et al.: Early infections of *toxoplasma gondii* and the later development of schizophrenia. Schizophr Bull. 2007; 33:741–4.
9. Nicodemus KK, Marenco S, Batten AJ, et al.: Serious obstetric complications interact with hypoxia-regulated/vascular-expression genes to influence schizophrenia risk. Mol Psychiatry. 2008 Sep; 13(9):873–7.
10. Nielsen AS, Mortensen PB, O'Callaghan E, et al.: Is head injury a risk factor for schizophrenia? Schizophr Res. 2002 May; 55(1–2):93–8.

482 [9]
483 [3]
484 [2]
485 [15]
486 [6]
487 [8]
488 [10]

11. Nielsen PR, Mortensen PB, Dalman C, et al.: Fetal Growth and Schizophrenia: A Nested Case-Control and Case-Sibling Study. Schizophrenia Bull. 2013 Nov; 39(6): 1337–42.
12. Picchioni MM, Rijsdijk F, Toulopoulou T, et al.: Familial and environmental influences on brain volumes in twins with schizophrenia. J Psychiatry Neurosci. 2017 Mar; 42(2): 122–30.
13. Radua J, Ramella-Cravaro V, Ioannidis JPA, et al.: What causes psychosis ? An umbrella review of risk and protective factors. World Psychiatry 2018 Feb; 17(1): 49–66.
14. Rifkin L, Lewis S, Jones P, et al.: Low Birth Weight and Schizophrenia. Brit J Psychiatry. 1994; 165: 357–62.
15. Suvisaari J, Haukka J, Hovi T, et al.: Association between prenatal exposure to poliovirus infection and adult schizophrenia. Am J Psychiatry 1999; 156: 1100–2.
16. Wahlbeck K, Forsén T, Osmond C, et al.: Association of schizophrenia with low maternal body mass index, small size at birth, and thinness during childhood. Arch Gen Psychiatry. 2001 Jan; 58(1):48–52.
17. Wegelius A: Influence of birth weight on the risk and clinical presentation of Schizophrenia. Med Diss Univ. Helsinki 2017.

## Anzahl der Geschwister

Einzelkinder haben ein etwas erhöhtes Schizophrenierisiko, RR 1,22[489]. Bei einer Anzahl von vier, fünf oder mehr Geschwistern, verglichen mit nur zwei Geschwistern, ist das Risiko an Schizophrenie zu erkranken ebenfalls erhöht (RR 1,26–1,46)[490]. Auch erhöht sich das Schizophrenierisiko, wenn Halbgeschwister vorhanden sind. Dies mag mit frühem Verlust eines Elternteils infolge Trennung und Scheidung zusammenhängen. Das Vorhandensein von Zwillingsgeschwistern hat keinen Einfluss auf die Erkrankungshäufigkeit.

Die Anzahl der Geschwister ist vermutlich nicht eine für sich selbst relevante Variable. Die Familiengrösse ist auch abhängig von Weltanschauung und Religion der Eltern, deren Angepasstheit an allgemeine Gepflogenheiten in Bezug auf Anzahl der Kinder, bzw Opposition, Aussenseiterstatus oder Gleichgültigkeit gegenüber diesen, abhängig von positiven oder negativen Einstellungen der Eltern im Hinblick auf die Zukunft, abhängig von einem etwaigem Verantwortungsgefühl für das Schicksal eigener Kinder, von einem Verantwortungsgefühl gegenüber dem ohnehin schon überbevölkerten Planeten, usw., was alles auch Ausdruck von besserer oder schlechterer geistiger Gesundheit sein kann, die unter Umständen an die nächste Generation weitergegeben wird. Die Anzahl der Geschwister ist auch abhängig von städtischem oder ruralem Wohnen. Städtische Familien sind in der Regel kleiner als ländliche. In einem grösseren Familienverband ist die Wahrscheinlichkeit von Infektionskrankheiten grösser.

489 1
490 2

Die Anzahl der Kinder in einer Familie hat auch Einfluss auf die sozio-ökonomischen Bedingungen einer Familie, siehe oben die Ausführungen zu Armut.

*Literatur*

1. Pedersen CB, Mortensen PB: Sibship Characteristics during Upbringing and Schizophrenia Risk. Amer J Epidemiol 2004 Oct; 160(7): 652–60.
2. Westergaard T, Mortensen PB, Pedersen CB, et al.: Exposure to Prenatal and Childhood Infections and the Risk of Schizophrenia. Suggestions From a Study of Sibship Characteristics and Influenza Prevalence. Arch Gen Psychiatry 1999; 56(11): 993–8.

## Zeitlicher Abstand zu den nächsten Geschwistern

Die Befunde sind uneinheitlich. Beträgt der zeitliche Abstand zu den nächsten Geschwistern weniger als 2 Jahre, ist das Schizophrenierisiko ebenfalls etwas erhöht. Das Risiko beträgt 1.22, wenn der Abstand zu dem nächstälteren Geschwister weniger als 2 Jahre beträgt (s. o. Mangelernährung/ Folsäuremangel während der Schwangerschaft), 1.15 bei einem Abstand von weniger als 2 Jahren zu dem nächstjüngeren Geschwister[491]. Andere Untersucher[492] errechneten ein höheres Schizophrenierisiko, wenn jüngere Geschwister im Abstand von 7–14 Jahren vorhanden waren, ebenso bei wesentlich älteren Geschwistern (2–10 und 12 und mehr Jahre Abstand). Eine finnische Studie von 2004[493] errechnete ein höheres Schizophrenierisiko für Erstgeborene (OR 1,62), ein niedereres Erkrankungsrisiko (OR 0,66) bei Vorhandensein von Geschwistern, die 10 oder mehr Jahre älter waren. Siehe dazu auch oben die Ausführungen über unerwünschte Schwangerschaft und höheres Alter des Vaters bei der Zeugung.

*Literatur*

1. Haukka JK, Suvisaari J, Lönnqvist J: Family structure and risk factors for schizophrenia: case-sibling study. BMC Psychiatry 2004; 4: 41.
2. Pedersen CB, Mortensen PB: Sibship Characteristics during Upbringing and Schizophrenia Risk. Amer J Epidemiol 2004 Oct; 160(7): 652–60.
3. Westergaard T, Mortensen PB, Pedersen CB, et al.: Exposure to Prenatal and Childhood Infections and the Risk of Schizophrenia. Suggestions From a Study of Sibship Characteristics and Influenza Prevalence. Arch Gen Psychiatry 1999; 56(11): 993–8.

491 3
492 2
493 1

## Postnatale Risiken

Das in Entwicklung befindliche menschliche Gehirn ist für schädliche Einflüsse empfindlich weit über Schwangerschaft und Geburt hinaus.

Die Vermutung, dass ein ursächlicher Zusammenhang zwischen Infektionen und schizophrenen Erkrankungen bestehen könnte, beschäftigt die Psychiatrie schon seit den Zeiten von Kraepelin und Menninger[494]. Meningitis, vor allem virale Erkrankung des Zentralnervensystems vor dem Alter von 14 Jahren erhöht das spätere Schizophrenierisiko (OR 4,8; 1,6–14)[495]. Speziall Mumps, Cytomegalievirus und Toxoplasmose sind im Hinblick auf spätere Schizophrenie besonders gefährlich.

*Literatur*

1. Abrahao AL, Focaccia R, Gattaz WF: Childhood meningitis increases the risk for adult schizophrenia. World J Biol Psychiatry, 2005; 6(Suppl 2): 44–8.
2. Brown AS: The Risk for Schizophrenia From Childhood and Adult Infections. Amer J Psychiatry 2008 Jan; 165(1): 7–10.
3. Khandaker GM, Zimbron LG, Dalman C, et al.: Childhood infection and adult schizophrenia: A meta-analysis of population-based studies. Schizophr Res 2012 Aug; 139(1–13): 161–8.

## Schädel-Hirntrauma

Schädel-Hirntrauma erhöht das Risiko einer späteren schizophrenen Erkrankung (OR 1,42–1,65). Eine vorhandene genetische Belastung vergrössert das Risiko zusätzlich $_{1, 2, 3}$.

*Literatur*

1. AbdelMalik P, Husted J, Chow EWC, Bassett AS: Childhood Head Injury and Expression of Schizophrenia in Multiply Affected Families. Arch Gen Psychiatry 2003 Mar; 60(3): 231–6.
2. Deighton S, Buchy L, Cadenhead KL, et al.: Traumatic brain injury in individuals at clinical high risk for psychosis. Schizophr Res 2016 Jul; 174(1–3): 77–81.
3. Molloy C, Conroy RM, Cotter DR, Cannon M: Is Traumatic Brain Injury A Risk Factor for Schizophrenia? A Meta-Analysis of Case-Controlled Population-Based Studies. Schizophr Bull 2011 Nov; 37(6): 1104–10.

494 $_{2}$
495 $_{1, 3}$

## Widrigkeiten und Traumata in der Kindheit

Widrigkeiten und Traumata in der Kindheit, sexueller und physischer, emotioneller und psychologischer Missbrauch, Vernachlässigung, Mobbing, dysfunktionelle Familie, Gewalt zwischen den Eltern[496], Heimunterbringung, psychische Krankheit der Eltern, früher Verlust der Eltern, sei es durch Tod oder Ausscheiden eines Elternteils aus dem Familienverband bei Trennung und Scheidung der Eltern, gehen einher mit einem erhöhten Psychoserisiko (OR 2.75–2.99)[497]. Schätzungen zufolge sind etwa ein Viertel bis ein Drittel aller Kinder von derartigen Widrigkeiten und Traumata betroffen[498], psychisch Kranke in einem Ausmass von 80–90 %[499]. Die grosse internationale Umbrella-Studie der World Psychiatric Association[500] hat diesen Zusammenhang zwischen Kindheitstraumen und späterer psychotischer Erkrankung bestätigt. Es gibt Hinweise auf eine Dosis-Wirkung-Beziehung: je mehr Widrigkeiten desto grösser die Wahrscheinlichkeit einer späteren psychotischen Erkrankung[501].

Die Psychopathologie bei Krankheitsausbruch weist eine gewisse Spezifizität auf: Sexueller Missbrauch in der Kindheit korreliert im Erkrankungsfall tendenziell mit Halluzinationen und paranoiden Verkennungen[502], emotionale Vernachlässigung mit Paranoia[503].

Bei erwachsenen Patienten in psychiatrischen Kliniken zeigte sich in 22–62 % eine Anamnese von Vernachlässigung in der Kindheit[504]. Frauen mit einer Vorgeschichte von emotionaler Vernachlässigung in ihrer Kindheit waren fünfmal häufiger psychiatrisch hospitalisiert[505]. Eine kanadische Studie untersuchte erwachsene Schizophreniekranke einer psychiatrischen Ambulanz: 35 % hatten als Kinder unter emotionalem Missbrauch gelitten, 42 % unter physischer Vernachlässigung und 73 % unter emotionaler Vernachlässigung[506]. Eine US-amerikanische Studie von 2005 fand bei Schizophreniekranken, dass diejenigen mit einer Vorgeschichte von Misshandlung in der Kindheit (Vernachlässigung, physischer Missbrauch, sexueller Missbrauch) weniger und schlechtere Beziehungen zu Spielkameraden und mehr Schulschwierigkeiten gehabt hatten, zu einem früheren Zeitpunkt erstmals psychiatrisch hospitalisiert worden waren,

496 27
497 1, 8, 9, 14, 30, 31, 35, 36
498 9, 12
499 15
500 28
501 11, 38
502 30, 31, 32
503 2, 3, 8, 38
504 29
505 24
506 10

bereits mehrere psychiatrische Klinikaufenthalte hinter sich hatten und auf Symptomebene ängstlicher, depressiver und suizidaler waren[507]. Eine andere nordamerikanische Studie untersuchte vorwiegend männliche schwarzafrikanische schizophrene Ersterkrankte und fand in 39 % eine Vorgeschichte von sexuellem Missbrauch, in 78 % physischen Missbrauch, in 94 % emotionellen Missbrauch, in 89 % emotionelle und physische Vernachlässigung[508].

Bei traumatisierten Kindern finden sich in Ansätzen strukturelle und funktionelle cerebrale Anomalien (Dopamin-Dysregulation, Hyperaktivität der HPA-Achse, Schädigungen des Hippocampus…)[509], wie bei psychotischen Erwachsenen[510]. Es häufen sich Hinweise, wonach epigenetische Veränderungen am Glukocortikoidrezeptor zu diesen Veränderungen führen[511].

Widrigkeiten im Kindesalter sind der wichtigste vermeidbare Risikofaktor für psychische Krankheit im Erwachsenenalter. Sind in Kindheit und Jugend keine derartigen Belastungen vorhanden, scheint dies protektive Bedeutung zu haben[512].

Junge Erwachsene wurden retrospektiv befragt und getested (mittels Parental Bonding Instrument PBI, s. u. unter »Bindungstheorie«) bezüglich der von ihren Eltern erfahrenen Betreuung und Bindungserfahrungen in der Kindheit, und wurden einem Stress- und Problemlösungstest unterzogen. Mittels PET-Scan wurde im Gehirn unter Stressbelastung die Dopamin-Ausschüttung im ventralen Striatum gemessen. Die Versuchspersonen mit den schlechtesten Eltern-Kind-Erfahrungen hatten die höchsten Dopaminwerte[513]. Unbehandelte Schizophrene, gefolgt von High-risk-Personen zeigten ebenfalls in Teilen des Striatums unter Stress gegenüber Gesunden erhöhte Dopaminwerte[514]. Stress kann im Hippocampus Zerstörungen anrichten, wie sie auch bei Schizophrenie gefunden werden[515]. Derartige abnormale Dopamin-Reaktionen auf Stress mögen ein Mechanismus sein, wie soziale Gegebenheiten und Neurobiologie interagieren und das Schizophrenierisiko erhöhen[516].

Es liegen zunehmend Hinweise vor, dass noch andere molekulare Vorgänge massgeblich zur Entstehung schizophrener Erkrankungen beitragen:

507 33
508 6
509 37
510 18
511 17, 19
512 26
513 26
514 20
515 22, 23
516 21

a) Es gibt eine signifikante Beziehung zwischen aussergewöhnlicher Immunaktivierung, erhöhten mütterlichen proinflammatorischen Cytokinen während der Schwangerschaft und der Entwicklung von Schizophrenie bei den Nachkommen.
b) Bei Schizophreniekranken wurden Entzündungsproteine (Cytokine) nachgewiesen.
c) Antipsychotika haben eine therapeutische Wirkung auf Entzündungen des Nervengewebes.
d) Gegen Entzündungen gerichtete Medikamente haben eine therapeutische Wirkung auf Schizophrenie und die vermuteten Prodromalerscheinungen.
e) PET-Studien zeigen entweder erhöhte Entzündungsparameter des Nervengewebes oder, in diesbezüglich negativen Studien, eine Korellation von positiven psychotischen Symptomen und der Krankheitsdauer,
f) eine Beziehung zwischen Psychose und Antikörpern gegen Membranrezeptoren und
g) genomweite Assoziationsstudien zeigen, dass bei Schizophrenie Genen des Histocompatibilitätskomplexes neben anderen Genen eine wesentliche Rolle zukommt[517].

In Summe legen die Studien nahe, dass Entzündungen des Nervensystems und die Immunreaktion eine wichtige Rolle bei der Entstehung von Psychosen spielen[518]. Aus zahlreichen Studien ergeben sich Hinweise, dass psychosozialer Stress, frühe Misshandlung, ein »*harshes*« Familienmilieu[519], niederer Sozialstatus, Verlassenheitsgefühle, … Cytokine aktivieren und eine entzündliche Reaktion des Nervensystems herbeiführen, die Neurochemie beeinträchtigen, Struktur und Funktion des Gehirns verändern und das Schizophrenierisiko vergrössern[520].

In der Fachliteratur ist die Rede von »sozialen Stressoren«, die krank machen. Technisch gesprochen ist das korrekt. Aber man wird dramatischen Lebensereignissen wie Krieg, Flucht, Gewalt, Vertreibung, Missbrauch…nicht gerecht, wenn man sie in die Kategorie »Stress« einreiht, vergleichbar einem anstrengenden Arbeitstag mit zu vielen in beschränkter Zeit zu erfüllenden Pflichten. Es sind Katastrophen, wie auch in ihrer Folge eine schizophrene Krankheit eine ist.

Glücklicherweise reagieren nicht alle Menschen auf Hungersnöte, Erdbeben, Vulkanausbrüche, Krieg, Gewalt… mit einer schizophrenen Erkrankung. Aber es ist deshalb nicht leichthin und optimistisch davon ausgehen, dass sie davon

517 7, 34
518 21, Zusammenfassung bei 5
519 4
520 13, 16, Zusammenfassung bei 21

überhaupt nicht berührt werden und dass solche schwerwiegenden Erfahrungen in den meisten Fällen ohne Folgen bleiben. Die Psychotraumatologie lehrt etwas anderes. Teils sieht es oft so aus, als könnten Menschen, »flexibel« und »resilient«, wie sie sind, mit vielen Widrigkeiten problemlos fertigwerden, teils zeigen sich Zusammenhänge von scheinbar geringfügigen Ursachen und späten Auswirkungen bis in die nachfolgenden Generationen. (s. unten Epigenetik und Bindungstheorie). Es drängt sich auf, Kindern in den ersten Lebensjahren grösste Sorge zu tragen und in eine möglichst gesunde Zukunft für sie zu investieren.

### *Literatur*


1. Benjet C, Borges G, Medina Mora ME: Chronic childhood adversity and onset of psychopathology during three life stages: childhood, adolescence and adulthood. J Psychiatr Res 2010 Aug; 44(11): 732–40.
2. Bentall RP, Wickham S, Shevlin M, Varese F: Do specific early-life adversities lead to specific symptoms of psychosis: A study from the 2007 the Adult Psychiatric Morbidity survey. Schizophr Bull 2012 Jun; 38(4): 734–40.
3. Bentall RP, de Sousa P, Varese F et al.: From adversity to psychosis: pathways and mechanisms from specific adversities to specific symptoms. Soc Psychiatry Psychiatr Epidemiol. 2014 Jul; 49(7):1011–22.
4. Cannon M, Jones, PB, Murray, RM: Obstetric complications and schizophrenia: historical and meta-analytic review. *Am. J. Psychiatry.* 2002; 159: 1080–92.
5. Carter CS, Bullmore ET, Harrison P: Is there a flame in the brain in psychosis? Biol Psychiatry 2014; 75: 258–9.
6. Compton M, Furman A, Kaslow N: Preliminary evidence of an association between childhood abuse and cannabis dependence among African American first episode schizophrenia-spectrum disorder patients. Drug and Alcohol Dependence, 2004; 76: 311–6.
7. Consortium SWGotPG (2014). Biological insights from 108 schizophrenia-associated genetic loci. Nature 511: 421–7.
8. Cristóbal-Narváez P, Sheinbaum T, Ballespí S, et al.: Impact of Adverse Childhood Experiences on Psychotic-Like Symptoms and Stress Reactivity in Daily Life in Nonclinical Young Adults. PLoS One 2016 Apr 15; 11(4): e0152557.
9. Dvir Y, Denietolis B, Frazier JA: Childhood trauma and psychosis. Child Adolesc Psychiatr Clin N Am 2013 Oct; 22(4): 629–41.
10. Holowka DW, King S, Saheb D, et al.: Childhood abuse and dissociative symptoms in adult schizophrenia. Schizophr Res. 2003 Mar 1; 60(1):87–90.
11. Janssen I, Krabbendam L, Bak M, et al.: Childhood abuse as a risk factor for psychotic experiences. Acta Psychiatr Scand 2004; 109:38–45.
12. Kessler RC, McLaughlin KA, Green JG, et al.: Childhood adversities and adult psychopathology in the WHO WorldMental Health Surveys. Brit J Psychiatry 2010 Nov; 197(5): 378–85.

13. Khandaker GM, Cousins L, Deakin J, et al.: Inflammation and immunity in schizophrenia: implications for pathophysiology and treatment. Lancet Psychiatry. 2015 Mar; 2(3): 258–70.
14. Kraan T, Velthorst E, Smit F, et al.: Trauma and recent life events in individuals at ultra high risk for psychosis: Review and meta-analysis. Schizophrenia Research 2015[1], 161 (2–3): 143–9.
15. Larsson S, Andreassen OA, Aas M, et al.: High prevalence of childhood trauma in patients with schizophrenia spectrum and affective disorder. Compr Psychiatry. 2013 Feb; 54(2):123–7.
16. Lederbogen F, Haddad L, Meyer-Lindenberg A.: Urban social stress–risk factor for mental disorders. The case of schizophrenia. Environ Pollut. 2013 Dec; 183:2–6.
17. Liu PZ, Nusslock R: How Stress Gets Under the Skin: Early Life Adversity and Glucocorticoid Receptor Epigenetic Regulation. Curr Genomics. 2018 Dec; 19(8):653–64.
18. Longden E, Read J: Social Adversity in the Etiology of Psychosis: A Review of the Evidence. Am J Psychother 2016; 70(1): 5–33.
19. McGowan PO, Sasaki A, D'Alessio AC, et al.: Epigenetic regulation of the glucocorticoid receptor in human brain associates with childhood abuse. Nat Neurosci. 2009 Mar; 12(3):342–8.
20. Mizrahi R, Addington J, Rusjan PM, et al.: Increased stress-induced dopamine release in psychosis. Biol Psychiatry 2012; 71: 561–7.
21. Mizrahi R: Social Stress and Psychosis Risk: Common Neurochemical Substrates? Neu ropsychopharmacology. 2016 Feb; 41(3): 666–74.
22. Mondelli V, Dazzan P, Hepgul N, et al.: Abnormal cortisol levels during the day and cortisol awakening response in first-episode psychosis: the role of stress and of antipsychotic treatment. Schizophr Res 2010; 116: 234–42.
23. Mondelli V, Cattaneo A, Belvederi Murri M, et al.: Stress and inflammation reduce brain-derived neurotrophic factor expression in first-episode psychosis: a pathway to smaller hippocampal volume. J Clin Psychiatry 2011; 72: 1677–84.
24. Mullen P, Martin J, Anderson J, et al.: The long-term impact of the physical, emotional and sexual abuse of children: a community study. Child Abuse & Neglect 1996, 20: 7–21.
25. Pruessner JC, Champagne F, Meaney MJ, Dagher A: Dopamine Release in Response to a Psychological Stress in Humans and Its Relationship to Early Life Maternal Care: A Positron Emission Tomography Study Using [$^{11}$C]Raclopride. J Neuroscience 17 March 2004; 24 (11): 2825–31.
26. Putnam KT, Harris WW, Putnam FW: Synergistic childhood adversities and complex adult psychopathology. J Trauma Stress 2013 Aug ; 26(4): 435–42.
27. Radtke KM, Ruf M, Gunter HM, et al.: Transgenerational impact of intimate partner violence on methylation in the promoter of the glucocorticoid receptor. Transl Psychiatry. 2011 Jul; 1(7): e21.
28. Radua J, Ramella-Cravaro V, Ioannidis JPA, et al.: What causes psychosis ? An umbrella review of risk and protective factors. World Psychiatry 2018 Feb; 17(1): 49–66.
29. Read J, Goodman L, Morrison A, et al.: Childhood trauma, loss and stress. In: J. Read, L. Mosher, & R. Bentall (Eds.), Models of Madness. London: Routledge, 2004, 223–52.

30. Read J, van Os J, Morrison AP, Ross CA.: Childhood trauma, psychosis and schizophrenia: a literature review with theoretical and clinical implications. Acta Psychiatr Scand 2005: 112: 330–350.
31. Read J, Gumley A: Can Attachment Theory Help Explain the Relationship Between Childhood Adversity and Psychosis? In: ATTACHMENT: New Directions in Psychotherapy and Relational Psychoanalysis, Vol. 2, March 2008: 1–35.
32. Ross C, Anderson G, Clark, P.: Childhood abuse and positive symptoms of schizophrenia. Hospital and Community Psychiatry 1994, 45: 489–91.
33. Schenkel LS, Spaulding WD, DiLillo D, Silverstein SM: Histories of childhood maltreatment in schizophrenia: relationships with premorbid functioning, symptomatology, and cognitive deficits. Schizophr Res. 2005 Jul 15; 76(2–3):273–86.
34. Stefansson H, Ophoff RA, Steinberg S, et al.: Common variants conferring risk of schizophrenia. Nature. 2009 Aug 6; 460(7256):744–7.
35. Trotta A, Murray RM, Fisher HL: The impact of childhood adversity on the persistence of psychotic symptoms: a systematic review and meta-analysis. Psychol Med 2015; 45 (12): 2481–98.
36. Varese F, Smeets F, Drukker M, et al.: Childhood adversities increase the risk of psychosis: a meta-analysis of patient-control, prospective and cross-sectional cohort studies. Schizophr Bull 2012 June; 38(49: 661–71.
37. Walker EF, Diforio D: Schizophrenia: a neural diathesis-stress model. Psychol Rev 1997; 104: 667–85.
38. Wickham S, Bentall R: Are Specific Early-Life Adversities Associated With Specific Symptoms of Psychosis: A Patient Study Considering Just Word Beliefs as a Mediator. J Nerv Ment Dis 2016 Aug; 204(8): 606–13.

# Einflussfaktoren in der Jugend

## Entwicklungsverzögerungen, Entwicklungsstörungen

Geringe Grösse, geringes Gewicht, niederer Body Mass Index BMI sind auch in der Jugend weiterhin Risikofaktoren. Ein inverses Verhältnis von BMI und Schizophreniehäufigkeit wurde gefunden. Je niedriger der BMI, desto ungünstiger. Mit jedem Punkt Zuwachs an BMI verringerte sich das Schizophrenierisiko um 19 %[521]. Prognostisch ungünstig sind Verzögerung der motorischen Entwicklung, besonders des Erlernens des Gehens und Sprachprobleme. Weiter ungünstig sind gemäss dem Urteil von geschulten Beobachtern gering ausgeprägte Fähigkeiten der Mütter im Umgang mit dem Kind und eine geringe Fähigkeit der Mutter, ihr Kind zu verstehen. Bevorzugung von einsamen Spielen im Vorschulalter und später eine grössere Ängstlichkeit und Unsicherheit in sozialen Situationen haben sich als Risikofaktoren erwiesen[522]. Ebenso Psychotische Symptome in der Kindheit[523] und schlechte Schulleistungen.

*Literatur*


1. Jones P, Rodgers B, Murray R, Marmot M: Child development risk factors for adult schizophrenia in the British 1946 birth cohort. Lancet. 1994 Nov 19; 344(8934):1398–402.
2. Poulton R, Caspi A, Moffitt TE, Cannon M, et al: Children's Self-Reported Psychotic Symptoms and Adult Schizophreniform Disorder. A 15-Year Longitudinal Study. Arch Gen Psychiatry 2000; 57(11): 1053–8.
3. Sørensen HJ, Mortensen EL, Reinisch JM, Mednick SA: Height, weight and body mass index in early adulthood and risk of schizophrenia. Acta Psychiatr Scand. 2006 Jul; 114(1):49–54.


521 3, 4
522 1
523 2

4. Zammit S, Thomas K, Thompson A, et al.: Maternal tobacco, cannabis and alcohol use during pregnancy and risk of adolescent psychotic symptoms in offspring. Brit J Psychiatry. 2009 Oct; 195(4): 294–300.

## Trauerfälle in der Kernfamilie, Verlust eines Elternteils

In der Lebensgeschichte Schizophrener finden sich überzufällig häufig Tod eines Elternteil bzw. Verlust eines Elternteils durch Scheidung. Manfred Bleuler in seiner grossen Langzeitstudie von 1972 fand bei 31 % der von ihm begleiteten und behandelten 932 Schizophreniepatienten, dass sie einen Elternteil vor dem Alter von 15 Jahren verloren hatten, was wesentlich mehr ist als im Bevölkerungsdurchschnitt[524]. Ein Zusammenhang zwischen frühen Verlusten und späterer psychischer Krankheit findet sich nicht nur bei Schizophrenen, auch bei Depressiven, Angstkranken, u. a. Vor allem ein Verlust der Mutter findet sich aber in der Vorgeschichte Schizophrener wesentlich häufiger als bei anderen psychischen Krankheiten (55 % vs. 23 %). Bei jungen Erwachsenen stellte man einen Zusammenhang von frühen Verlusten und akustischen Halluzinationen fest. Bei psychotisch Ersterkrankten, dass sie vor dem Alter von 16 Jahren 2,4mal häufiger als der Bevölkerungsdurchschnitt mindestens ein Jahr lang von einem Elternteil getrennt gewesen waren, 3,1mal häufiger hatten sie einen Elternteil durch Tod verloren, 12,3mal häufiger hatten sie die Mutter verloren. Verglichen mit Gesunden hatten die später als schizophren Diagnostizierten den Elternteil durchschnittlich zwei Jahre früher verloren, im Mittel im Alter von etwa 6 Jahren. Je früher die Trennung von einem Elternteil erfolgt, desto prekärer gestaltet sich die Prognose[525].

*Literatur*

1. Abel KM, Heuvelman HP, Jörgensen L, et al.: Severe bereavement stress during the prenatal and childhood periods and risk of psychosis in later life: population based cohort study. BMJ 2014; 348:f7679.
2. Bleuler M: Die schizophrenen Geistesstörungen im Lichte langjähriger Kranken- und Familiengeschichten. Stuttgart, G.Thieme, 1972.
3. Read J, Gumley A: Can Attachment Theory Help Explain the Relationship Between Childhood Adversity and Psychosis? In: ATTACHMENT: New Directions in Psychotherapy and Relational Psychoanalysis, Vol. 2, March 2008: 1–35.

524 2
525 1, Zusammenfassung bei 3

## Zeugenschaft des Kindes von Gewalt der Eltern

Zeugenschaft des Kindes von Gewalt der Eltern untereinander[526], dysfunktionale Elternschaft, vor allem ein emotionsloses Übermass an Kontrolle (s. u. unter Bindungstheorie), psychische Krankheit der Eltern, insbesondere eine schizophrene Erkrankung (RR 2,8), unsichere Bindung in der Kindheit, Mobbing in der Peergruppe[527], besonders gute und besonders schlechte Schulleistungen, Intelligenzquotient unter 85, schwere Unfälle, Frakturen (HR 2,9; 1,4–6,0), »social defeat«[528], Kriegstrauma, Vergewaltigung oder physische Gewalt, intensiver Haschischkonsum schon früh im Jugendalter sind je einzeln und vermehrt, wenn in Kombination vorhanden, assoziiert mit einer erhöhten Schizophrenie-Inzidenz[529]. In der Vorgeschichte Schizophreniekranker – nicht so bei Manikern, Angstkranken oder Depressiven – finden sich gehäuft Berichte über Davonlaufen von Zuhause und behördliche Wegnahme aus dem Elternhaus wegen Vernachlässigung[530]. Das Kriterium »alleinerziehender Elternteil« scheint hingegen keinen signifikanten Einfluss auf die Schizophreniehäufigkeit der Nachkommen zu haben[531]. Verschiedene ungünstige Einflussfaktoren, wenn gehäuft vorhanden, kumulieren sich und erhöhen das Erkrankungsrisiko erheblich, z. B. Psychose der Eltern und Depression der Mutter während der Schwangerschaft (OR 9.4; 4.2–20.9).

### *Literatur*

1. Arseneault L, Cannon M, Poulton R, et al.: Cannabis use in adolescence and risk for adult psychosis: longitudinal rospective study. BMJ. 2002 Nov 23; 325(7374):1212–3.
2. Bebbington PE, Bhugra T, Farrell M, et al.: Psychosis, victimization and childhood disadvantage: evidence from the second British National Survey of Psychiatric Morbidity. Br J Psychiatry 2004; 185:220–6.
3. Butjosa A, Gómez-Benito J, Huerta-Ramos E, et al.: Incidence of stressful life events and influence of sociodemographic and clinical variables on the onset of first-episode psychosis. Psychiatry Res 2016 Nov; 245: 108–15.
4. Cannon M, Walsh E, Hollis C, et al.: Predictors of later schizophrenia and affective psychosis among attendees at a child psychiatry department. Brit J Psychiatry, 2001; 178: 420–6.
5. Gabernet RM, Tost M, Gutiérrez-Zotes A, et al.: Nature of stressful life events and transition to psychosis in young individuals with an at risk mental state. Eur Neuropsychopharmacology 2016 Oct; 26 Suppl.2: S501.

526 2, 8
527 2
528 3
529 1, 5, 6, 9 pp. 10-11, 11
530 2, 4, 7, 10
531 6

6. Jääskeläinen E, Haapea M, Rautio N, et al.: Twenty Years of Schizophrenia Research in the Northern Finland Birth Cohort 1966: A Systematic Review. Schizophrenia Research and Treatment Vol 2015, Article ID 524875, 12 p.
7. Malmberg A, Lewis G, David A, Allebeck P: Premorbid adjustment and personality in people with schizophrenia. Brit J Psychiatry, 1998: 172: 308–13.
8. Radtke KM, Ruf M, Gunter HM, et al.: Transgenerational impact of intimate partner violence on methylation in the promoter of the glucocorticoid receptor. Transl Psychiatry. 2011 Jul; 1(7): e21.
9. Read J.: Can Poverty Drive You Mad? 'Schizophrenia', Socio-Economic Status and the Case for Primary Prevention. New Zealand Journal of Psychology Vol. 39, No. 2, 2010, 6–19.
10. Robins L: Deviant Children Growing Up. London: Williams Wilkins, 1966.
11. Selten JP, van der Ven E, Rutten BP, Cantor-Graae E: The social defeat hypothesis of schizophrenia: an update. Schizophr Bull. 2013 Nov; 39(6):1180–6.

## Mobbing

Eine prospektive englische Untersuchung an Kindern im Alter von 8 bzw. 10 Jahren fand bei Mobbingopfern eine Erhöhung des Risikos von psychotischen Symptomen (Halluzinationen, Wahn, Denkstörungen) im Alter von 12 Jahren (OR 1,94; 1,54–2,44). Dies unabhängig von allfälliger früherer Psychopathologie, von Familienschwierigkeiten und von dem IQ der Kinder. In Fällen von schwerwiegender und lang andauernder Viktimisierung war der Zusammenhang noch deutlicher (OR 4,6; 3,24–6,50)[532].

### *Literatur*

1. Schreier A, Wolke D, Thomas K, et al.: Prospective study of peer victimization in childhood and psychotic symptoms in a nonclinical population at age 12 years. Arch Gen Psychiatry. 2009 May; 66(5):527–36.

## Masern

Antikörper gegen Masern sind bei frischen Psychosefällen erhöht, bei schon länger dauernden Psychosen weniger erhöht, bei gesunden Vergleichsfällen tief[533]. Die Bedeutung dieser Befunde für den Zusammenhang von Masern und Schizophrenie ist noch unklar.

Retrospektive Untersuchungen legen nahe, dass Schizophrene in der Adoleszenz wie im Erwachsenenalter häufiger Infektionskrankheiten durchma-

532 1
533 5

chen[534]. Eine prospektive Untersuchung an U.S. Militärs erbrachte eine Assoziation von Toxoplasma Gondii Antikörpern in Blutproben von späteren Schizophrenen[535]. Hier wie bei anderen Zusammenhängen stellt sich die Frage nach der Richtung der Kausalität. Denkbar ist, dass Hochrisikopersonen und Schizophrene infolge eines geschwächten Immunsystems anfälliger sind für Infektionskrankheiten. Es gibt Hinweise, wonach Veränderungen von Entzündungsmarkern schon eine gewisse Zeit vor Ausbruch der Psychose vorhanden sein können und ein Fortschreiten der Psychose anzeigen (was die Möglichkeit einer prognostischen Untersuchung und einer allfälligen prophylaktischen Therapie darstellen könnte! Folglich müsste eine Behandlung schon früh einsetzen, nach Möglichkeit schon in der Prodromalphase, um wirksam zu sein und einem späteren Verlust an Synapsen vorzubeugen[536])[537]. Post-mortem- und bildgebende Untersuchungen an Personen mit Schizophrenie sprechen für einen Link zwischen Immun-Aktivierung und Schädigung sowohl der grauen wie der weissen Substanz[538]. Die genetische Assoziationsstudie (GWAS) der Schizophrenia Working Group des Psychiatric Genomics Consortiums identifizierte unter den stärksten Assoziationen der über hundert mit Schizophrenie assoziierten Loci multiple mit dem Immunsystem verbundene Loci[539]. Verschiedene Studien haben Veränderungen des Entzündungsmarkers CRP bei Schizophrenie aufgezeigt[540]. Der Zusammenhang von Immunsystems und Schizophrenie erfährt eine Bestätigung durch die nachgewiesene therapeutische Wirkung von Neuroleptika bei Infektionskrankheiten und die Wirkung antiinflammatorischer Substanzen bei Psychosen[541].

### *Literatur*


1. Aas M, Dieset I, Hope S, et al.: Childhood maltreatment severity is associated with elevated C-reactive protein and body mass index in adults with schizophrenia and bipolar diagnoses. Brain Behav Immun. 2017 Oct; 65:342–9.
2. Brown AS: The environment and susceptibility to schizophrenia. Prog Neurobiol. 2011[1] Jan; 93(1):23–58.
3. Cannon TD, Chung Y, He G, et al.: Progressive reduction in cortical thickness as psychosis develops: a multisite longitudinal neuroimaging study of youth at elevated clinical risk. Biol Psychiatry. 2015 Jan 15; 77(2):147–57.


534 2
535 13
536 8, 14
537 4
538 3, 6, 11, 12, Zusammenfassung bei 8
539 15
540 1, 7, 14, 17
541 9, 10, 16

4. Chan MK, Krebs MO, Cox D' et al.: Development of a blood-based molecular biomarker test for identification of schizophrenia before disease onset. Transl Psychiatry. 2015 Jul 14; 5:e601.
5. Dickerson F, Stallings C, Origoni A, et al.: Antibodies to measles in individuals with recent onset psychosis. Schizophr Res. 2010 Jun; 119(1–3): 89–94.
6. Fillman SG, Cloonan N, Catts VS, et al.: Increased inflammatory markers identified in the dorsolateral prefrontal cortex of individuals with schizophrenia. Mol Psychiatry. 2013 Feb; 18(2):206–14.
7. Fond G, Lançon C, Auquier P, Boyer L: C-Reactive Protein as a Peripheral Biomarker in Schizophrenia. An Updated Systematic Review. Front Psychiatry. 2018 Aug 23; 9:392.
8. Howes OD, McCutcheon R: Inflammation and the neural diathesis-stress hypothesis of schizophrenia: a reconceptualization. Transl Psychiatry. 2017 Feb; 7(2): e1024.
9. Inglese M, Petracca M: Therapeutic strategies in multiple sclerosis: a focus on neuroprotection and repair and relevance to schizophrenia. Schizophr Res. 2015 Jan; 161(1):94–101.
10. Meyer U, Schwarz MJ, Müller N: Inflammatory processes in schizophrenia: a promising neuroimmunological target for the treatment of negative/cognitive symptoms and beyond. Pharmacol Ther. 2011 Oct; 132(1):96–110.
11. Mondelli V, Cattaneo A, Belvederi Murri M, et al.: Stress and inflammation reduce brain-derived neurotrophic factor expression in first-episode psychosis: a pathway to smaller hippocampal volume. J Clin Psychiatry 2011; 72: 1677–84.
12. Najjar S, Pearlman DM: Neuroinflammation and white matter pathology in schizophrenia: systematic review.. Schizophr Res. 2015 Jan; 161(1):102–12.
13. Niebuhr DW, Millikan AM, Cowan DN, et al.: Selected infectious agents and risk of schizophrenia among U.S. military personnel. Am J Psychiatry. 2008 Jan; 165(1):99–106.
14. Orsolini L, Sarchione F, Vellante F, et al.: Protein-C Reactive as Biomarker Predictor of Schizophrenia Phases of Illness? A Systematic Review. Curr Neuropharmacol. 2018; 16(5):583–606.
15. Ripke S, Neale BM, Corvin A, et al. (300 collaborators): Biological insights from 108 schizophrenia-associated genetic loci. Nature 2014; 511: 421–7.
16. Wang B, Navath RS, Romero R, et al.: Anti-inflammatory and anti-oxidant activity of anionic dendrimer-N-acetyl cysteine conjugates in activated microglial cells. Int J Pharm. 2009 Jul 30; 377(1–2):159–68.
17. Wang Z, Li P, Chi D, et al.: Association between C-reactive protein and risk of schizophrenia: An updated meta-analysis. Oncotarget. 2017 May 18; 8(43):75445–54.

## Missbrauch: früher, sexueller, physischer, psychischer und Vernachlässigung

Zahlreiche Hinweise existieren insbesondere für einen Zusammenhang zwischen Missbrauch, bzw traumatischen Erlebnissen in Kindheit und Jugend und psychotischen bzw. schizophrenen Erkrankungen im Erwachsenenalter[542]. Auch Verbindungen von frühem Missbrauch und Traumen zu anderen psychischen Störungen wie PTSD oder Depression wurden gefunden[543]. Psychotische Patienten berichten häufig von Traumen in der Kindheit, ihre Geschwister seltener. Eine englische Studie fand Beziehungen zwischen sexuellem Missbrauch in der Kindheit und späteren akustischen Halluzinationen, mit posttraumatischem Vermeidungsverhalten, psychischer Erstarrung und/oder Hyperarousal. Emotionaler Missbrauch in der Kindheit war assoziiert mit Wahnideen verfolgenden Inhalts und Beziehungsinhalten und anderen negativen Überzeugungen. Zwischen physischem Missbrauch in der Kindheit und Psychose konnte kein Zusammenhang mit einer späteren spezifischen Psychopathologie gefunden werden[544]. Sexueller Missbrauch in der Kindheit, physischer Missbrauch und Trennung der Eltern in der Kindheit zeigen bei späteren psychotischen Menschen positive psychotische Symptome, während der Umstand, in der Kindheit in Fremdbetreuung gegeben worden zu sein, verknüpft war mit späteren Symptomen der Art »excitement« (Hyperarousal)[545].

Bezüglich einer allfälligen Kausalität stellt sich die Frage, hat die Erfahrung von Misshandlung in der Kindheit dahingehend Einfluss, dass Betroffene später überdurchschnittlich häufig schizophren erkranken oder beeinflussen Kinder, die infolge genetischer Belastung bereits »präpsychotisch« sind, ihre Umgebung derart, dass diese »verleitet« wird sie zu misshandeln? Verschiedene Studien kommen zu dem Schluss, dass ersteres zutrifft.

542 2, 5, 9, 12, 14
543 3
544 4
545 1

Ein streng wissenschaftlicher Beweis für eine kausale Verknüpfung ist, wie bei allen derartigen Assoziationen schwierig zu erbringen. Keine Studie bisher bestätigt, dass Missbrauch in der Kindheit ausreichend oder notwendig ist, um die spätere Psychose zu erklären[546]. Die Verknüpfungen sind stochastische. Es ist immer der vorher-nachher-Zusammenhang, der die Annahme nahelegt, die Beziehung könnte eine kausale sein. Eine Studie, die Hirnveränderungen bei sexuellem Missbrauch untersuchte, fand bei Missbrauch im Alter von 3–5 Jahren ein geringeres Volumen des Hippocampus, bei Missbrauch im Alter zwischen 9 und 10 Jahren Veränderungen im Corpus Callosum, bei Missbrauch zwischen 14 und 16 Jahren Veränderungen im präfrontalen Cortex[547].

Betreffend die Wirkungsweise solcher früher Einflüsse, geht man davon aus, dass sie die neurobiologische Entwicklung beeinflüssen, neuronale Netzwerke verändern und zu einer erhöhten Vulnerabilität für psychotisches Kranksein führen können[548]. Das Gehirn des Kindes und Jugendlichen reagiert sehr empfindlich auf Stress. Gewissermassen »schizophren« veränderte Hirnbefunde finden sich schon bei Kindern, die in den ersten Lebensjahren traumatisiert wurden[549]. Das bedeutet, die Vorgänge im Gehirn, die mit Überempfindlichkeit und einer Entgleisung der Affektregulierung einhergehen, wie man sie bei Menschen beobachtet, die als schizophren diagnostiziert werden und deren Ursprung vielfach als genetisch angenommen wird, können sehr wohl durch Umwelteinflüsse verursacht sein[550]. Eine kanadische Studie untersuchte die Gehirne von Missbrauchsopfern, die sich suizidiert hatten und fand eine epigenetisch veränderte Regulierung der Expression des Glukocorticoidrezeptors im Hippocampus[551], was einer veränderten Stressregulation entspricht. Genetische Bereitschaft und Umwelteinflüsse müssen einander nicht ausschliessen, in vielen Fällen ist beides gegeben. Im Einzelfall ist zu prüfen, welchen von beiden die grössere Bedeutung zukommt.

*Literatur*

1. Ajnakina O, Trotta A, Oakley-Hannibal E, et al.: Impact of childhood adversities on specific symptom dimensions in first-episode psychosis. Psychol Med. 2016 Jan; 46(2):317–26.
2. Bebbington PE, Bhugra T, Farrell M, et al.: Psychosis, victimization and childhood disadvantage: evidence from the second British National Survey of Psychiatric Morbidity. Br J Psychiatry 2004; 185:220–6.

546 13
547 15
548 6
549 8, 11
550 10
551 7

3. Gibson LE, Alloy LB, Ellman LM: Trauma and the psychosis spectrum: A review of symptom specificity and explanatory mechanisms. Clin Psychol Rev. 2016 Nov; 49:92–105.
4. Hardy A, Emsley R, Freeman D, et al.: Psychological Mechanisms Mediating Effects between Trauma and Psychotic Symptoms: The Role of Affect Regulation, Intrusive Trauma Memory, Beliefs, and Depression. Schizophr Bull. 2016 Jul; 42 Suppl 1:S34–43.
5. Janssen I, Krabbendam L, Bak M, et al.: Childhood abuse as a risk factor for psychotic experiences. Acta Psychiatr Scand 2004; 109:38–45.
6. Lim C, Chong S-A, Keefe RSE: Psychosocial Factors in the Neurobiology of Schizophrenia: A Selective Review. Ann Acad Med Singapore 2009; 38:402–7.
7. McGowan PO, Sasaki A, D'Alessio AC, et al.: Epigenetic regulation of the glucocorticoid receptor in human brain associates with childhood abuse. Nat Neurosci. 2009 Mar; 12(3):342–8.
8. Read J, Perry BD, Moskowitz A, Conolly J: The Contribution of Early Traumatic Events to Schizophrenia in Some Patients: A Traumagenic Neurodevelopmental Model. Psychiatry. 2001 Winter; 64(4): 319–45.
9. Read J, van Os J, Morrison AP, Ross CA.: Childhood trauma, psychosis and schizophrenia: a literature review with theoretical and clinical implications. Acta Psychiatr Scand 2005: 112: 330–350.
10. Read J, Gumley A: Can Attachment Theory Help Explain the Relationship Between Childhood Adversity and Psychosis? In: ATTACHMENT: New Directions in Psychotherapy and Relational Psychoanalysis, Vol. 2, March 2008: 1–35.
11. Read J.: Can Poverty Drive You Mad? ›Schizophrenia‹, Socio-Economic Status and the Case for Primary Prevention. New Zealand Journal of Psychology. 2010; 39(2): 6–19.
12. Shevlin M, Dorahy GA, Adamson G. Trauma and psychosis: an analysis of the National Comorbidity Survey. Am J Psychiatry 2007; 164:166–9.
13. Sideli L, Mule A, La Barbera D, Robin M. Murray RM.: Do Child Abuse and Maltreatment Increase Risk of Schizophrenia? Psychiatry Investig. 2012 Jun; 9(2): 87–99.
14. Spataro J, Mullen PE, Burgess PM, Wells DL, Moss SA. Impact of child abuse on mental health: prospective study in males and females. Br J Psychiatry 2004; 184:416–21.
15. Teicher MH, Samson JA: Childhood maltreatment and psychopathology: A case for ecophenotypic variants as clinically and neurobiologically distinct subtypes. Amer J Psychiatry, 2013. 170(10): 1114–33.

## Radioaktivität

Wie schon im Abschnitt über die Folgen radioaktiver Einflüsse während Schwangerschaften dargelegt (s. oben S. 61 ff.), sind die Meinungen über einen Zusammenhang von Radioaktivität und Schizophrenie kontrovers. Insbesondere haben nach der Reaktorkatastrophe von Tschernobyl die UdSSR und nach der Katastrophe von Fukushima die Betreiberfirma Tepco versucht, Nachrichten über die Ereignisse und die resultierenden Gesundheitsschäden zurückzuhalten. Die Behörden Frankreichs beteuerten nach Tschernobyl wiederholt, die radioaktive Wolke würde sich nicht über ihrem Land ausbreiten, was der Wahrheit nicht entsprach. Zugleich geriet die IAEA, die die kommerziellen Interessen der Atomindustrie vertritt und statutengemäss verpflichtet ist, den Beitrag der Atomenergie für Frieden, Gesundheit und Wohlstand weltweit zu fördern, insofern in einen Interessenkonflikt, als sie direkt dem UN Sicherheitsrat berichtet, der von den Atommächten dominiert wird. In dem Abkommen WHA 12–40 von 1959 haben sich IAEA und WHO zu enger Zusammenarbeit und im Fall gemeinsamer Interessen zu gegenseitigen Konsultationen verpflichtet. »*Whenever either organization proposes to initiate a programme or activity on a subject in which the other organization has or may have a substantial interest, the first party shall consult the other with a view to adjusting the matter by mutual agreement.*« Das schränkt die Informationsfreiheit der WHO ein und mag Ursache dafür sein, dass sie erst 1991 über gesundheitliche Folgen von Tschernobyl berichtete und zwar über Zahnschäden, obwohl es Wichtigeres zu berichten gegeben hätte. So wurden auch Ergebnisse der dreitägigen WHO-Konferenz über Tschernobyl im November 1995 aus Rücksicht auf die Verpflichtungen gegenüber der IAEA zensuriert. In dieselbe Richtung weist eine Verlautbarung anlässlich der Internationalen Tschernobyl Konferenz 2001 in Kiev: Die überwiegende Mehrzahl der Menschen hätten nach dem Unfall von Tschernobyl keine ernsthaften Gesundheitsfolgen zu befürchten[552]. Die Zeit seither hat uns leider eines Anderen belehrt. Das Vertrauen in beruhigende Verlautbarungen

552 15

von offiziellen Stellen wurde so untergraben und der Grund für Verschwörungstheorien gelegt[553].

Der Gegenseite, die über steigende Schizophreniezahlen in den betroffenen Gebieten berichtete, wurde vorgehalten, die wissenschaftlichen Praktiken epidemiologischer Studien im Osten seien fragwürdig, die Studien seien nicht von unabhängiger Seite repliziert worden, die diagnostischen Kriterien (»*schizophrenia spectrum disorders*«, »*the atypical clinical picture of schizophrenia secondary to the chronic influence of ionizing radiation*«) seien zu unscharf, die Datensammlung erfolgte uneinheitlich, der Registrierungsmodi seien nicht nachvollziehbar, es bestünden ernsthafte Unstimmigkeiten, die biologische Basis der Beziehung von Radioaktivität sei ungenügend dargestellt worden…[554]. Tatsächlich wurden Publikationen sinnentstellt zugunsten eines Zusammenhangs von Radioaktivität und Schizophrenie wiedergegeben. Z. B.

> Originaltext: »*Although we found no statistically significant difference in the risk of schizophrenia among survivors of brain tumor treated with radiotherapy and those who were not so treated, our results cannot completely rule out the possibility that cranial irradiation may increase the risk of schizophrenia among survivors of brain tumor.*«[555].

> Wiedergabe: »*An increased risk of schizophrenia and related disorders was clearly seen among survivors who had been treated with radiotherapy of brain tumors in childhood or adolescence … radiation exposure in childhood is obviously associated with dose-related cognitive decline in adulthood and neuropsychiatric disorders, including schizophrenia, later in life.*«[556].

Widersprüche bestehen schon, wo es um das Ausmass der Strahlenbelastung geht.

> Einerseits: »*the lowest level of exposure in which mental retardation was found in the offspring of survivors of Hiroshima and Nagasaki was higher than the highest level of exposure reported for most Chernobyl populations.*«[557].

> Andererseits: »*The Chernobyl disaster in 1986 involved the largest airborne release of radioactivity in history, more than 100 times as much radioactivity as the Hiroshima and Nagasaki atomic bombs together.*«[558].

Die von der Bevölkerung wahrgenommene Bedrohung, die Angst und die Unsicherheit führten auch zu einer subjektiven Verstärkung der Beschwerden. So waren 31 % der evakuierten Mütter der Meinung, ihre Kinder hätten Gedächtnisprobleme, verglichen mit 7 % der nicht betroffenen Mütter. Neuropsycho-

553 25, 43, 51
554 64, p. 94
555 49, p. 656
556 34
557 64
558 6

logische Tests und der Vergleich der Schulnoten zeigten jedoch keinerlei Unterschiede[559].

Die Betroffenen erhielten von offizieller Seite den Status von »*Tschernobyl Opfern*« und fühlten sich als »Invalide« und Behinderte. Wenn eine Situation als real empfunden wird, ist sie bald auch real in ihren Auswirkungen. So nahmen sich die Betroffenen auch nicht als »Überlebende« wahr, sondern als »Opfer« und folglich geschwächt und ausserstande, ihre eigene Zukunft in die Hände zu nehmen[560].

Entsprechend schwierig gestaltet sich die Suche nach verlässlichen Daten.

Nun die Befunde:

In einer Arbeit von 1986 bezifferten Nakane & Ohta die Schizophrenieprävalenz in Hiroshima und Nagasaki mit 6 % (verglichen mit einer durchschnittlichen Prävalenz von ~1 %). Erfasst wurden nur Daten ab 1960. Die Zahlen ab 1945 standen nicht zur Verfügung. Auch nicht berücksichtigt werden konnte das Ausmass der Abwanderung nach den Bombenabwürfen[561].

Vermutlich wissen wir nur ungenügend, was in den betroffenen Zentren unmittelbar nach der Katastrophe geschah. Während der Jahre 1945–47, bevor die ABCC (ab 1975 RERF) gegründet wurde, waren medizinische, von der US Army durchgeführte Studien geheim gehalten worden. Es ist zu vermuten, dass sich in dieser Zeit in den beiden Städten schwerwiegende, durch radioaktiven Niederschlag und Kontamination verursachte Krankheitsfälle ereigneten. Damals, zu Beginn des Kalten Krieges propagierten militärisch industrielle Kreise der USA Atombomben als taktische Waffen und wollten jeden Anschein eines Risikos von radioaktivem Niederschlag vermeiden, um sie als »saubere« Waffen durchzubringen, die sich von konventionellen Bomben lediglich durch ihre immense Zerstörungskraft unterscheiden[562].

Eine 2007 publizierte Studie, ebenfalls aus Nagasaki, fand in der Region mehr Schizophrene als anderswo, mehr chronische Verläufe, die Kranken waren sozial, arbeitsmässig und wohnungsmässig schlechter gestellt und der Neuroleptikakonsum war höher als in anderen Zentren. Die Autoren kamen zu dem Schluss, die Situation sei nicht unbedingt durch die Atombombe von 1945 verursacht, da die meisten Personen viel später rekrutiert worden und zur Zeit des Bombenabwurfs noch nicht auf der Welt gewesen waren[563].

Die Frage ist vorerst offen, ob es sich dabei um radioaktiv bedingte Spätschäden handelt, die sich auf nachfolgende Generationen auswirken und/oder

559 28
560 64
561 37
562 20
563 38

ob ein andauerndes Gefühl von Traumatisierung und Gefahr zu einer erhöhten Schizophrenieanfälligkeit beigetragen hat. Auch weiss man, dass Überlebende von Hiroshima und Nagasaki Diskriminierungen ausgesetzt waren, etwa wenn es um Heiraten oder Stellenbesetzungen ging, weil man Schädigungen der aus solchen Verbindungen hervorgehenden Kinder oder von Mitarbeitern in Betrieben befürchtete.

Verschiedene Studien, die sich mit den Gesundheitsschäden im Gefolge der Bombardierung von Hiroshima und Nagasaki befassen, erwähnen Schizophrenie mit keinem Wort[564]. Dies darf nicht dahingehend interpretiert werden, einen solchen Zusammenhang habe es nicht gegeben. Doch standen Krebserkrankungen, Leukämien, kardiovaskuläre Erkrankungen, Augenleiden, gastrointestinale Schäden, Intelligenzdefekte, etc., etc. quantitativ so sehr im Vordergrund, dass man mit Sicherheit nur schlussfolgern kann, die Anzahl schizophrener Krankheiten sei vermutlich klein gewesen.

Die Befunde über einen Zusammenhang von radioaktiver Strahlung und Schizophrenie nach dem Reaktorunfall von Tschernobyl im April 1986 sind zahlreich und ebenfalls widersprüchlich. Havenaar und Mitarbeiter untersuchten sechs Jahre nach der Katastrope Angestellte, Pensionisten und Studenten von zwei Ortschaften, die 130 km bzw 500 km von Tschernobyl entfernt liegen, und konnten keine Erhöhung psychotischer Erkrankungen feststellen. Allerdings wurden dabei aktuell hospitalisierte und arbeitsunfähige Personen und Frauen im Schwangerschaftsurlaub nicht erfasst[565].

Loganovsky und Nyagu postulierten 1997 einen solchen Zusammenhang und stützten sich dabei auf folgende Befunde:

29 % aller psychiatrischen Patienten, die in der Nähe des ehemaligen sowjetischen Atomwaffentestgeländes Semipalatinsk in Kasachstan lebten, waren Schizophrene, während es in der früheren Sowjetunion in der Zeit von 1965 bis 1990 unter allen Psychischkranken nur 17,3–23 % Schizophrene gegeben hatte[566].

Die Prävalenz aller psychischen Störungen bei dem Personal der Tschernobyl Sperrzone war seit 1986 bis 1992 gemäss ICD-9 Klassifizierung von 156,6 Promille der Bevölkerung auf 225,2 Promille angestiegen[567].

Bei Durchsicht der psychiatrischen Archive (1986–1996) des Medizinischen und Sanitären Departements (MSD) in Tschernobyl fanden die Autoren 65 Schizophrenie Spektrum Störungen. Deren Zahl reduzierte sich, wenn nach ICD-9 und ICD-10-Kriterien diagnostiziert wurde, auf 48 Fälle von Schizo-

564 7, 21, 22, 29, 56
565 13, 14
566 1
567 62

phrenie, von denen 39 (81,2 %) in der Tschernobyl-Sperrzone, d. h. bei Personen, die der höchsten Strahlenbelastung ausgesetzt waren, auftraten. Es habe sich klar gezeigt, so die Autoren, dass seit 1990 bei der Bevölkerung der Sperrzone eine signifikante Zunahme (mehr als das 4fache) der Schizophrenieinzidenz im Vergleich zur Allgemeinbevölkerung stattfand. Die relativen Risiken betrugen 2,4 für die Periode 1986–96 und 3,4 für 1990–1996, was zeige, dass in der Sperrzone zu leben und zu arbeiten mit einem mehr als zweifachen und sogar dreifachen Risiko verknüpft war schizophren zu erkranken. Loganovsky und Nyagu kamen zu dem Schluss, keiner der ungünstigen, nichtstrahlungbezogenen Fakten der Post-Tschernobylära könne den signifikanten Anstieg der Schizophrenieinzidenz in der am meisten verstrahlten Zone befriedigend erklären.

2000 berichtete Loganovsky erneut über einen bedeutenden Anstieg der Inzidenz von Schizophrenie-Spektrum-Störungen bei überlebendem Personal der Tschernobyl Sperrzone bis auf einen Höchststand von 5,4 pro 10'000. Er stellte die Hypothese auf, radioaktive Strahlung könne bei einer gegebenen Prädisposition für Schizophrenie als Trigger wirken oder nach stochastischen Prinzipien schizophrenieähnliche Störungen sogar verursachen. Die Ursache sah er in einer durch Strahlung bedingten linksseitigen fronto-temporal-limbischen Dysfunktion als Basis für schizophrenie-ähnliche Symptome[568]. Er berief sich dabei auch auf Tierversuche, die nach radioaktiver Bestrahlung bei den Tieren »schizophenie-ähnliches Verhalten« beobachtet hatten[569].

Später, in einem Referat vor der PSR/IPPNW in Bern 2005 äusserte Loganovsky selbst Bedenken bezüglich der Verlässlichkeit der Studien aus der Ukraine, die staatliche Daten verwendeten und nicht aus sorgfältig geplanten Untersuchungen mit standardisierten diagnostischen Kriterien stammten. Er schloss daraus, psychische Störungen würden »dramatisch unterschätzt«. Tatsächlich aber zeigte sich, dass bei Anwendung der DSM- und ICD-Kriterien die Erkrankungsziffern sich verringerten, wenn statt *Schizophrenia Spektrum Disorders, non-typical clinical forms of schizophrenia* und *schizophreniform syndromes* Schizophrenien sensu strictori gezählt würden. In Loganovskys eigenen Zahlen reduzierten sich die zunächst nach MSD-Kriterien erhobenen 65 Kranken bei Anwendung der ICD-Kriterien auf 48 (s. oben). – Schliesslich ist auch seine Aussage zu hinterfragen, nicht-strahlungbezogene Fakten könnten den signifikanten Anstieg der Schizophrenieinzidenz nicht befriedigend erklären. Zu vermuten ist vielmehr, die Katastrophe selbst und Belastungen in ihrem Gefolge, Trauma, Schock, Stress, das Wissen, ständiger unsichtbarer Bedrohung ausgesetzt zu sein, Migration – 350'000 Personen wurden umgesiedelt – Verlust

568 31, 32, 34
569 9, 19, 24, 52, 53, 55

von Angehörigen, körperliche Begleitkrankheiten, Stigmatisierung, Angst um künftige Generationen, etc. haben zur Vermehrung der Schizophreniefälle beigetragen[570]. Zahlreiche Arbeiten bestätigen dies[571], gleichzeitig erwähnen sie schizophrene Krankheiten mit keinem Wort. In späteren Arbeiten zur geistigen Gesundheit von Tschernobylarbeitern erwähnt Loganovsky selbst das Thema Schizophrenie nicht mehr[572].

Eine Untersuchung von Antonov und Mitarbeitern 1995 an der von Tschernobyl betroffenen weissrussischen Bevölkerung fand keinen Anstieg der Schizophrenieinzidenz gegenüber der Zeit vor April 1986[573].

Der Reaktorunfall von Fukushima 2011 wirft erneut die Frage eines allfälligen Zusammenhangs von Radioaktivität und Schizophrenie auf.

Während des ersten Monats nach der Katastrophe stieg in der psychiatrischen Ambulanz des Fukushima Medical University Hospitals die Exacerbation der F2-Diagnosengruppe (Schizophrenie, schizotype und wahnhafte Störungen) um 0.0664 % an. Zum Vergleich: bei den depressiv Kranken der Bipolar I-Gruppe betrug die Zunahme im ersten Monat 2,5 %[574].

Eine japanische Forschergruppe untersuchte zweimal, 10 und 22 Monate nach dem Tsunami und der Zerstörung der Reaktorblöcke die betroffene Bevölkerung im Hinblick auf psychische Störungen. Die Publikation weist viele Angaben über v.a. Posttraumatische, Angst- und depressive Störungen auf. Schizophrene Störungen sind mit keinem Wort erwähnt[575].

Noch ist jedoch nicht genügend Zeit seit Fukushima verstrichen, um abschliessende Aussagen machen zu können.

Eine Untersuchung an Veteranen, die bei Britischen Atomtests radioaktiver Strahlung ausgesetzt gewesen waren, erwähnt ebenfalls schizophrene Störungen nicht[576]. Dass sie in einschlägigen Untersuchungen nicht erwähnt werden, darf nicht dahingehend interpretiert werden, es habe keine gegeben, doch ist die Schlussfolgerung zulässig, deren Anzahl muss gering gewesen sein.

Eine Gruppe von über 10'000 Personen, die in Israel in den 1950er Jahren als Kinder wegen Tinea Capitis (eine Pilzflechte der behaarten Kopfhaut) am Kopf radioaktiv bestrahlt worden war (mit einer mittleren Dosis von 1,5 Gy), wurde durchschnittlich 46 Jahre später auf eventuelle schizophrene Krankheiten hin untersucht. Für die gesamte Gruppe betrug das Schizophrenierisiko nicht signifikant 1.05 (CI 95 %: 0.96–1.44; P = 0.1). Eine Untergruppe, die zur Zeit der

570 8, 13, 14, 36, 63, 65
571 3, 13, 25, 26, 43, 47, 51, 57, 59, 61, 66
572 33, 34
573 2
574 35
575 65
576 48

Bestrahlung weniger als 5 Jahre alt gewesen war, zeigt etwas erhöhte Schizophrenierisikowerte 1.18 (CI 95 %: 0.96–1.44; P = 0.1). Die Autoren kommen zu dem Schluss, die Ergebnisse ihrer Analyse würden nicht für eine Beziehung zwischen ionisierender Strahlung und Schizophrenie sprechen[577].

Schliesslich sei noch eine dänische Studie erwähnt, die der Frage eines Zusammenhangs von schizophrenen Erkrankungen nach Bestrahlungen in Kindheit und Adoleszenz wegen Hirntumoren nachging. Sie kommt zu dem Schluss, »*Although we found no statistically significant difference in the risk of schizophrenia among survivors of brain tumor treated with radiotherapy and those who were not so treated, our results cannot completely rule out the possibility that cranial irradiation may increase the risk of schizophrenia among survivors of brain tumor.*«[578]. Die Aussage mag als Zusammenfassung des heutigen Wissensstands gelten.

### *Literatur*


1. Alimkhanov JA: »Mental disorders form statistical analysis in residents of Semypalatinsk test site region« Mental Health Consequences of the Chernobyl Disaster: Current State and Future Prospects (Proc. Int. Conf, Kiev, Ukraine, 1995) (Nyagu, A.I., Ed.), Kiev (1995) 89.
2. Antonov IP, Gaiduk FM, Korolev VD: Psychic disadaptation peculiarities in Byelorussian population affected by Chernobyl NPP Accident. International Conference on the Mental Health Consequences of the Chernobyl Disaster: Current State and Future Prospects - May 24–28, 1995 Kiev, Ukraine.
3. Bard D, Verger P, Hubert P: Chernobyl, 10 Years After: Health Consequences. Epide miol Rev. 1997;19(2):187–204.
4. Bergonié J , Tribondeau L. Interprétation de quelques résultats de la radiothérapie et essai de fixation d'une technique rationnelle. Comptes-rendus de l' Académie des Sciences (Paris) 1906; 143:983–4.
5. Bromet EJ, Havenaar JM: Psychological and perceived health effects of the Chernobyl disaster: a 20-year review. Health Phys. 2007 Nov; 93(5):516–21.
6. Dallas CE: Medical Lessons Learned From Chernobyl Relative to Nuclear Detonations and Failed Nuclear Reactors. Disast Med & Publ Health Preparedness 2012 Dec; 6(4): 330–4.
7. Douple EB, Kiyohiko Mabuchi K, Harry M. Cullings HM, et al.: Long-term Radiation-Related Health Effects in a Unique Human Population: Lessons Learned from the Atomic Bomb Survivors of Hiroshima and Nagasaki. Disaster Med Public Health Prep. 2011 Mar; 5(0 1): S122–33.
8. Garcia B: Social-psychological dilemmas and coping of atomic veterans. Am J Ortho psychiatry. 1994 Oct; 64(4):651–5.


577 50
578 49, p. 656

9. Gelowitz DL, Rakic P, Goldman-Rakic PS, Selemon LD: Craniofacial dysmorphogenesis in fetally irradiated nonhuman primates: implications for the neurodevelopmental hypothesis of schizophrenia. Biol Psychiatry 2002; 52(7): 716–20.
10. Goldstein L., Murphy D. P. Etiology of ill-health in children born after maternal pelvic irradiation. II. Defecitve children born after postconception pelvic irradiation. American Journal of Roentgenology. 1929; 22:322–31.
11. Goto A, Bromet EJ, Fujimori K, et al.: Immediate effects of the Fukushima nuclear power plant disaster on depressive symptoms among mothers with infants: a prefectural-wide cross-sectional study from the Fukushima Health Management Survey. BMC Psychiatry. 2015 Mar 26; 15:59.
12. Hatch M, Little MP, Brenner AV, et al.: Neonatal outcomes following exposure in utero to fallout from Chernobyl. Eur J Epidemiol. 2017 Dec; 32(12):1075–1088.
13. Havenaar JM, Savelkoul TJF, van den Bout J, Bootsma PA: Psychosocial consequences of the Chernobyl disaster. In: Karaoglou A, Desmet G, Kelly GN, Menzel HG: The radiological consequences of the Chernobyl accident. Proceedings of the first international conference, Minsk, Belarus, 18.-22. 3. 1996, pp. 435–42.
14. Havenaar JM, Rumyantzeva GM, van den Brink W, et al.: Long-Term Mental Health Effects of the Chernobyl Disaster: An Epidemiologic Survey in Two Former Soviet Regions. Amer J Psychiatry 1997 Nov; 154(11): 1605–7.
15. Health of liquidators 20years after the Chernobyl explosion. PSR / IPPNW Switzerland, 12. 11. 2005, Inselspital, Bern, Switzerland.
16. Heiervang KS, Mednick S, Sundet K, Rund BR: Effect of low dose ionizing radiation exposure in utero on cognitive function in adolescence. Scand J Psychol. 2010 Jun 1;51(3):210–5.
17. Ikenoue T., Ikeda T., Ibara S., Otake M., Schull W. J. Effects of environmental factors on perinatal outcome: neurological development in cases of intrauterine growth retardation and school performance of children perinatally exposed to ionizing radiation. Environmental Health Perspectives. 1993; 101(supplement 2):53–7.
18. Imamura Y, Nakane Y, Ohta Y, Kondo H: Lifetime prevalence of schizophrenia among individuals prenatally exposed to atomic bomb radiation in Nagasaki City. Acta Psych iatr Scand. 1999 Nov; 100(5):344–9.
19. Iwata Y, Suzuki K, Wakuda T, Seki N, Thanseem I, Matsuzaki H, et al. Irradiation in Adulthood as a New Model of Schizophrenia. PLoS ONE 2008; 3(5): e2283.
20. Jordan B: The Hiroshima/Nagasaki Survivor Studies: Discrepancies Between Results and General Perception. Genetics. 2016 Aug; 203(4): 1505–12.
21. Jordan B: Les survivants d'Hiroshima/Nagasaki et leur descendance. Les Enseignements d'une étude épidémiologique à long terme. Med Sci (Paris) 2018; 34: 171–8.
22. Kamiya K, Ozasa K, Akiba S, et al.: Long-term effects of radiation exposure on health. Lancet 2015 Aug 1–7; 386 (9992): 469–78.
23. Kolominsky Y, Igumnov S, Drozdovitch V: The psychological development of children from Belarus exposed in the prenatal period to radiation from the Chernobyl atomic power plant. J Child Psychol Psychiatry. 1999 Feb; 40(2):299–305.
24. Korr H, Thorsten Rohde H, Benders J, et al.: Neuron loss during early adulthood following prenatal low-dose X-irradiation in the mouse brain. Int J Radiat Biol 2001;77(5): 567–80.

25. Koscheyev VS, Leon GR, Gourine AV, Gourine VN: The psychosocial aftermath of the Chernobyl disaster in an area of relatively low contamination. Prehosp Disaster Med. 1997 Jan-Mar; 12(1):41–6.
26. Krissenko N: Overview of 1993 research activities in Belarus related to the Chernobyl accident. Stem Cells. 1997; 15 Suppl 2:207–10.
27. Lie RT, Moster D, Strand P, Wilcox AJ: Prenatal exposure to Chernobyl fallout in Norway: neurological and developmental outcomes in a 25-year follow-up. Eur J Epide miol. 2017 Dec; 32(12):1065–1073.
28. Litcher L, Bromet EJ, Carlson G, et al.: School and Neuropsychological Performance of Evacuated Children in Kyiv 11 Years after the Chornobyl Disaster. J Child Psychol Psychiatry, 2000 March: 41(3): 291–9.
29. Little MP: Cancer and non-cancer effects in Japanese atomic bomb survivors. J Radiol Prot. 2009 Jun; 29(2 A): A43–59.
30. Loganovsky KN, Nyagu AI: Epidemiological study of schizophrenia in the Chernobyl Exclusion zone personel. Conference Paper: Low doses of ionising radiation: biological effects and regulatory control. International Conference, 17.–21.11.1997, Seville, Spain. - IAEA, WHO, UNSCEAR, 1997. Pp. 265–8.
31. Loganovsky KN, Loganovskaja TK: Schizophrenia spectrum disorders in persons exposed to ionizing radiation as a result of the Chernobyl accident. Schizophr Bull. 2000; 26(4):751–73.
32. Loganovsky KN, Volovik SV, Manton KG, et al.: Whether ionizing radiation is a risk factor for schizophrenia spectrum disorders? World J Biol Psychiatry. 2005; 6(4):212–30.
33. Loganovsky K, Havenaar JM, Tintle NL et al.: The mental health of clean up workers 18 years after the Chernobyl accident. Psychol Med 2007 Apr; 38(4): 481–8.
34. Loganovsky K.: Do low doses of ionizing radiation affect the human brain? Data Science Journal, 2009 Sept 24; 8, 24: BR13–35.
35. Matsumoto J, Kunii Y, Wada A, et al.: Mental disorders that exacerbated due to the Fukushima disaster, a complex radioactive contamination disaster. Psychiatry Clin Neuroscience, 2014 March; 68(3): 182–7.
36. Murphy BC, Ellis P, Greenberg S: Atomic veterans and their families: responses to radiation exposure. Am J Orthopsychiatry.1990 Jul; 60(3):418–27.
37. Nakane Y, Ohta Y: An example from the Japanese Register: Some long-term consequences of the A-bomb for its survivors in Nagasaki. In: Ten Horn, G.H.M.M.; Giel, R.; Gulbinat, W.H.; and Henderson, J.H., eds. Psychiatric Case Registers in Public Health. Amsterdam, The Netherlands: Elsevier Science, 1986. pp. 26–7.
38. Nakane Y, Takada K, Yoshitake K, Hatada K: DOSMeD: Nagasaki, Japan. In: Hopper K, Harrison G, Janca A, Sartorius N (Eds.): Recovery from Schizophrenia: An International Perspective: A report from the WHO Collaborative Project, the international study of schizophrenia. New York, NY, US: Oxford University Press. 2007. Chapter 15, pp. 164–175.
39. Nyagu AI, Loganovsky KN, Loganovskaja TK: Psychophysiologic aftereffects of prenatal irradiation. Int J Psychophysiol. 1998 Nov; 30(3):303–11.
40. Nyagu AI, Logaovsky KN Loganovskaja TK, et al.: Intelligence and Brain Damage in Children Acutely Irradiated in Utero As a Result of the Chernobyl Accident. Buchartikel 2002 Jan, Ss. 202–29.

41. Nyagu AI, Loganovsky KN, Pott-Born R, et al.: Effects of prenatal brain irradiation after the Chernobyl accident. Int J Rad Med 2004; 6 (1–4): 91–107.
42. Nyagu AI: In Utero exposure to Chernobyl accident radiation and the health risk assessment. ECRR Internat. Conference, Lesbos, Greece, May 4–6 2009.
43. OECD Nuclear Energa Agency, NEA Committee on Radiation Protection and Public Health: Chernobyl ten years on radiological and health impact. November 1995, pp. 43–46.
44. Otake M., Schull W. J. Radiation-related brain damage and growth retardation among the prenatally exposed atomic bomb survivors. International Journal of Radiation Biology. 1998; 74(2):159–71.
45. Ozasa K, Grant EJ, Kodama K: Japanese Legacy Cohorts: The Life Span Study Atomic Bomb Survivor Cohort and Survivors' Offspring. J Epidemiol. 2018; 28(4): 162–9.
46. Ozasa K, Cullings HM, Ohishi W, et al.: Epidemiological studies of atomic bomb radiation at the Radiation Effects Research Foundation. Int J Radiat Biol. 2019 Jan 24:1–13.
47. Pastel RH: Radiophobia: Long-Term Psychological Consequences of Chernobyl. Milit Med 2002; 167, Suppl. 1:134–6.
48. Roff SR: Mortality and morbidity of members of the British Nuclear Tests Veterans Association and the New Zealand Nuclear Tests Veterans Association and their families. Med Confl Surviv. 1999 Jul-Sep;15 Suppl 1:i–ix, 1–51.
49. Ross L, Johansen C, Oksbjerg Dalton S, et al.: Psychiatric Hospitalizations among Survivors of Cancer in Childhood or Adolescence. N Engl J Med 2003; 349:650–7.
50. Sadetzki S, Chetrit A, Mandelzweig L, et al.: Childhood exposure to ionizing radiation to the head and risk of schizophrenia. Radiat Res. 2011 Nov; 176(5):670–7.
51. Samet JM, Chanson D: Selected Health Consequences of the Chernobyl Disaster: A Systematic Update of the Literature 2014 Chernobyl Report December 9, 2014.
52. Schindler MK, Wang L, Selemon LD, et al.:. Abnormalities of thalamic volume and shape detected in fetally irradiated rhesus monkeys with high dimensional brain mapping. Biol Psychiatry 2002; 5(10): 827–37.
53. Schmitz S, Born M, Dolezel P, et al.:(2005) Prenatal protracted irradiation at very low dose rate induces severe neuronal loss in rat hippocampus and cerebellum. Neuroscience 2005; 130: 935–48.
54. Schull W. J., Otake M. Cognitive function and prenatal exposure to ionizing radiation. *Teratology.* 1999; 59(4): 222–6.
55. Selemon LD,Wang L, Nebel MB, (2005) Direct and indirect effects of fetal irradiation on cortical gray and white matter volume in the macaque. Biol Psychiatry 2005; 57: 83–90.
56. Shigematsu I˙ [Health effects of atomic bomb radiation].[Article in Japanese]. Rinsho Byori. 1994 Apr; 42(4):313–9.
57. Simmons P: The 25th Anniversary of the Chernobyl Accident. Business, Economics and Public Policy Working Papers No.2012–1. School of Business, Economics and Public Policy Faculty of the Professions, University of New England.
58. Sreetharan S, Thome C, Tharmalingam S, et al.: Ionizing Radiation Exposure During Pregnancy: Effects on Postnatal Development and Life. Radiat Res. 2017 Jun; 187(6):647–658.
59. Sumner D: Health effects resulting from the Chernobyl accident. Med Confl Surviv. 2007 Jan-Mar; 23(1):31–45.

60. Verreet T, Verslegers M, Quintens R, et al.: Current Evidence for Developmental, Structural, and Functional Brain Defects following Prenatal Radiation Exposure. Neural Plast 2016; 2016: 1243527.
61. Viel JF, Curbakova E, Dzerve B, et al.: Risk factors for long-term mental and psychosomatic distress in Latvian Chernobyl liquidators. Environ Health Perspect 1997; 105 (Suppl 6): 1539–44.
62. Vokhmekov VD, Maralina GP, Volkova LV, Ganzha YEG: Incidence of diseases within the personnel of the exclusion zone, Problems of Chernobyl Exclusion Zone, 1 (1994) 27–37.
63. Vyner HM: The psychological effects of ionizing radiation. Cult Med Psychiatry. 1983 Sep; 7(3):241–61.
64. WHO: Health Effects of the Chernobyl Accident and Special Health Care Programme 2005.
65. Yabe H, Suzuki Y, Mashiko H, et al.: Psychological stress after the great east Japan earthquake and Fukushima Daiichi nuclear power plant accident; Results of a mental health and lifestyle survey through the Fukushima Health Management Survey in FY2011 and FY2012. Fukushima J Med Sc. 2014; 60(1), 57–67.
66. Zafra Anta MA, Amor Cabrera MA, Díaz Mier F, Cámara Moraño C: [Health effects of the Chernobyl disaster. Fifteen years afterwards].[Article in Spanish] An Esp Pediatr. 2002 Apr; 56(4):324–33.

## Die »Stress-Kaskade«

Bereits Stress, dem Schwangere ausgesetzt sind, hat Auswirkungen auf die Stressregulation Ungeborener[579]. Vor allem länger anhaltender Stress erhöht in einem Zusammenspiel von Genetik und Umwelteinflüssen, unter Ingangsetzen epigenetischer Veränderungen die Stressempfindlichkeit[580]. Traumatische Erfahrungen in der Kindheit bewirken eine neuropathologische Stress-Antwort: Als Reaktion auf Stress erhöht der Körper die Stresshormone (v. a. Glukocorticoide). Dies kann zu einer lang anhaltenden Dysregulierung der HPA-Achse führen[581]. Mit den Glukocorticoiden erhöht sich auch das Dopamin und es entsteht ein positiver feedback-Mechanismus zwischen HPA-Aktivität, Glukokortikoid-Spiegeln und Dopamin-Spiegeln, die sich gegenseitig aufschaukeln[582]. Auf jeden weiteren Stress reagiert der Organismus empfindlicher.

Die Beziehung zwischen erhöhtem Dopamin und Psychose ist vielfach nachgewiesen. Als Ergebnis der Stresssensibilisierung resultieren Veränderungen in verschiedenen Transmitter-Systemen (Glutamat, GABA, Serotonin, Aktivität des NMDA-Rezeptors), was zu einer Schädigung/Volumenreduktion des Hippocampus und im gesamten Gehirn, besonders im Frontal- u. Temporallappen führt. Schon lange beobachtete man bei Schizophreniekranken die infolge der verringerten Gehirnsubstanz vergrösserten Hohlräume (Ventrikel).

Stress und im Tierversuch Missbrauch und Vernachlässigung vermindern die Aktivität des Brain-Deriphed Neurotrophic Factors BDNF, der das Wachstum und Überleben von Neuronen im Hippocampus und anderen Hirnregionen fördert. Hohe Glukocorticoidspiegel vermindern ebenfalls die Aktivität von BDNF. Dies eine weitere Verknüpfung von frühem Stress und Schizophrenie.

Die natürliche und normale Erhöhung der Stress-Empfindlichkeit und Sensibilisierung der HPA-Achse während der Adoleszenz, im Verbund mit belas-

579 3
580 4, 5
581 6, 7
582 7

tenden Ereignissen (Life events), wie sie im Vorfeld psychotischer Erkrankungen vermehrt erlebt werden[583], können gewissermassen als letzter Anstoss einen infolge von frühem Stress und/oder genetischer Veranlagung/Verletzlichkeit bereits labilisierten Stresskreislauf zum Entgleisen bringen und den Ausbruch der Psychose herbeiführen (s. u. die *two hits* Hypothese). Dies auch als plausible Erklärung, warum die meisten schizophrenen Krankheiten in der Adoleszenz oder im frühen Erwachsenenalter beginnen.

Die antipsychotischen Medikamente schliesslich, die therapeutisch zum Einsatz kommen, wirken fast ausschliesslich als Dopamin- und Serotonin-Antagonisten. Man versucht mit ihnen die Entgleisung der Stress-Kaskade, bzw. der HPA-Achse einzudämmen und rückgängig zu machen.

*Literatur*

1. Beards St, Gayer-Anderson Ch, Borges S, et al.: Life Events and Psychosis: A Review and Meta-analysis. Schizophr Bull 2013, 39/4, 740–7.
2. Bebbington P, Wilkins S, Jones P, et al.: Life events and psychosis. Initial results from the Camberwell Collaborative Psychosis Study. Br J Psychiatry. 1993 Jan; 162:72–9.
3. Kim DR, Bale TL, Epperson CN: Prenatal programming of mental illness: current understanding of relationship and mechanisms. Curr Psychiatry Rep. 2015 Feb; 17(2):5.
4. Liu PZ, Nusslock R: How Stress Gets Under the Skin: Early Life Adversity and Glucocorticoid Receptor Epigenetic Regulation. Curr Genomics. 2018 Dec; 19(8):653–64.
5. McGowan PO, Sasaki A, D'Alessio AC, et al.: Epigenetic regulation of the glucocorticoid receptor in human brain associates with childhood abuse. Nat Neurosci. 2009 Mar; 12(3):342–8.
6. Phillips LJ, Francey SM, Edwards J, McMurray N.: Stress and psychosis: towards the development of new models of investigation. Clin Psychol Rev. 2007 Apr; 27(3):307–17.
7. Walker EF, Diforio D: Schizophrenia: a neural diathesis-stress model. Psychol Rev 1997; 104: 667–85.

583 [1,2]

# Epigenetik[584]

85 % der Nachkommen von Schizophrenen erkranken nicht an Schizophrenie. Die Eltern von Schizophrenen sind viel seltener schizophren als deren Geschwister. Monozygote Zwillinge erkranken in weniger als 50 % konkordant, dizygote in 10 %. Genetik alleine erklärt diese Befunde nicht. Umwelteinflüsse (chemische, physikalische, Ernährung, psychosoziale Einflüsse…) und/oder genetische Mutationen müssen einen Einfluss auf die Entstehung der Krankheit haben. Es existieren mittlerweile reichlich und zunehmend Hinweise, dass Einflüsse ab der Befruchtung, unabhängig von der ursprünglichen DNA-Sequenz und ohne die Reihenfolge der genetischen Bausteine zu verändern, die Gen*expression* (das Ausmass der Wirkung eines Gens) via epigenetische Prozesse beeinflussen (verstärken oder abschwächen, ein- oder ausschalten). Dementsprechend bieten sich epigenetische Prozesse als ein Erklärungsmodell, quasi als »Brücke« an, wie ungünstige psychosoziale Einflüsse »unter die Haut und in die Psyche gelangen« und seelische Krankheiten verursachen[585]. Epigenetische Veränderungen können an künftige Generationen weitergegeben werden[586]. Diese Möglichkeit wird auch für Schizophrenie in Betracht gezogen[587].

Der am besten untersuchte epigenetische Mechanismus ist DNA-Methylierung. Der Mechanismus der Histonmodifizierung, der ebenfalls eine Rolle spielt, ist komplexer, weniger gut untersucht und man weiss weniger darüber[588]. Veränderung der DNA-Methylierung, d.h. das Anfügen einer Methylguppe an Cytosin Nukleotide, findet ab der Konzeption und während des gesamten Lebens statt. Nicht alle Zellen in den verschiedenen Regionen des Gehirns, des Bluts, des Speichels und anderer Organe sind in gleicher Weise betroffen[589]. DNA-Methylierung während der Embryonalzeit unterscheidet sich von der postnatalen

584 28
585 8, 14. 23, 26
586 16, 18, 24
587 5, 20, 21, 27
588 2, 3
589 11

Entwicklung, sie äussert sich in der Adoleszenz anders als im Erwachsenenleben und im Alter[590]. Sie kann sowohl dauerhafte wie passagäre Auswirkungen auf die Genexpression, wie auf den Phänotyp zur Folge haben. Sie stellt einen dynamischen Vorgang dar, der durch Umwelteinflüsse veränderbar ist. Die Art und Weise der DNA-Methylierung kann, wie gesagt, auch von Generation zu Generation weitergegeben werden. Der epigenetische Status bestimmter Gene der vorangegangenen Generation hat Einfluss auf die nachfolgende. Viele Studien haben Methylierung, bestimmter Gene (v.a. des GABAergen, des serotonergen, des dopaminergen und des BDNF-Systems) mit Schizophrenie in einen ursächlichen Zusammenhang gebracht[591]. So zeigen etwa schizophreniekranke Zwillinge, konkordant oder diskordant für die Krankheit, einen geringeren Grad an DNA-Methylierung als gesunde Vergleichszwillinge[592]. Dies allerdings nur bei männlichen Studienteilnehmern. Geschlechtsunterschiede in der Aktivierung bzw. Deaktivierung bestimmter Gene sind mittlerweile nachgewiesen[593]. Besonders interessant sind epigenetische Veränderungen an den 108 für Schizophrenie relevanten Genloci. Bis heute existiert jedoch keine Untersuchung, die am Menschen eine schlüssige Abfolge von Belastungen in der Kindheit, epigenetischen Veränderungen und Ausbruch einer Psychose nachweist. Insbesondere schwierig ist zu unterscheiden, welche epigenetischen Veränderungen als Ursache und welche als Folge der Erkrankung anzusehen sind[594]. Dank seiner Plastizität wird das Gehirn ständig durch äussere Einflüsse, Kultur, Lebensumstände und die eigenen Bemühungen, sich der Welt anzupassen, umgestaltet. Die Wissenschaft bewegt sich hier immer noch in einem Bereich von Annäherungen, indirekten Hinweisen und naheliegenden Plausibilitäten.

Im Tierversuch finden sich je nach der Qualität der mütterlichen Fürsorge Unterschiede in der DNA-Methylierung der Glukokorticoid-Rezeptor-Gene im Hippocampus[595]. Jungtiere, die viel mütterliche Körperpflege erfahren haben, zeigen weniger HPA-Achse Stressereaktionen und stressbedingte neurobiologische Veränderungen als solche, die wenig mütterliche Pflege erhielten. Bei Ratten, die in ihrer Kindheit misshandelt worden waren, konnten Veränderungen der BDNF-Methylierung bis ins Erwachsenenalter nachgewiesen werden. Ähnliches gilt für langandauernden psychosozialen Stress[596]. In einem weiteren Schritt konnten bei erwachsenen Ratten mittels Infusionen von Substanzen, die Einfluss auf die Epigenetik haben (Trichostatin A, l–Methionin) diese Verän-

590 10
591 20, 21, 26
592 6, 7
593 15
594 10
595 13, 20, 29, 30
596 17

derungen rückgängig gemacht werden[597], was Spekulationen und Hoffnungen auf therapeutische Möglichkeiten eröffnet.

Heijmans und Mitarbeiter publizierten 2008 Forschungsergebnisse von Personen, deren Mütter während des holländischen Hungerwinters 1944/45 mit ihnen schwanger gewesen waren, sechzig Jahre später und fanden nach so langer Zeit immer noch eine reduzierte Methylierung des IGF2-Gens[598], das eine Schlüsselrolle für Zellvermehrung und Zellwachstum spielt. Es gibt Beziehungen zwischen reduzierter IGF2-Methylierung, geringerer Gehirngrösse, geringerem Hirngewicht und Schizophrenie[599]. – Auch bei Menschen, die in ihrer Kindheit Missbrauch erfahren haben, finden sich Veränderungen der DNA-Methylierung, was einen plausiblen Mechanismus darstellen mag, durch den lebensgeschichtliche Einflüsse, in diesem Fall Kindheitstraumen mit Schizophrenie im späteren Leben zusammenhängen.

Es gibt gute Gründe anzunehmen, dass DNA-Methylierung für Schizophrenie eine Rolle spielt[600]. Die epigenetische Epidemiologie schizophrener Erkrankungen befindet sich erst in ihren Kinderschuhen. Die bisherigen Befunde, zumeist postmortem Untersuchungen und Ergebnisse, die an Nagetieren erhoben wurden, so vielversprechend sie erscheinen mögen und zweifelsohne weitere Forschung auf diesem Gebiet rechtfertigen[601], sind als vorläufige zu betrachten. Das Organ, das vor allem von Interesse wäre, das lebende Gehirn, ist für Forschungen nicht so einfach zugänglich. Viele Fragen sind noch offen. Weitere Untersuchungen sind nötig, um die Beweislage zu festigen. Künftige Forschung wird zeigen, ob veränderte DNA-Methylierung in bestimmten Geweben als Biomarker für Früherkennung und Frühintervention bei Hochrisikopersonen Verwendung finden könnte. Dringlich sind auch Untersuchungen zu der Frage, wie die gängigen antipsychotischen Medikamente die Epigenetik beeinflussen. Dass sie das tun, steht mittlerweile ausser Zweifel[602]. Epigenetische Veränderungen sind grundsätzlich reversibel. Aussichtsreich erscheint die Möglichkeit, künftig gezielt mit Medikamenten auf die Epigenetik einwirken und Fehlentwicklungen korrigieren zu können[603].

597 30
598 9
599 26
600 22
601 19, 23
602 12, 25
603 1, 2, 3

*Literatur*

1. Aberg KA, McClay JL, Nerella S, et al.: Methylome-wide association study of schizophrenia: identifying blood biomarker signatures of environmental insults. JAMA Psychiatry. 2014 Mar; 71(3):255–64.
2. Akbarian S, Ruehl MG, Bliven E, et al.: Chromatin alterations associated with down-regulated metabolic gene expression in the prefrontal cortex of subjects with schizophrenia. Arch Gen Psychiatry. 2005 Aug; 62(8):829–40.
3. Akbarian S, Huang HS: Epigenetic regulation in human brain-focus on histone lysine methylation. Biol Psychiatry. 2009 Feb 1; 65(3):198–203.
4. Akbarian S: Epigenetic mechanisms in schizophrenia. Dialogues Clin Neurosci. 2014 Sep; 16(3): 405–17.
5. Caspi A, Moffitt TE: Gene-environment interactions in psychiatry: joining forces with neuroscience. Nat Rev Neurosci. 2006 Jul; 7(7):583–90.
6. Castellani CA, Laufer BI, Melka MG, et al.: DNA methylation differences in monozygotic twin pairs discordant for schizophrenia identifies psychosis related genes and networks. BMC Med Genomics. 2015 May 6; 8:17.
7. Dempster EL, Pidsley R, Schalkwyk LC, et al.: Disease-associated epigenetic changes in monozygotic twins discordant for schizophrenia and bipolar disorder. Hum Mol Genet. 2011 Dec 15; 20(24):4786–96.
8. Feil R, Fraga MF: Epigenetics and the environment: emerging patterns and implications. Nat Rev Genet. 2012 Jan 4; 13(2):97–109.
9. Heijmans BT, Tobi EW, Stein AD, et al.: Persistent epigenetic differences associated with prenatal exposure to famine in humans. Proc Nat Acad Sciences USA PNAS 2008, 105; 44: 17046–9.
10. Jaffe AE, Gao Y, Deep-Soboslay A, et al.: Mapping DNA methylation across development, genotype and schizophrenia in the human frontal cortex. Nat Neurosci. 2016 Jan; 19(1):40–7.
11. Lin D, Chen J, Perrone-Bizzozero N, et al.: Characterization of cross-tissue genetic-epigenetic effects and their patterns in schizophrenia. Genome Med. 2018 Feb 26; 10(1):13.
12. Melas PA, Rogdaki M, Ösby U, et al.: Epigenetic aberrations in leukocytes of patients with schizophrenia: association of global DNA methylation with antipsychotic drug treatment and disease onset. FASEB J. 2012; 26(6), 2712–8.
13. Mueller BR, Bale TL: Sex-Specific Programming of Offspring Emotionality Following Stress Early in Pregnancy. J Neurosci. 2008 Sep 3; 28(36): 9055–65.
14 Nestler EJ, Peña CJ, Kundakovic M, et al.: Epigenetic Basis of Mental Illness. Neuroscien tist. 2016 Oct; 22(5):447–63.
15. Qin W, Liu C, Sodhi M, Lu H: Meta-analysis of sex differences in gene expression in schizophrenia. BMC Systems Biology. 2016 Jan; 10 (Suppl 1):9.
16. Rakyan V, Whitelaw E: Transgenerational epigenetic inheritance. Curr Biol. 2003 Jan 8; 13(1):R6.
17. Renthal W, Maze I, Krishnan V, et al.: Histone deacetylase 5 epigenetically controls behavioral adaptations to chronic emotional stimuli. Neuron. 2007 Nov 8; 56(3):517–29.

18. Richards EJ: Inherited epigenetic variation–revisiting soft inheritance. Nat Rev Genet. 2006 May; 7(5):395–401.
19. Rivollier F, Lotersztajn L, Chaumette B' et al.: Epigenetics of schizophrenia: a review [Article in French]. Encephale. 2014 Oct; 40(5):380–6.
20. Roth TL, Lubin FD, Funk AJ, Sweatt JD: »Lasting epigenetic influence of early-life adver sity on the BDNF gene«. Biol. Psychiatry. 2009 May; 65 (9): 760–9.
21. Roth TL, Lubin FD, Sodhi M, Kleinman JE: Epigenetic mechanisms in schizophrenia. Biochim. Biophys. Acta. 2009 Sept; 1790 (9): 869–77.
22. Rutten BP, Mill J. Epigenetic mediation of environmental influences in major psychotic disorders. Schizophr. Bull. 2009 Nov; 35, 1045–56.
23. Shorter KR, Miller BH: Epigenetic Mechanisms in Schizophrenia. Prog Biophys Mol Biol. 2015 Jul; 118(0): 1–7.
24. Stenz L, Schechter DS, Serpa SR, Paoloni-Giacobino A: Intergenerational Transmission of DNA Methylation Signatures Associated with Early Life Stress. Curr Genomics. 2018 Dec; 19(8):665–75.
25. Swathy B, Banerjee M: Understanding epigenetics of schizophrenia in the backdrop of its antipsychotic drug therapy. Epigenomics 2017 May; 9(5): 721–36.
26. Toyokawa S, Uddin M, Koenen KC, Galea S: How does the social environment ›get into the mind‹? Epigenetics at the intersection of social and psychiatric epidemiology. Soc Sci Med. 2012 Jan; 74(1):67–74.
27. van Os J, Rutten BP, Poulton R (November 2008). Gene environment interactions in schizophrenia: review of epidemiological findings and future directions. Schizophr Bull. 2008 Nov; 34 (6): 1066–82.
28. Waddington C: Organisers and genes. Cambridge: Cambridge University Press; 1940.
29. Weaver IC, Cervoni N, Champagne FA, et al.: Epigenetic programming by maternal behavior. Nat Neurosci. 2004 Aug; 7(8):847–54.
30. Weaver IC, Meaney MJ, Szyf M: Maternal care effects on the hippocampal transcriptome and anxiety-mediated behaviours in the offspring that are reversible in adulthood. Proc Natl Acad Sci U S A. 2006 Feb 28; 103(9):3480–5.

Zusammenfassung: es gibt viele Hinweise für einen Zusammenhang von frühem Trauma und schizophrenen Krankheiten. Nach heutigem Wissensstand vorstellbar ist eine Abfolge: Trauma > erhöhte Stressempfindlichkeit > erhöhte Glukocorticoide > erhöhtes Dopamin (und andere Neurotransmitter) > neurokognitive Defizite > Neurotoxizität > Schädigung des Hippocampus, zentraler Hirnstrukturen und des präfrontalen und temporalen Cortex. – Erwogen werden zwei unterschiedliche Wege: Dopamin-Überfunktion >tendenziell Richtung positive Symptome, Serotonin-Überfunktion >tendenziell Richtung negative Symptome[604]. Es wird künftiger Forschung obliegen zu unterscheiden, welche krankheits-, bzw. gesundheitsrelevanten Informationen genetisch oder/ und epigenetisch weitergegeben werden.

604 Übersicht bei 1, 2

### *Literatur*

1. Ruby E, Polito S, McMahon K, et al.: Pathways Associating Childhood Trauma to the Neurobiology of Schizophrenia. Front Psychol Behav Sci. 2014 Jan 1; 3(1): 1–17.
2. Ruby E, Rothman K, Corcoran C, et al.: Influence of early trauma on features of schizophrenia. Early Interv Psychiatry. 2017 Aug; 11(4):322–33.

# Cannabis

Das Cannabinoid-System ist ein wichtiger physiologischer Regulator neurologischer Vorgänge im Gehirn und wirkt als solcher neuroprotektiv[605]. Über die Beeinflussung der HPA-Achse und der Amygdala reguliert es Stress. Es hat Bedeutung für die Schmerzwahrnehmung, hat Einfluss auf die Motorik und die Emotionen, steuert Bereiche der Gedächtnisverarbeitung, moduliert Entzündungs- und Immunreaktionen und kontrolliert den Appetit[606]. Es spielt eine wichtige Rolle bei grundlegenden Entwicklungsvorgängen wie der Zellvermehrung, -verbreitung und -differenzierung. Einflussnahme auf die Aktivität des Cannabinoid-Systems via Cannabinoidzufuhr von aussen kann in Zeiten grosser neuronaler Veränderungen, wie dies während der Schwangerschaft, rund um die Geburt und in der Adoleszenz der Fall ist, langdauernde neurologische und Verhaltensfolgen nach sich ziehen[607].

Dass Cannabis psychische Veränderungen verursacht, ist tradiertes Volkswissen. 1958 wurden psychotische Zustände nach Konsum von Cannabis wissenschaftlich untersucht und beschrieben[608]. 1987 wies eine schwedische 15Jahres follow up Studie mit über 45'000 Teilnehmern einen Zusammenhang zwischen schwerem Cannabiskonsum (= mehr als 50mal konsumiert) und Schizophrenie nach (RR 6.0[609]. Dies konnte in zahlreichen Untersuchungen bestätigt werden. (OR=2,2–6,7)[610]. DiForti und Mitarbeiter[611] fanden in einer Untersuchung in Südlondon im Zeitraum von 2005 bis 2011 unter psychotisch Ersterkrankten dreimal häufiger Cannabiskonsumenten als Nichtkonsumenten. Verlauf und Prognose schizophrener Erkrankungen sind bei Cannabiskonsum

605 8
606 13
607 8, 29
608 1
609 2
610 22, 27, 31, 33
611 12

ungünstiger[612]. Besonders relevant ist früher Konsum. Überdurchschnittlich gefährdet scheinen Hochrisikopersonen zu sein. Sie zeigen bei Cannabiskonsum psychotische Zustände und ein schlechteres neurokognitives Funktionieren[613]. Bei adoleszenten High-risk-Männern – nicht so bei jungen Frauen – scheint sich Cannabiskonsum nachteilig auf die Reifung des Cortex auszuwirken[614]. Häfner und Mitarbeiter in Mannheim fanden in ihrer ABC-Studie, dass bei Cannabis-Konsumenten schizophrene Krankheiten wesentlich früher beginnen als bei Nicht-Konsumenten, mit 17,7 Jahren statt mit 25,7 Jahren[615]. Das Cannabinoid-System unterliegt von der Kindheit bis ins frühe Erwachsenenalter entscheidenden Veränderungen, die möglicherweise die drastischen Auswirkungen des Konsums in diesem Lebensalter erklären. Man nimmt an, dass Exposition während der Adoleszenz mit Δ9-tetrahydrocannabinol (THC), der hauptsächlich psychoaktiven Substanz von Cannabis, vorübergehend die physiologische Kontrolle des endogenen Cannabinoidsystems über die Glutamat- und GABA-Ausschüttung beeinträchtigt. Als Folge könnte THC die von Erfahrungen während der Adoleszenz abhängige Reifung von neuralen Kreisläufen in präfrontalen Hirnrindengebieten beeinflussen. Je nach Dosis, dem exakten Zeitfenster und Dauer der Exposition mag dies schliesslich zur Entwicklung einer Psychose oder einer schizophrenen Erkrankung führen[616].

Die klinischen Resultate sind kontrovers[617]. Die überwiegende Mehrzahl der Cannabiskonsumenten wird nicht psychotisch oder schizophren. Die Einnahme von Cannabis kann jedoch zu über Monate anhaltenden Beeinträchtigungen des Gedächtnisses führen[618]. Eine Studie aus den USA aus dem Jahr 2008 an Hochrisikopersonen und Gesunden fand bei niederem bis mässigem Cannabiskonsum, dass Konsumenten sozial besser angepasst waren als Nichtkonsumenten, dass sie mehr Lebensfreude hatten und dass eine allfällige psychotische Erkrankung in keinem Zusammenhang zu dem Cannabiskonsum stand[619]. Compton und Mitarbeiter, ebenfalls aus den USA, beschrieben 2009 einen zeitlichen Zusammenhang zwischen Zunahme des Cannabiskonsums und Ausbruch einer Psychose und dies ausgeprägter bei Frauen als bei Männern[620]. Dabei bleibt unklar, ob der gesteigerte Cannabiskonsum psychotisch macht oder mehr Cannabis komsumiert wird, um psychotische Symptome zu dämpfen,

612 10, 14, 21
613 30
614 15
615 14, 28
616 5
617 23
618 19
619 3
620 9

wenn solche akuter und störender werden[621]. Im Langzeitverlauf beobachtet man bei Schizophreniekranken ein Auf und Ab des Cannabiskonsums parallel zu dem Ausmass psychotischer Symptome[622]. LeBec und Mitarbeiter aus Bordeaux kommen 2009 nach Auswertung mehrerer Studien zu dem Schluss, dass Cannabiskonsum ein unabhängiger Risikofaktor für den Ausbruch von Psychosen sei[623]. Ergebnisse von Tierversuchen legen die Vermutung nahe, dass Cannabiskonsum bei Adoleszenten – nicht bei Erwachsenen! – psychotisches Verhalten, entsprechend positiven wie negativen Schizophreniesymptomen, auslösen kann[624]. – Falls Cannabiskonsum ursächlich auf den Ausbruch psychotischer Krankheiten wirkt, wäre zu erwarten, dass mit Zunahme des Cannabiskonsums in der Bevölkerung die psychotischen/schizophrenen Krankheiten zunehmen müssten. Die Frage wurde verschiedentlich untersucht. Die Ergebnisse sind kontrovers[625].

Im zerebrospinalen Liquor von Schizophreniepatienten fand man erhöhte Cannabinoidwerte[626], bei ersterkrankten Schizophrenen eine bis zu achtfache Erhöhung des Cannabinoids Anandamid[627]. Die Expression Cannabinoide-synthetisierender Enzyme ist bei Ersterkrankten gegenüber Gesunden reduziert, die Expression abbauender Enzyme erhöht. Die Veränderungen sind bei Cannabis-heavy-usern besonders ausgeprägt[628]. Das Cannabinoid-System spielt eine wichtige Rolle bei der Freisetzung von Dopamin und Glutamat. Ein erhöhtes Cannabinoid CB1 Bindungsverhalten im dorsolateralen präfrontalen Cortex und im Cortex Cinguli anterior und eine mögliche Beziehung zwischen CB1 Rezeptor-Polymorphismus und Schizophrenie weisen dem Cannabinoid-System jedenfalls eine wichtige Rolle bei psychotischen Krankheiten zu[629]. Synergistische Effekte von genetischer Belastung, Kindheitstrauma, Urbanizität und Cannabiskonsum wurden beschrieben und scheinen eine pathogene Rolle zu spielen. Gemäss einer englischen Langzeituntersuchung sind nur Träger des COMT valine158 Genotyps gefährdet, auf Cannabiskonsum psychotisch zu reagieren[630]. COMT ist ein Enzym, das via Methylierung verschiedene Neurotransmitter (Adrenalin, Noradrenalin, Dopamin) auch Östrogen deaktiviert. Verschiedene Varianten von COMT werden mit einer Reihe von psychischen Störungen wie Angstkrankheiten, Schizophrenie, Anorexie und Übergewicht in

621 11, 32
622 14
623 16
624 Zusammenfassung bei 25
625 Zusammenfassung bei 20
626 17
627 18
628 4
629 8
630 7

Verbindung gebracht. Sie scheinen auch eine Rolle bei der Schmerzverarbeitung, bei Schock nach Operationen und bei Präklampsie… zu spielen. – Die praktische Erfahrung zeigt, dass Cannabis bei einem infolge Genetik, früher und/oder anhaltender Traumatisierung und erhöhten Glukocorticoid- und Dopaminspiegeln ausser Kontrolle geratenen Stresssystem einerseits dämpfend wirkt, was von den Konsumenten als wohltuend empfunden wird, zugleich verschlechtert es den psychotischen Zustand und die Krankheitprognose. Bei Hochrisikopersonen, die Cannabis konsumieren, findet man im Sputum erhöhte Cortisolwerte, nicht so bei Hochrisikopersonen, die cannabisabstinent sind[631]. Die theoretischen Zusammenhänge sind noch ungenügend verstanden. Von der Cannabiskomponente Cannabidiol, fand man, dass es bei einer kleinen Gruppe Schizophrener antipsychotische Wirkung hat[632], was schlaglichtartig auf den Umstand hinweist, dass Substanzen in einem lebenden System, das teils übererregt, teils zu wenig aktiviert ist, oft widersprüchliche Wirkungen ausüben. Zukünftiger Forschung wird es obliegen, klarere und eindeutigere Zusammenhänge offenzulegen und therapeutische Mittel und Methoden zu erstellen, die möglichst spezifisch wirken[633].

### *Literatur*

1. Ames F: A clinical and metabolic study of acute intoxication with Cannabis sativa and its role in the model psychoses. J Ment Sci. 1958 Oct; 104(437):972–99.
2. Andréasson S, Allebeck P, Engström A, Rydberg U.: Cannabis and schizophrenia. A longitudinal study of Swedish conscripts. Lancet. 1987 Dec 26; 2(8574):1483–6.
3. Auther AM, McLaughlin D, Carrión RE, et al.: Prospective study of cannabis use in adolescents at clinical high risk for psychosis: impact on conversion to psychosis and functional outcome. Psychol Med. 2012 Dec; 42(12):2485–97.
4. Bioque M, García-Bueno B, Macdowell KS, et al.: Peripheral endocannabinoid system dysregulation in first-episode psychosis. Neuropsychopharmacology. 2013 Dec; 38(13):2568–77.
5. Bossong MG, Niesink RJ: Adolescent brain maturation, the endogenous cannabinoid system and the neurobiology of cannabis-induced schizophrenia. Prog Neurobiol. 2010 Nov; 92(3):370–85.
6. Carol EE, Spencer RL, Mittal VA: The relationship between cannabis use and cortisol levels in youth at ultra high-risk for psychosis. Psychoneuroendocrinology. 2017 Sep; 83:58–64.
7. Caspi A, Moffitt TE, Cannon M, et al.: Moderation of the effect of adolescent-onset cannabis use on adult psychosis by a functional polymorphism in the catechol-O-methyltransferase gene: longitudinal evidence of a gene X environment interaction. Biol Psychiatry. 2005 May 15; 57(10):1117–27.

631 6
632 26
633 Zusammenfassung bei 24

8. Cohen M, Solowij N, Carr V: Cannabis, cannabinoids and schizophrenia: integration of the evidence. Aust N Z J Psychiatry. 2008 May; 42(5):357–68.
9. Compton MT, Kelley ME, Ramsay CE, et al.: Association of pre-onset cannabis, alcohol, and tobacco use with age at onset of prodrome and age at onset of psychosis in first-episode patients. Am J Psychiatry. 2009 Nov; 166(11):1251–7.
10. Corcoran CM, Kimhy D, Stanford A, et al.: Temporal association of cannabis use with symptoms in individuals at clinical high risk for psychosis. Schizophr Res. 2008 Dec; 106(2–3):286–93.
11. Di Forti M, Morrison PD, Butt A, Murray RM: Cannabis use and psychiatric and cognitive disorders: the chicken or the egg? Curr Opin Psychiatry. 2007 May; 20(3): 228–34.
12. Di Forti M, Marconi A, Carra E, et al.: Proportion of patients in south London with first-episode psychosis attributable to use of high potency cannabis: a case-control study. Lancet Psychiatry. 2015 Mar; 2(3):233–8.
13. Di Marzo V, Fontana A, Cadas H, et al.: Formation and inactivation of endogenous cannabinoid anandamide in central neurons. Nature 1994; 372: 686–91.
14. Foti DJ, Kotov R, Guey LT, Bromet EJ: Cannabis use and the course of schizophrenia: 10-year follow-up after first hospitalization. Am J Psychiatry. 2010 Aug; 167(8):987–93.
15. French L, Gray C, Leonard G, et al.: Early Cannabis Use, Polygenic Risk Score for Schizophrenia, and Brain Maturation in Adolescence. JAMA Psychiatry. 2015 Oct; 72(10): 1002–11.
16. Le Bec PY, Fatséas M, Denis C, et al.: [Cannabis and psychosis: search of a causal link through a critical and systematic review]. [Article in French]. Encephale. 2009 Sep; 35(4):377–85.
17. Leweke FM, Giuffrida A, Wurster U, et al.: Elevated endogenous cannabinoids in schizophrenia. Neuroreport. 1999 Jun 3; 10(8):1665–9.
18. Leweke FM, Giuffrida A, Koethe D, et al.: Anandamide levels in cerebrospinal fluid of first-episode schizophrenic patients: impact of cannabis use. Schizophr Res 2007; 94: 29–36.
19. Linszen D, van Amelsvoort T: Cannabis and psychosis: an update on course and biological plausible mechanisms. Curr Opin Psychiatry. 2007 Mar; 20(2): 116–20.
20. Malone DT, Hill MN, and Rubino T: Adolescent cannabis use and psychosis: epidemiology and neurodevelopmental models. Br J Pharmacol. 2010 Jun; 160(3): 511–22.
21. Manrique-Garcia E, Zammit S, Dalman C, et al.: Prognosis of schizophrenia in persons with and without a history of cannabis use. Psychol Med. 2014 Sep; 44(12):2513–21.
22. McGrath J, Welham J, Scott J, et al.: Association Between Cannabis Use and Psychosis-Related Outcomes Using Sibling Pair Analysis in a Cohort of Young Adults. *Arch Gen Psychiatry.* 2010; 67(5):440–7.
23. Minozzi S, Davoli M, Bargagli AM, et al.: An overview of systematic reviews on cannabis and psychosis: discussing apparently conflicting results. Drug Alcohol Rev. 2010 May; 29(3):304–17.
24. Mizrahi R: Social Stress and Psychosis Risk: Common Neurochemical Substrates? Neu ropsychopharmacology. 2016 Feb; 41(3): 666–74.
25. Renard J, Rosen LG, Loureiro M, et al.: Adolescent Cannabinoid Exposure Induces a Persistent Sub-Cortical Hyper-Dopaminergic State and Associated Molecular Adaptions in the Prefrontal Cortex. Cerebr Cort. 2017 Feb; 27(2): 1297–1310.

26. Schwarcz G, Karajgi B, McCarthy R: Synthetic delta-9-tetrahydrocannabinol (dronabinol) can improve the symptoms of schizophrenia. J Clin Psychopharmacol. 2009 Jun; 29(3):255–8.
27. Singh S, Balhara YPS: A review of Indian research on co-occurring cannabis use disorders & psychiatric disorders. Indian J Med Res. 2017 Aug; 146(2):186–95.
28. Sugranyes G, Flamarique I, Parellada E, et al.: Cannabis use and age of diagnosis of schizophrenia. Eur Psychiatry. 2009 Jun; 24(5):282–6.
29. Trezza V, Cuomo V, Vanderschuren LJ: Cannabis and the developing brain: insights from behavior. Eur J Pharmacol. 2008 May 13; 585(2–3):441–52.
30. Vadhan NP, Corcoran CM, Bedi G, et al.: Acute effects of smoked marijuana in marijuana smokers at clinical high-risk for psychosis: A preliminary study. Psychiatry Res. 2017 Nov; 257:372–4.
31. van Os J, Bak M, Hanssen M, et al.: Cannabis use and psychosis: a longitudinal population-based study. Am J Epidemiol. 2002 Aug 15; 156(4):319–27.
32. Verdoux H, Tournier M.: Cannabis use and risk of psychosis: an etiological link? Epide miol Psichiatr Soc. 2004 Apr-Jun; 13(2):113–9.
33. Zammit S, Allebeck P, Andreasson S, et al.: Self reported cannabis use as a risk factor for schizophrenia in Swedish conscripts of 1969: historical cohort study. BMJ. 2002 Nov 23; 325(7374):1199.

## Life events

Mit dem Begriff *Life event* ist ein belastendes Lebensereignis, hier im Vorfeld schizophrener Erkrankungen oder Rückfälle gemeint, das nicht von der betroffenen Person verursacht wurde, etwa Naturkatastrophen, Opfer von Fremdaggression, Kriminalität, von nicht selbst verschuldetem Unfall zu sein, berufliche Veränderungen (vornehmlich unangenehmer Natur, aber auch z. B. Beförderung, Erbschaft, Lottogewinn), Todesfall, Geburt… Die relevante Frage ist, finden sich derartige schwerwiegende Ereignisse unmittelbar vor Ausbruch einer psychotischen Ersterkrankung und vor Rückfällen allenfalls gehäuft und haben sie eine Triggerfunktion? Erstaunlicherweise wurde diese Frage nicht oft untersucht. Eine Übersichtsarbeit von 2013[634] fand für den Zeitraum von 1968 bis 2012 nur 16 Arbeiten, die diese Frage einigermassen solide bearbeiteten. 14 dieser Arbeiten fanden einen positiven Zusammenhang zwischen Life events und Ausbruch eines psychotischen Zustands (OR 3,19)[635]. In den letzten Jahren wurde das Thema häufiger aufgegriffen. Nach zahlreichen Versuchen zu standardisieren und zu kategorisieren, was als Life event zu gelten hat, und Bearbeitung der Unschärfe, die durch falsche Erinnerungen und Erinnerungslücken verursacht ist, schliesslich dem Erstellen von Checklisten für die Psychopathologie, ist die gestellte Frage heute zu bejahen[636]. Bei strenger und kritischer Beurteilung ergibt sich im Gefolge von Life events ein 3–5 fach erhöhtes Risiko für eine psychotische Erkrankung. Psychosekranke sind nicht häufiger belastenden Lebensereignissen ausgesetzt als Gesunde, aber sie reagieren darauf intensiver[637]. Die Zeitspanne zwischen dem Life event und dem Ausbruch einer psychotischen Erkrankung wird zwischen 3 Monaten und 3 Jahren angegeben, allenfalls werden *life charts* einschneidender traumatischer Ereignisse für ein ganzes Leben erstellt[638]. Im Fall von wiederholten ungünstigen Ereignissen ist

634 [1]
635 [2, 10]
636 [3]
637 [5, 6, 8, 9, 10]
638 [4]

ein Lernprozess vorstellbar, der über Ängstlichkeit, Misstrauen, erhöhte Empfindlichkeit, höheres Stressniveau und einem daraus resultierenden negativen Weltbild zu einer paranoiden Einstellung führen kann – eine genetisch oder epigenetisch bedingte erhöhte Sensibilität mehr oder weniger vorausgesetzt[639].

Menschen haben Lebensgeschichten, die ihre Einstellungen zum Leben und zu sich selbst, ihre Erwartungen und ihre Reaktionen beeinflussen. Life events, wenn es sich nicht um Naturkatastrophen handelt, sind potentiell modifizierbar. Je besser verstanden wird, wie sie das Psychoserisiko beeinflussen, desto konkreter können Schlüsse für Präventions- und Frühinterventionsstrategien gezogen werden[640].

### *Literatur*

1. Beards St, Gayer-Anderson Ch, Borges S, et al.: Life Events and Psychosis: A Review and Meta-analysis. Schizophr Bull 2013, 39/4, 740–7.
2. Bebbington P, Wilkins S, Jones P, et al.: Life events and psychosis. Initial results from the Camberwell Collaborative Psychosis Study. Br J Psychiatry. 1993 Jan; 162:72–9.
3. Butjosa A, Gómez-Benito J, Huerta-Ramos E, et al.: Incidence of stressful life events and influence of sociodemographic and clinical variables on the onset of first-episode psychosis. Psychiatry Res 2016 Nov; 245: 108–15.
4. Dohrenwend BP, Levav I, Shrout PE, et al.: Socioeconomic status and psychiatric disorders: the causation-selection issue. Science. 1992 Feb 21; 255(5047):946–52.
5. Fallon P: Life events; their role in onset and relapse in psychosis, research utilizing semi-structured interview methods: a literature review. J Psychiatr & Ment Health Nursing 2008 June; 15(5): 386–92.
6. Kraan T, Velthorst E, Smit F, et al.: Trauma and recent life events in individuals at ultra high risk for psychosis: Review and meta-analysis. Schizophrenia Research 2015[1], 161 (2–3): 143–9.
7. Lim C, Chong S-A, Keefe RSE: Psychosocial Factors in the Neurobiology of Schizophrenia: A Selective Review. Ann Acad Med Singapore 2009; 38:402–7.
8. Mansueto G, Faravelli C: Recent life events and psychosis: The role of childhood adversities. Psychiatry Res 2017 Oct; 256: 111–7.
9. Norman RM, Malla AK: Stressful life events and schizophrenia. I: A review of the research. Br J Psychiatry 1993 March; 162(2): 161–6.
10. Ross RM, Malla N., Malla AK: Stressful Life Events and Schizophrenia: I: A Review of the Research. Brit J Psychiatry 1993 Feb; 162(2): 161–6.
11. Strauss, J.S. Subjective experiences of schizophrenia II: Toward a new dynamic psychiatry. Schizophrenia Bull, 1989; 15(2):179–87.

639 s.a. 7
640 11

## Expressed Emotions

*High Expressed Emotions* (der Begriff bezeichnet in der familiären Kommunikation eine Kombination von übermässiger Kritik, übermässiger Feindseligkeit und übermässigem Eingreifen in das Leben einer anderen Person; zu testen mit dem *Camberwell Family Interview*) – ein englischer Euphemismus für einen Erziehungsstil, der in etwa dem entspricht, was im PBI (Parental Bonding Instrument, s. u.) als »affectionless control« bezeichnet wird[641] – gelten als verlässliche Voraussage für schizophrene Rückfälle. Je mehr Zeit Schizophreniekranke mit *high EE*-Angehörigen verbringen, desto grösser ist das Rückfallrisiko. Therapeutisch bewährt hat sich die Empfehlung, nicht mehr als eine bestimmte Stundenanzahl pro Zeit (pro Tag, pro Woche…) in der Nähe derart »gefährlicher« Angehöriger zu verbringen[642]. Nicht so gut untersucht ist das *EE*-Konzept im Hinblick auf schizophrene *Erst*erkrankungen[643]. Immerhin konnte eine Studie aus den USA, die Jugendliche, deren Eltern beide als *»high EE«* eingestuft worden waren, über 15 Jahre verfolgte, zeigen, dass 36 % von ihnen mittlerweile eine Schizophreniediagnose erhielten, verglichen mit 0 %, wenn nur ein Elternteil oder keiner als *»high EE«* beurteilt worden war[644]. Interkulturellen Untersuchungen zufolge ist das Konzept, das in Europa und Nordamerika erarbeitet wurde, nicht auf andere Kulturen übertragbar[645]. Die Arbeiten der Arbeitsguppen von Wender und Tienari zeigen, dass Jugendliche, genetisch mit Schizophrenie belastet oder nicht, auf ein ungünstiges familiäres Milieu eher mit Ausbruch einer schizophrenen Erkrankung reagieren[646]. Verschiedene Studien, geplant mit der Absicht, den genetischen Anteil der *Expressed Emotions*-Thematik zu erörtern, gelangten zu dem Ergebnis, dass Personen, die schliesslich schizophren erkrankten, die Elternbeziehungen als we-

641 6
642 12
643 1
644 3
645 2
646 9, 10, 11, 13

niger zufriedenstellend erlebt hatten, unter grösserem familiären Stress gestanden hatten, dass deren familiäre Beziehungen schlecht gewesen waren und, gemäss dem Parental Bonding Instrument PBI die Eltern als überengagiert und feindselig erlebt worden waren[647]. Im Umkehrschluss gibt es Hinweise dafür, dass bei Jugendlichen, die unmittelbar in Gefahr stehen psychotisch zu dekompensieren, Empathie, positive Kommentare und Gefühlswärme der Betreuungspersonen innert weniger Monate die Symptome und das Sozialverhalten verbessern[648].

*Literatur*

1. Butzlaff RL, Hooley JM.: Expressed emotion and psychiatric relapse: a meta-analysis. Arch Gen Psychiatry 1998; 55:547–52.
2. Cheng ATA.: Expressed emotion: a cross-culturally valid concept? The British Journal of Psychiatry Dec 2002, 181 (6) 466–7.
3. Goldstein M.: The UCLA High-Risk Project. Schizophr Bulletin, 1987; 13: 505–14.
4. O'Brien MP, Gordon JL, Bearden CE, et al.: Positive family environment predicts improvement in symptoms and social functioning among adolescents at imminent risk for onset of psychosis. Schizophr Res 2006; 81:269–75.
5. O'Brien MP, Zinberg JL, Ho L, et al.: Family problem solving interactions and 6-month symptomatic and functional outcomes in youth at ultra-high risk for psychosis and with recent onset psychotic symptoms: a longitudinal study. Schizophr Res. 2009 Feb; 107(2–3):198–205.
6. Parker G, Johnston P, Hayward L: Prediction of schizophrenic relapse: using the Parental Bonding Instrument. Australian and New Zealand J Psychiatry, 1988; 22(3), 283–92.
7. Parker G, Hayward L, Johnston P: Factorial validity of the EE scales. Psychol Med. 1989 May; 19(2):435–46.
8. Read J, Gumley A: Can Attachment Theory Help Explain the Relationship Between Childhood Adversity and Psychosis? In: ATTACHMENT: New Directions in Psychotherapy and Relational Psychoanalysis, Vol. 2, March 2008: 1–35.
9. Tienari, P.: Interaction between genetic vulnerability and family environment: the Finnish adoptive family study of schizophrenia. Acta Psychiatrica Scandinavica, 1991; 84: 460–5.
10. Tienari P, Wynne LC, Moring J, Lahti I: The Finnish Adoptive Family Study of Schizophrenia: Implications for Family Research. Brit J Psychiatry, 1994 Apr; 164, Issue S23: 20–26.
11. Tienari P, Wynne LC, Sorri A, et al.: Genotype-environment interaction in schizophrenia-spectrum disorder. Long-term follow-up study of Finnish adoptees. Br J Psychiatry 2004; 184:216–22.
12. Vaughn C, Leff J.: The influence of family and social factors on the course of psychiatric illness. Brit J Psychiatry, 1976; 129: 125–37.

647 Zusammenfassung bei 8, p. 5
648 4, 5

13. Wender PH, Rosenthal D, Kety SS, et al.: Crossfostering. A research strategy for clarifying the role of genetic and experiential factors in the etiology of schizophrenia. Arch Gen Psychiatry. 1974 Jan; 30(1):121–8.

# Bindungstheorie

Die Bindungstheorie/Attachment Theory[649] beschreibt verschiedene Formen kindlichen Bindungsverhaltens, die aus der Art und Weise der frühen Mutter-Kind-Beziehung resultieren. Kinder suchen bei ihren Bezugspersonen Wohlbefinden, Trost und Schutz. Abhängig davon, wie die Bezugspersonen auf diese Bedürfnisse reagieren, entwickeln sich bereits im ersten Lebensjahr verschiedene Formen des Bindungsverhaltens. Dieses ist zu verstehen als ein Versuch des Kleinkinds, das eigene Verhalten auf das Repertoire der zur Verfügung stehenden Bindungspersonen abzustimmen und sich ihm anzupassen.

Die Bindungstheorie in ihrer ursprünglichen Form unterscheidet vier verschiedene Bindungsmuster, die im *Fremde-Situation-Test* im Alter von 12–18 Monaten eruiert werden können:
- die sog. Sichere Bindung (B-Typ),
- die Unsichere Bindung in einer Vermeidenden Form (A-Typ)
- die Unsichere Bindung in einer Ambivalenten Form (C-Typ)
- und die Dissoziierte Bindung (D-Typ).

Die Bindungsstile sind mit unterschiedlichen Einstellungen der Bindungspersonen zu sich selbst und zu anderen verknüpft. Ambivalente Bindung in der Kindheit geht einher mit einem Verhalten der Betreuungsperson, das charakterieiert wird als Nicht-ganz-bei-der-Sache-sein, Abgelenkt-sein und ständig-von-Anderem-Okkupiertsein. Vermeidende Bindung ist assoziiert mit einer Bindung vermeidenden oder ablehnenden Haltung der erwachsenen Person. Der Desorganisierte oder Dissoziierte Bindungsstil im Kindesalter ist statistisch verknüpft mit erfahrenen und unverarbeiteten Traumen oder Verlusten der Betreuungsperson oder einer Haltung, die charakterisiert ist durch hilflose oder feindliche Einstellung sich selbst und anderen gegenüber[650]. Die, wie auch immer resultierenden Bindungsstile können verstanden werden als das Ergebnis

649 1, 7, 49
650 15, 24, 25, 31, 32, 33, 50, 54

zwischenmenschlicher Erfahrungen in der Regulierung von Gefühlen in der Kind-Eltern-Beziehung. Sie haben ihre Ursache nicht in charakterlichen oder genetischen Besonderheiten der Kinder[651].

Die Bindungstypen bleiben im Sinne einer frühen Prägung – *inner working models* nach Bowlby (verinnerlichte Funktionsweisen), man spricht auch von Bindungsrepräsentanzen oder Bindungsrepräsentationen, Bindungsschemata – lebenslang ziemlich stabil. Sie können allerdings durch gute wie schlechte Erfahrungen modifiziert werden[652].

Ein sicher gebundenes Kind wird wahrscheinlich zu einem selbständigen Erwachsenen heranwachsen, während Kinder, die in ihrem frühen Bindungsverhalten ambivalent, vermeidend oder disorganisiert waren, später vermutlich zerstreut, abgelenkt und unentschlossen werden oder Züge von Feindseligkeit oder Hilflosigkeit aufweisen werden. Die Untersuchung einer Kohorte während zwanzig Jahren erbrachte sehr stabile Werte im *Parent Bonding Instrument PBI* und nur geringe Beeinflussung durch aktuelle Stimmungslagen und lebensgeschichtliche Ereignisse[653]. Der frühe Bindungstypus bestimmt späteres Bindungsverhalten, er hat Einfluss auf allfällige, im Lauf des Lebens auftretende psychische Störungen und weist einen transgenerativen Aspekt auf[654]. So wurden Zusammenhänge gefunden zwischen der Bindungsqualität im ersten Lebensjahr und einer Psychopathologie bei Sechsjährigen[655]. Temperament oder Charakter eines Kindes spielen dabei weniger eine Rolle als frühe Bindungserfahrungen. Sicher gebundene Babys haben gute Chancen, auch als Erwachsene stabile Persönlichkeiten zu werden. Der stabile Bindungsmodus gilt als Schutzfaktor gegen psychische Störungen. Dagegen erweisen sich Beeinträchtigungen der frühen Mutter-Kind-Beziehung als bahnend für psychische Störungen[656]. Besonders nachteilig wirken Vernachlässigung, Misshandlung und Missbrauch.

Dozier und Mitarbeiter[657] fanden bei schizophrenen Erwachsenen in 89 % ein unsicher-vermeidendes Bindungsmuster und in 44 % Hinweise für ein nicht verarbeitetes Trauma. Werdenden Müttern kann mit geeigneten Testverfahren (*AAI – Adult Attachment Inventory*) mit hoher Treffsicherheit der Bindungstyp des zu erwartenden Kindes vorausgesagt werden. Eltern, bei denen als Kinder ein unsicheres Bindungsmuster festgestellt wurde, haben überdurchschnittlich häufig wieder unsicher gebundene Kinder[658]. Stabil gebundene Eltern inter-

651 3, 6, 51
652 4, 31, 56
653 57, s.a. 35
654 7, 8, 10, 17, 21
655 16
656 7
657 19
658 21

agieren mit ihren Kindern in einer Weise, dass diese mit grosser Wahrscheinlichkeit ebenfalls stabile Bindungsmuster entwickeln können.

Während der *Fremde-Situation-Test* im Alter von 12–18 Monaten aufgrund der frühen Bindungssituation Vorhersagen ermöglicht, gelingt es mit dem *Parent Bonding Instrument PBI*[659] retrospektiv Aussagen über Erfahrungen mit den eigenen Eltern bis zum Alter von 16 Jahren zu erheben. Die Autoren teilten die Ergebnisse in die beiden statistisch voneinander unabhängigen Kategorien *Fürsorge* und *Kontrolle* ein. *Fürsorge* schliesst Qualitäten wie Empathie, Nähe, Gefühle, Wärme ein, Mangel daran äussert sich in Form von Vernachlässigung, Gleichgültigkeit und Gefühlskälte. Das Spektrum der *Kontrolle* reicht von Überprotektion, Zudringlichkeit, übermässigem Kontakt, Infantilisierung und Verhindern von Unabhängigkeit bis zum Fördern und Unterstützen von Selbständigkeit und Unabhängigkeit. Die Autoren gelangten auf einem Koordinatensystem zu folgenden vier extremen Erziehungsstilen:

1. **Optimale Bindung** (*optimal parenting*): gekennzeichnet durch subjektiv wahrgenommene hohe elterliche Fürsorge und eher geringe Kontrolle[660].
2. **Liebevolle Einschränkung** (*affectionate constraint*): charakterisiert durch hohe elterliche Fürsorge bei gleichzeitig hoher Kontrolle.
3. **Lieblose Kontrolle** (*affectionless control*): charakterisiert durch geringe Fürsorge bei gleichzeitiger starker Kontrolle.
4. **Fehlende oder schwache Bindung** (*neglectful parenting, absent or weak bonding*): charakterisiert durch geringe Fürsorge und geringe Kontrolle. (Parker 1979[661])

Fast alle Studien zu dem Thema – und es existieren mittlerweile zahlreiche – ergaben, dass Psychosekranke und Schizophrene rückblickend ihr Elternhaus in Kindheit und Jugend dem Typ 3. »*Lieblose Kontrolle*« zuordneten[662]. Dies trifft allerdings auch für eine Reihe anderer Diagnosen zu. Dennoch ist mit dem PBI eine Unterscheidung von Gesunden und Schizophrenen möglich[663]. Patienten, die einen oder beide Elternteile der Gruppe »lieblose Kontrolle« zuordneten, waren bei der ersten Klinikaufnahme im Mittel jünger als jene, die ihre Eltern einem anderen Erziehungstil zuordneten (22,6 vs. 28,7 Jahre)[664]. Für erstere Gruppe lag die Wahrscheinlichkeit innerhalb von 9 Monaten wieder in eine psychiatrische Klinik aufgenommen zu werden, bei 75 %, für letztere bei 25 %[665].

659 40, revidiert 45
660 59
661 40
662 41, 43, Zusammenfassung und Übersicht 48, 27 pp. 51 ff
663 20
664 2, 41, 43
665 41, 43

Eltern der Gruppe »lieblose Kontrolle« wurden demnach als *Hochrisiko*-Eltern eingestuft. Die Rückfallgefahr der erkrankten Nachkommen war grösser und deren Rezidive dauerten länger, wenn sie mindestens mit einem *Hochrisiko*-Elternteil zusammenlebten. Lebten sie mit zwei Eltern des *Hochrisiko*-Typus zusammen, waren die Ergebnisse noch ungünstiger. Lebten die Patienten nicht mit ihren *Hochrisiko*-Eltern zusammen, waren die Ergebnisse günstiger[666]. Eine israelische Studie, die die Beziehung zwischen Verlust eines Elternteils und Psychotizismus untersuchte, fand auch, dass diese Beziehung nicht statistische Signifikanz erreichte, wenn der verbleibende Elternteil auf der PBI-Skala hohe Werte für *Gefühlswärme* und niedrige für *Kontrolle* aufwies[667].

Patienten, die ihre Beziehung zu den nächsten Angehörigen als »sehr positiv« beurteilten, hatten ein wesentlich geringeres Rückfallrisiko, als wenn ihre Beurteilung »sehr negativ« lautete[668].

Der naheliegende Einwand, Erinnerungen an die Kindheit könnten Verfälschungen unterliegen, konnte in verschiedenen Studien entkräftet werden. Retrospektive Einschätzungen von Kindheitsverhältnissen scheinen recht valide zu sein[669]. Ein weiterer Kritikpunkt, akut psychotische Personen würden ihre Eltern besonders ungünstig beurteilen, liess sich ebenfalls nicht bestätigen. Man verglich PBI-Ergebnisse von Akutkranken mit denen von Patienten in Remission, testete Patienten, denen man im Akutstadium den PBI vorgelegt hatte, nochmals, als sie sich in Remission befanden und überprüfte in einer weiteren Versuchsanordnung nur die Aussagen von remittierten Kranken. Die Ergebnisse waren praktisch immer dieselben[670].

In einer Untersuchung von Leichsenring erinnerten die psychotischen Frauen überkontrollierende Eltern, die psychotischen Männer hingegen wenig kontrollierende Väter[671]. In verschiedenen Studien zeigte sich, dass vor allem ausgeprägte väterliche *Kontrolle* einen besonders ungünstigen Einfluss ausübte[672]. In einer Studie von Byrne et al.[673] war besonders geringe väterliche *Fürsorge* mit Schizophrenie der Nachkommen assoziiert. Die z. T. widersprüchlichen Ergebnisse mögen auch damit zusammenhängen, dass die vorwiegenden Erziehungsstile in der 2. Hälfte des 20. Jahrhunderts andere waren als zu Beginn des 21. Jahrhunderts und dass sowohl ein Zuviel wie ein Zuwenig sich für die Entwicklung Heranwachsender ungünstig auswirken können.

666 55
667 12
668 26
669 9, 52
670 20, 41 p. 576ff, 47, Übersicht auch bei 27 p. 40
671 27
672 37, 38, 41
673 11

Eine norwegische Studie[674], die ausschliesslich der Frage nachging, wie der Einfluss der Mütter erinnert wurde, fand bei Schizophrenen gehäuft den Erziehungsstil »lieblose Kontrolle«. In verschiedenen Studien fand sich die Tendenz, dass Mütter von Schizophrenen fürsorglicher und beschützender beschrieben wurden als Väter[675]. In der Untersuchung von Leichsenring (2011) allerdings wurden die Mütter weniger fürsorglich eingestuft als die Väter. Bei einem Vergleich von kranken und gesunden Geschwistern zeigte sich, dass die erkrankten Geschwister ihre Mütter kontrollierender beschrieben als die gesunden, und dies unabhängig von der prämorbiden Persönlichkeitsstruktur[676].

Die Frage, ob Söhne und Töchter auf den Erziehungsstil von Vätern und Müttern unterschiedlich reagieren, hat nicht zu eindeutigen Ergebnisse geführt, mit einer Tendenz, dass schizophrene Töchter ihre Eltern ablehnender darstellen als schizophrene Söhne, und Söhne auf elterliche Ablehnung und Zurückweisung eher psychotisch reagieren als Töchter[677].

Um zu prüfen, welche Bindungserfahrungen Eltern von psychotischen Patienten selbst gemacht hatten, wurden in einer italienischen Studie Eltern von Patienten gebeten, das PBI (Parent Bonding Instrument) im Bezug auf ihre eigenen Eltern auszufüllen. Bezüglich des Faktors *Kontrolle* schilderten sie ihre Eltern ähnlich wie nichtklinische Gruppen, d.h. geringe *Kontrolle*, zugleich gaben sie deutlich weniger *Fürsorge* an, was einem schwachen elterlichen Bindungsverhalten entspricht[678]. Warum solche durchschnittlich selbst schwach gebundene Eltern in der nächsten Generation ihr Bindungsverhalten dahingehend ändern, dass ihre erkrankten Kinder ihr Bindungsverhalten mehrheitlich als »geringe *Fürsorge* bei starker *Kontrolle*« (emotionless control) angeben, darüber kann vorerst nur spekuliert werden.

Eine wachsende Zahl von Studien haben explizit die Beziehung von Bindungsstilen, wie sie von Patienten selbst berichtet werden, und Psychose oder Schizophrenie untersucht[679]. Die grösste auf Selbstberichten beruhende Studie umfasste USAweit über 8000 Personen zwischen 15 und 54 Jahren[680] und zeigte eine Beziehung zwischen Schizophrenie und vermeidendem ($p<0.001$) wie auch zum unsicheren ($p<0.01$) Bindungstyp. Eine neuere israelische Studie, die ein drei-Qualitäten-Modell (unter Einschluss eines ängstlichen Bindungstyps) benützte, fand, dass nur 17 % der schizophrenen Männer sich selbst als sicher

674 23
675 40, 42, 53
676 58
677 48 p. 12
678 20
679 27, Übersicht bei 48
680 34

gebunden bezeichneten, verglichen mit 73 % der gesunden Männer[681]. Eine andere, auf Selbstbeurteilung beruhende USA Studie an beinahe 2000 Jugendlichen fand, dass unsicher gebundene Jugendliche signifikant höher dem Faktor »Psychotizismus« zugeordnet waren ($p<0.001$) als sicher gebundene Jugendliche[682].

Selbst bei vorsichtiger Schlussfolgerung fällt es schwer, sich dem Eindruck zu entziehen, dass Zusammenhänge zwischen suboptimalen elterlichen Erziehungsstilen, unsicheren Bindungsmustern, frühen Traumen und späteren seelischen Erkrankungen bestehen. Menschen sind Beziehungswesen. Es ist nicht überraschend, wenn Untersuchungen zu dem Schluss kommen, dass es für die seelische Gesundheit auf Beziehungsebene bekömmlichere und weniger bekömmliche Bedingungen, mit anderen Worten »interpersonelle Defizite«[683] gibt. Frieda Fromm-Reichmanns Konzept der »schizophrenogenen Mutter«[684] von 1948, vielleicht zu früh und wissenschaftlich zu wenig abgesichert vorgebracht, hat Schuld zugewiesen, Schuldgefühle geweckt und Abwehr gegen die Einsicht in Verantwortlichkeiten verstärkt. Siebzig Jahre später nach schier unendlich vielen wissenschaftlichen Untersuchungen ist heute ein Entstehungsmodus psychotischer Störungen denkbar, der – immer auch in Abhängigkeit von allfälligen genetischen Belastungen – über ungünstige frühe Bindungen, Verluste nahestehender Personen und unverarbeitete Traumen zu besonderer Verletzlichkeit, Stressanfälligkeit und ängstlich, feindselig, misstrauischen Haltungen führt. An Folgen für eine derart unsicher gebundene Persönlichkeit stehen negative Überzeugungen über sich selbst und andere zur Diskussion, erhöhte Sensibilität gegenüber Kritik und negativen Urteilen, Schwierigkeiten der Affektregulierung und Übererregbarkeit[685], die bei späteren traumatisierenden Erfahrungen (*»second hit«*, s. u.), zu einem Auseinanderbrechen, einer Fragmentierung des psychischen Funktionierens führen können[686].

In Anbetracht der Tatsache, dass »Schizophrenien« ein relativ schlecht definiertes Konglomerat sowohl von Ursachen wie Auswirkungen darstellen[687], gehen neuere Forschungen dahin, Zusammenhänge von genetischen Gegebenheiten, Bindungseigentümlichkeiten und traumatischen Erfahrungen nicht zu komplexen Krankheitsbildern wie »Schizophrenie«, sondern zu einzelnen Symptomen zu untersuchen, positiven, negativen, kognitiven, emotionalen,

---

681 46
682 13
683 48
684 22
685 5 p. 466
686 18, 19, 28, 29, 36
687 48

körperlichen, sozialen, Ich-Störungen, dem Aspekt des Leidens..., dies auch geschlechterspezifisch getrennt für Frauen und Männer.

Denkbar ist eine künftige Zuordnung dieser Gruppe klinischer Zustände zu Hirnveränderungen, Hirnmorphologie, Hirnfunktionen, Hirnchemie, Genetik und Epigenetik einerseits und zu relevanten lebensgeschichtlichen Einflüssen ab Konzeption bis zum Ausbruch der Erkrankung andererseits, mit der Möglichkeit, zu aussagekräftigeren Klassifizierungen und zu spezifischeren therapeutischen Möglichkeiten zu gelangen[688].

*Literatur*

1. Ainsworth MDS: Object Relations, Dependency, and Attachment: E Theoretical Review of the Infant-Mother Relationship. Child Development. 1969; 40: 969–1025.
2. Baker B, Helmes E, Kazarian SS: Past and present perceived attitudes of schizophrenics in relation to rehospitalisation. Brit J Psychiatry, 1984; 144(3), 263–9.
3. Bakermans-Kranenburg M, van Ijzendoor M: No association of the dopamine D4 receptor (DRD4) and -521 C/T promoter polymorphisms with infant attachment disorganization. Attachment & Human Development, 2004; 6: 211–8.
4. Benoit D, Parker K: Stability and transmission of attachment across three generations. Child Development, 1994; 65: 1444–56.
5. Berry K, Band R, Corcoran R, et al.: Attachment styles, earlier interpersonal relationships and schizotypy in a non-clinical sample. Psychol Psychother. 2007 Dec; 80(Pt 4): 563–76.
6. Bokhorst C, Bakermans-Kranenburg M, Fearon P, et al.: The importance of shared environment in mother–infant attachment security: a behavioural-genetic study. Child Development, 2003; 74: 1769–82.
7. Bowlby J: Forty-four juvenile thieves, Their characters and home lives. Intern J Psycho-Analysis. 1944; XXV, 19–52.
8. Bowlby J: Das Glück und die Trauer. Herstellung und Lösung affektiver Bindungen. Klett-Cotta, Stuttgart 1980.
9. Brewin C, Andrews B, Gotlib IH: Psychopathology and early experience: A reappraisal of retrospective reports. Psychol Bull, 1993; 113: 82–98.
10. Brisch KH: Bindungsstörungen: Von der Bindungstheorie zur Therapie. Klett-Cotta, Stuttgart 1999.
11. Byrne CP, Velamoor, VR, Cernovsky ZZ, et al.: A comparison of Borderline and schizophrenic patients for childhood life events and parent-child relationships. Can J Psychiatry, 1990; 35(7), 590–5.
12. Canetti L, Bachar E, Bonne O, et al.: The impact of parental death versus separation from parents on the mental health of Israeli adolescents. Comprehensive Psychiatry, 2000 Sept; 41(5):360–8.
13. Cooper M, Shaver P, Collins N: Attachment styles, emotion regulation, and adjustment in Adolescence. J Pers Soc Psychol. 1998 May; 74(5): 1380–97.

688 39

14. Cubis J, Lewin T, Dawes F: Australian adolescents perception of their parents. Austral & New Zealand J Psychiatry, 1989; 23(1): 35–47.
15. De Oliveira C, Neufeld-Bailey H, Moran G, Pederson D: Emotion socialization as a framework for understanding the development of attachment disorganization. Soc Developm, 2004; 13: 437–67.
16. Dornes M: Der kompetente Säugling. Die präverbale Entwicklung des Menschen. Fischer, Frankfurt/Main 1993.
17. Dornes M: Die frühe Kindheit. Entwicklungspsychologie der ersten Lebensjahre. Fischer, Frankfurt/Main 1997.
18. Dozier M, Tyrrell C: Attachment and communication among persons with serious psychopathological disorders. In: J. Simpson & W. Rholes (Eds.), Attachment Theory and Close Relationships. New York: Guilford, 1997.
19. Dozier M, Stovall KC, Albus KE: Attachment and psychopathology in adulthood. In: Cassidy J, Shaver PR (Eds.): *Handbook of attachment: Theory, research, and clinical applications.* New York: Guilford Press 1999, 497–519.
20. Favaretto E, Torresani S: Il legame genitoriale come fattore predittivo dello sviluppo di disturbi psichiatrici in eta adulta. Epidemiologia e Psichiatria Sociale, 1997 ; 6: 124–38.
21. Fonagy P, Steele H, Steele M: Maternal representations of attachment during pregnancy predict the organization of infant-mother attachment at one year of age. Child Dev. 1991; 62 (5): 891–905.
22. Fromm-Reichmann F.: Notes on the development of treatment of schizophrenics by psychoanalytic psychotherapy. Psychiatry, 1948; 11: 263–73.
23. Helgeland MI, Torgersen S: Maternal representations of patients with schizophrenia as measured by the Parental Bonding Instrument. Scand J Psychol, 1997; 38(1), 39–43.
24. Hesse E: The Adult Attachment Interview: Historical and current perspectives. In: J. Cassidy & P. R. Shaver (Eds.), Handbook of Attachment (pp. 395–433). New York: Guilford, 1999.
25. Hesse E, Main M, Abrams K, Rifkin A: Unresolved states regarding loss or abuse can have ›second-generation‹ effects: disorganized, role-inversion and frightening ideation in the offspring of traumatized non-maltreating parents. In: D. Siegel & M. Solomon (Eds.), Healing Trauma: Attachment, Mind, Body and Brain (pp. 57–106). New York: Norton, 2003.
26. Lebell MB, Marder SR, Mintz J, et al.: Patients perception of family emotional climate and outcome in schizophrenia. Brit J Psychiatry, 1993; 162(6), 751–4.
27. Leichsenring I.: Parental Bonding Instrument und Psychopathologie: Vergleich zweier Störungsgruppen. Med. Diss, Hamburg, 2011.
28. Liotti G: Disorganized/disoriented attachment in the etiology of the dissociative disorders. Dissociation, 1992; 5: 196–204.
29. Liotti G: Trauma, dissociation and disorganized attachment: Three strands of a single braid. Psychotherapy: Theory, Research, Practice, Training, 2004; 41: 472–86.
30. Lyons-Ruth K, Yellin C, Melnick S, Atwood G: Childhood experiences of trauma and loss have different relations to maternal unresolved and hostile-helpless states of mind on the AAI. Attachment and Human Development, 2003; 5: 330–52.
31. Main M, Hesse E: Parents' unresolved traumatic experiences are related to infant disorganized attachment status: is frightened and/or frightening parental behaviour

the linking mechanism? In: M. Greenberg, D. Cicchetti, & E. Cummings (Eds), Attachment in the Preschool Years (pp. 161–82). New York: Plenum, 1990.
32. Main M: Recent studies in attachment: overview, with selected implications for clinical work. In: S. Goldberg, R. Muir, & J. Kerr (Eds.), Attachment Theory: Social, Developmental and Clinical Perspectives (pp. 407–74). Hillsdale, NJ: Analytic Press, 1995.
33. Mickelson K, Kessler R, Shaver P: Adult attachment in a nationally representative sample. J Pers Soc Psychol. 1997 Nov; 73(5): 1092–1106.
34. Murphy E, Wickramaratne P, Weissman M: The stability of parental bonding reports: A 20-year follow up. J Affect Disord, 2010; 125(1–3): 307–15.
35. Ogawa J, Sroufe L, Weinfield N, et al.: Development and the fragmented self: longitudinal study of dissociative symptomatology in a nonclinical sample. Development & Psychopathology, 1997; 9: 855–79.
36. Onstad S, Skre I, Torgersen S, Kringlen E: (1993). Parental representations in twins discordant for schizophrenia. Psychol Med, 1993; 23(2), 335–40.
37. Onstad S, Skre I, Torgersen S, Kringlen E: (1994). Family interaction: parental representation in schizophrenic patients. Acta Psychiatr Scand, 1994; 90(384), 67–70.
38. Owen MJ, O'Donovan MC, Thapar A, Craddock N.: Schizophrenia and the neurodevelopmental continuum: evidence from genomics. World Psychiatry. 2017 Oct; 16(3): 227–35.
39. Parker G, Tupling H, Brown LB: A parental bonding instrument. Brit J Med Psychol, 1979; 52: 1–10.
40. Parker G, Fairley M, Greenwood J, et al.: Parental representations of schizophrenics and their associations with onset and course of schizophrenia. Brit J Psychiatry, 1982; 141, 573–81.
41. Parker G: Parental overprotection: A risk factor in psychosocial development. New York: Grune & Stratton, 1983.
42. Parker G, Johnston P, Hayward L: Prediction of schizophrenic relapse: using the Parental Bonding Instrument. Australian and New Zealand J Psychiatry, 1988; 22(3), 283–92.
43. Parker G, Hayward L, Johnston P: Factorial validity of the EE scales. Psychol Med. 1989 May; 19(2):435–46.
44. Parker G, Roussos J, Hadzi-Pavlovic D, et al.: The development of a refined measure of dysfunctional parenting and assessment of its relevance in patients with affective disorders. Psychological Medicine, 1997; 27: 1193–1203.
45. Ponizovsky A, Nechamkin Y, Rosca P: Attachment patterns are associated with symptomatology and course of schizophrenia in male inpatients. Am J Orthopsychiatry, 2007 Apr; 77(2): 324–31.
46. Rankin P, Bentall R, Hill J, Kinderman P: Perceived relationships with parents and paranoid delusions: comparisons of currently ill, remitted and normal participants. Psychopathology, 2005; 38: 16–25.
47. Read J, Gumley A: Can Attachment Theory Help Explain the Relationship Between Childhood Adversity and Psychosis? In: ATTACHMENT: New Directions in Psychotherapy and Relational Psychoanalysis, Vol. 2, March 2008: 1–35.
48. Robertson J, Robertson J: Separation and the very young child. 1989. London, Free Association books.
49. Schore A: Affect Dysregulation and the Disorders of the Self. New York: Norton, 2003.

50. Schuengel C, Bakermans-Kranenburg MJ, Van IJzendoorn MH: (1999). Frightening maternal behavior linking unresolved loss and disorganized infant attachment. Journal of Consulting and Clinical Psychology, *1999; 67*(1): 54–63.
51. Schumacher J, Hinz A, Brähler E: Zur Validität retrospektiver Datenerhebungen: Das elterliche Erziehungsverhalten in der Erinnerung junger Erwachsener und ihrer Eltern im Vergleich. Ztschr f Different u Diagnost Psychol, 2002; 23: 459–74.
52. Truant GS, Donaldson LA, Herscovitch J, Lorenz JG: Parental representations in two Canadian groups. Psychol Reports, 1987; 61, 1003–8.
53. van Ijzendoorn M, Schuengel C, Bakermans-Kranenburg M: Disorganized attachment in early childhood: meta-analysis of precursors, concomitants and sequelae. Development & Psychopathology, 1999; 11: 225–50.
54. Warner R, Atkinson M: The relationship between schizophrenic patients perception of their parents and the course of their illness. Brit J Psychol, 1988; 153(3), 344–53.
55. Waters E, Merrick S, Treboux D, et al.: Attachment security in infancy and early adulthood: a 20-year longitudinal study. Child Development, 2000; 71: 684–9.
56. Wilhelm K, Niven H, Parker G, Hadzi-Pavlovic D: The stability of the Parental Bonding Instrument over a 20-year period. Psychol Med, 2005; 35(3): 387–93.
57. Willinger U, Heiden AM, Meszaros K, et al.: Maternal bonding behaviour in schizophrenia and schizoaffective disorder, considering premorbid personality traits. Austral New Zeal J Psychiatry, 2002; 36(5), 663–8.
58. Winther Helgeland M, Torgersen S: Maternal representation of patients with schizophrenia as measured by the parental bonding instrument. Scand J Psychol., 1997; 38: 39–43.

## Die »*Two Hits*« Hypothese der Schizophrenie

Angesichts der vielfältigen schizophrenierelevanten Einfluss- und Störfaktoren ist man verleitet, von einem »multihit«-Modell der Schizophrenie zu sprechen. Viele Wege führen nach Rom. Demgegenüber haben Bayer et al. 1999 ein präziseres, eingeschränkteres, die verschiedensten *Hits* vereinheitlichendes Modell der »*zwei Hits*«, der zwei Angriffe oder Störfälle vorgestellt[689]. Es besagt, dass genetische, entzündliche, traumatische oder Umweltfaktoren schon früh – dies ein erster *Hit* während Schwangerschaft, Geburt und postpartal – die Entwicklung des Zentralnervensystems zu stören vermögen. Viele Studien weisen mittlerweile darauf hin, als Zielorgan einer derartigen Störung die Mikrogliazellen, die hauptsächlichen Immunzellen im Nervensystem anzusehen. Wenn sie aktiviert werden, können sie pro-inflammatorische Cytokine ausschütten, umgekehrt haben sie auch die Fähigkeit Entzündungen zu unterdrücken.

Die Rolle, die das Immunsystem in der Pathoätiologie seelischer Krankheiten spielt, wird immer mehr anerkannt. Neben immunen und traumatischen Stimuli erfolgt die Aktivierung der Mikroglia auch als Antwort auf psychosozialen Stress. Die Aktivität der Mikroglia im Hippocampus und in anderen Hirnregionen wird durch einen ersten *Hit* perinatal angeregt und durch einen zweiten *Hit* in der Adoleszenz, bzw. im frühen Erwachsenenleben, einer Zeit, in der es normalerweise zu einer grundlegenden Umgestaltung und Neuorganisation des Gehirns kommt, verstärkt.

Mikroglia sind im Zentralnervensystem ein bevorzugtes Ziel für Glukocorticoide, weil sie grosse Mengen an Glukocorticoidrezeptoren ausschütten[690]. Die Rolle der Glukocortikoide bei der Reaktion auf Stress ist gut ausgewiesen (s. o.). Die Stimulierung von Neuronen mit Glukocortikoiden erhöht die Glutamatausschüttung. Dies ist einer der Mechanismen, der möglicherweise zu stressinduzierter Rindenatrophie führt[691]. In einem Teufelskreis führt Aktivierung der

689 2, 19
690 25
691 18

Mikroglia zu Schädigung an Neuronen, die weitere Glutamatausschüttung verursacht und weitere Aktivierung der Mikroglia, usf.[692].

Der erste *Hit* (das sog. *Priming*) »präpariert« die Mikroglia und macht sie gewissermassen verletzlich, sodass sie auf später im Leben stattfindenden Stress (den zweiten *Hit*) verstärkt mit überschiessendem *synaptic Pruning* reagiert, was schliesslich zum Krankheitsausbruch führt[693]. Der Verlust an Synapsen könnte für die Strukturveränderung im Gehirn und für die Entwicklung negativer und kognitiver Symptome verantwortlich sein[694]. Diese Ansicht wird durch Befunde gestützt, wonach geringeres Volumen der grauen Substanz mit ausgeprägteren kognitiven Symptomen einhergeht[695]. Dies mindestens zum Teil als Folge einer Reduktion der Synapsendichte[696]. Die gestörte kortikale Entwicklung könnte die Enthemmung subkortikaler Dopaminneuronen verstärken, was als Ursache der positiven Symptome gilt[697]. Dies würde auch zu einer Sensibilisierung der Dopaminantwort auf akuten Stress führen und damit ein System schaffen, das nicht mehr adäquat auf akuten Stress reagieren kann, und würde damit – in einem zweiten Teufelskreis – zu weiterer Deregulierung führen[698].

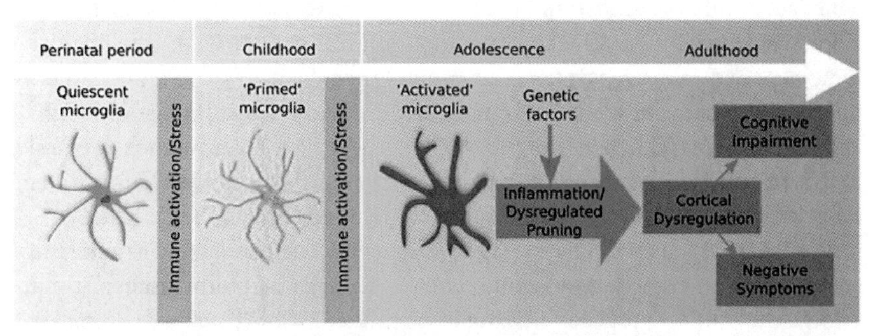


Das »two Hits« Modell. Links Mikroglia im Ruhezustand. Perinatale Aktivierung der Mikroglia bewirkt einen »geprimten« Zustand. Nachfolgender Stress in der Adoleszenz triggert pathologische Überaktivität, die zu einem Verlust kortikaler Substanz und der Entwicklung von Symptomen führt (Howes & Mc Cutcheon 2017[699]).

Die Dichte der Synapsenverbindungen – Strukturen, die den Neuronen ermöglichen, anderen Neuronen elektrische oder chemische Signale zu übermitteln – erreicht ihr Maximum normalerweise im Alter von 2–4 Jahren[700] und

692 1
693 4, 13, 17, 21, 23
694 24
695 13, 20, 26
696 16
697 11, 16
698 13
699 13
700 14

beträgt ungefähr doppelt so viel wie bei Erwachsenen[701]. Von da an bis ins Erwachsenenalter nimmt sie ständig ab[702]. Überflüssige, beschädigte oder wenig benützte Synapsen, die für das Funktionieren des Gehirns irrelevant geworden sind, werden, um das reifende Gehirn effizienter zu machen, entfernt[703]. Dieser Vorgang wird als physiologisches *Pruning* (beschneiden, stutzen) bezeichnet. Das Ausmass des *Pruning* hängt neben genetischen Bedingungen davon ab, wieviel Hirn »gebraucht« (im Sinn von sowohl »benützt« wie »benötigt«) wird. Je mehr Anregung ein heranwachsender Mensch erfährt, desto dichter ist sein neuronales Netz, bei geringer Stimulation ist es, entsprechend dem Prinzip »*use it or loose it*«, weniger reichhaltig[704]. Ausgeprägtes *Pruning* findet in verschiedenen Hirnregionen zu verschiedenen Zeiten statt, im präfrontalen Cortex, dem bei der Entstehung schizophrener Krankheiten besondere Bedeutung zugemessen wird, um die Zeit der späten Adoleszenz und des frühen Erwachsenenlebens. Man nimmt an, dass übermässiges pathologisches *Pruning* in dieser Region mit dem Ausbruch der Erkrankung zu tun hat[705].

| **Die Beziehungen zwischen Mikrogliazellen, Schizophrenie, perinatalen Gefährdungen und Stress** | | |
|---|---|---|
| | **Mikroglia** | **Schizophrenie** |
| Perinatale Faktoren | Pränatale Infektion, Neonatale Infektion, mütterlicher Stress und perinatale Hirnschädigung führen im Tierversuch zu Aktivierung und Verdichtung der Mikroglia. Perinatale Gefährdungen »primen« (programmieren) die Mikroglia, was zu verstärkten Reaktionen bei nachfolgenden Expositionen führt | Pränatale Infektion, Entzündliche Erkrankungen der Mutter, pränataler Stress der Mutter, Geburtskomplikationen und Infektionen im Kindesalter zeigen einen Zusammenhang mit erhöhtem Schizophrenierisiko. |
| Stress | Bei Ratten wird die Mikroglia durch eine Vielzahl verschiedener Stressoren aktiviert. Bei Ratten, deren Immunsystem pränatal aktiviert wurde, führt Stress in der Adoleszenz zu Aktivierung der Mikroglia. | Es gibt einen Zusammenhang zwischen Schizophrenie, Migration, Kindheitstrauma und Urbanizität. Menschen mit Schizophrenie reagieren empfindlicher auf akuten Stress. Stress in der Adoleszenz führt bei Menschen, die pränatal eine Infektion durchgemacht haben, vermehrt zu Schizophrenie. |

(nach Howes & Mc Cutcheon 2017[706])

701 1
702 6, 22
703 5
704 5
705 10, Übersicht bei 3 und 13
706 13

Sowohl für den ersten wie für den zweiten *Hit* kommen eine Vielzahl von heute bekannten Stressoren aus Genetik, Epidemiologie, Psychiatrie, Psychologie, Neurowissenschaften, Neuroimaging, Pharmakologie, Biostatistik, etc. in Frage. Im Tierversuch findet man Auswirkungen in Regionen, die mit Schizophrenie zu tun haben, einschliesslich Amygdala, Hippocampus, Nucleus accumbens und im präfrontalen Cortex. Interessanterweise sieht es so aus, als hätte soziale Benachteiligung die stärksten Auswirkungen[707].

Eine dänisch-schweizerische Untersuchung von 2017 konnte erstmals einen Zusammenhang von Infektion während der Schwangerschaft, psychologischem Trauma während der Pubertät und erhöhtem Schizophrenierisiko zeigen[708].

Mit zunehmendem Wissen wird es immer unwahrscheinlicher, dass die mitunter sehr unterschiedlichen Krankheitsbilder, die unter dem Sammelbegriff Schizophrenie zusammengefasst werden, künftig auf einen einzigen genetischen, zellbiologischen oder psychologisch-umweltbedingten Faktor zurückgeführt werden. Das Erklärungsmodell der zweistufigen Verursachung und Auslösung durch welche Einflüsse auch immer, lässt Raum für viele Kausalitäten und unterschiedlichste psychopathologische Zustände. Es kann bei dem heutigen wissenschaftlichen Stand eine gewisse Glaubwürdigkeit und Wahrscheinlichkeit für sich in Anspruch nehmen[709].

Die »Two Hits« Hypothese, die Untersuchungen zu »High Expressed Emotions«, die Erfahrungen bei posttraumatischen Störungen, die Arbeiten der finnischen Gruppe um Pekka Tienari und ein stetig wachsendes Corpus an Beobachtungen aus Psychotherapien von Schizophreniekranken nähern sich aus verschiedenen Richtungen der Frage, was bio-psycho-sozial im Einzelfall letztlich in die Krankheit mündet.

### *Literatur*

1. Abitz M, Damgaard Nielsen R, Jones EG, et al.: Excess of Neurons in the Human Newborn Mediodorsal Thalamus Compared with that of the Adult. *Cerebral Cortex*, 2007 Nov; 17(11): 2573–78.
2. Bayer TA, Falkai P, Maier W: Genetic and non-genetic vulnerability factors in schizophrenia: the basis of the »Two hit hypothesis«. J Psychiatr Res 1999 Nov-Dec; 33(6): 543–8.
3. Boksa P: Abnormal synaptic pruning in schizophrenia: Urban myth or reality? J Psychiatry Neurosci. 2012 Mar; 37(2): 75–77.
4. Calcia MA, Bonsall DR, Bloomfield PS, et al.: Stress and neuroinflammation: a systematic review of the effects of stress on microglia and the implications for mental illness. Psychopharmacology (Berl). 2016 May; 233(9):1637–50.

707 4, 8
708 7
709 9, 13

5. Chechik G, Meilijison I, Ruppin E: Neuronal Regulation: a mechanism for synaptic pruning during brain maturation. Neural Computation. 1999 Nov, 11(8): 2061–80.
6. Colantuoni C, Lipska BK, Ye T, et al.: Temporal dynamics and genetic control of transcription in the human prefrontal cortex. Nature. 2011 Oct 26; 478(7370):519–23.
7. Debost JP, Larsen JT, Munk-Olsen T, et al.: Joint Effects of Exposure to Prenatal Infection and Peripubertal Psychological Trauma in Schizophrenia. Schizophr Bull. 2017 Jan; 43(1):171–9.
8. Delpech JC, Wei L, Hao J, et al.: Early life stress perturbs the maturation of microglia in the developing hippocampus. Brain Behav Immun. 2016 Oct; 57:79–93.
9. Feigenson KA, Kusnecov AW, Silverstein SM: Inflammation and the Two-Hit Hypothesis of Schizophrenia. Neurosci Biobehav Rev. 2014 Jan; 38: 72–93.
10. Feinberg I: Schizophrenia: caused by a fault in programmed synaptic elimination during adolescence? J Psychiatr Res.1982–1983; 17(4):319–34.
11. Grace AA: Dopamine system dysregulation by the hippocampus: implications for the pathophysiology and treatment of schizophrenia. Neuropharmacology. 2012 Mar; 62(3):1342–8.
12. Howes OD, McCutcheon R, Owen MJ, Murray RM: The Role of Genes, Stress, and Dopamine in the Development of Schizophrenia. Biol Psychiatry. 2017[1] Jan 1; 81(1):9–20.
13. Howes OD, McCutcheon R: Inflammation and the neural diathesis-stress hypothesis of schizophrenia: a reconceptualization. Transl Psychiatry. 2017[2] Feb; 7(2): e1024.
14. Huttenlocher PR, Dabholkar AS: Regional differences in synaptogenesis in human cerebral cortex. J Comp Neurol. 1997 Oct 20; 387(2):167–78.
15. Kaindl AM, Degos V, Peineau S, et al.: Activation of microglial N-methyl-D-aspartate receptors triggers inflammation and neuronal cell death in the developing and mature brain. Ann Neurol. 2012 Oct; 72(4):536–49.
16. Kim IH, Rossi MA, Aryal DK, et al.: Spine pruning drives antipsychotic-sensitive locomotion via circuit control of striatal dopamine. Nat Neurosci. 2015 Jun; 18(6):883–91.
17. Maynard TM, Sikich La, Liebermann JA, LaMantia AS: Neural Development, Cell-Cell Signaling, and the »Two-Hit« Hypothesis of Schizophrenia. Schizophr Bull 2001; 27(3): 457–76.
18. Moghaddam B, Bolinao ML, Stein-Behrens B, Sapolsky R: Glucocorticoids mediate the stress-induced extracellular accumulation of glutamate. Brain Res. 1994 Aug 29; 655(1–2):251–4.
19. Moran P, Stokes J, Marr J, et al.: Gene × Environment Interactions in Schizophrenia: Evidence from Genetic Mouse Models. Neural Plasticity, 2016; Article ID 2173748, 23 pages.
20. Nestor PG, Kubicki M, Nakamura M, et al.: Neuropsychological variability, symptoms, and brain imaging in chronic schizophrenia. Brain Imaging Behav. 2013 Mar; 7(1):68–76.
21. Paolicelli RC, Bolasco G, Pagani F, et al.: Synaptic pruning by microglia is necessary for normal brain development. Science. 2011 Sep 9; 333(6048):1456–8.
22. Petanjek Z, Judaš M, Šimic G, et al.: Extraordinary neoteny of synaptic spines in the human prefrontal cortex. Proc Natl Acad Sci USA. 2011 Aug 9; 108(32):13281–6.

23. Rački V, Petrić D, Kučić N, et al.: Cortical gray matter loss in schizophrenia: Could microglia be the culprit? Med Hypotheses 2016 Mar; 88:18–21.
24. Shepherd AM, Laurens KR, Matheson SL, Carr VJ, Green MJ: Systematic meta-review and quality assessment of the structural brain alterations in schizophrenia. Neurosci Biobehav Rev. 2012 Apr; 36(4):1342–56.
25. Sierra A, Gottfried-Blackmore A, Milner TA, et al.: Steroid hormone receptor expression and function in microglia. Glia. 2008 Apr 15 ;56(6):659–74.
26. Sui J, Pearlson GD, Du Y, et al.: In search of multimodal neuroimaging biomarkers of cognitive deficits in schizophrenia. Biol Psychiatry. 2015 Dec 1; 78(11):794–804.

# Zusammenfassung

1. Gestützt auf eine grosse Zahl neuerer und neuester einschlägiger Untersuchungen konnte gezeigt werden, dass die »1 % Schizophrene«-Behauptung lediglich eine sehr unscharfe Durchschnittsaussage darstellt, die für das Verständnis der Krankheit und für die Behandlung nicht hilfreich ist. Sie ist vermutlich unter anderem dem Umstand zu danken, dass ein Teil der schizophrenen Krankheiten ausheilt und von den, wie zu zeigen war, je nach Bedingungen erheblich höheren Inzidenzzahlen niedrigere Prävalenzzahlen gewissermassen übrigbleiben. Tatsächlich kommen Schizophrene Krankheiten unter unterschiedlichen Bedingungen sehr verschieden häufig vor. Eine Reihe solcher mit Schizophrenie assoziierter Bedingungen wurden dargestellt, so Genetik, geographische Breite, Migration, Armut, Leben in Grossstädten, Schädigungen der Mütter während der Schwangerschaft, fortgeschrittenes Alter der Väter bei der Zeugung, Traumata, ungünstiges familiäres Milieu, Alkohol- und Cannabiskonsum, Vitamin D-Mangel… Die Liste zeichnet sich durch grosse Vielfalt aus und nicht durch offensichtliche Gemeinsamkeiten. Bei genauerer Kenntnis der Wirkfaktoren schwinden die Chancen immer mehr, die Krankheit auf *eine* genetische Ursache und/oder einen einzigen bio/psycho/sozialen Mechanismus zurückzuführen und sie damit zu vereinheitlichen. Die Ätiopathogenese der Schizophrenie ist ein grosses Puzzle, dessen Teile bis heute nur ahnungsweise bekannt sind und das folglich noch nicht komplett zusammengesetzt werden kann. Je weiter die Forschung voranschreitet, desto klarer wird auch, wie Vieles von dem Zusammenwirken von Genetik und Umwelt für die Entstehung schizophrener Krankheiten noch ungenügend verstanden ist und wie viele Teile in dem Puzzle noch fehlen. Die internationale Forschung fördert täglich neue, spannende und weiterführende Erkenntnisse zutage, die teils konvergieren und das Rätsel Schizophrenie verstehbarer machen, zugleich die Vielfalt der Zusammenhänge immer weiter auffächern.

2. Unter den dargestellten Bedingungen, die mit Schizophrenie assoziiert sind, findet sich eine Reihe von aktuellen Veränderungen gesellschaftlicher Bedingungen wie Migration, Wanderung aus den äquatornahen Gebieten in Richtung höherer Breitengrade, Zunahme von Armut und Hunger, der Trend in die Grossstädte, Instabilität der Familien, zunehmendes Alter der Väter bei der Zeugung, Übergewicht der Mütter, Alkohol- und Cannabiskonsum... Alle diese lassen vermuten und befürchten, dass Schizophrenieinzidenzen und Prävalenzen zunehmen werden. Es gibt bereits Anzeichen dafür[710].

3. Menschen sind unter verschiedensten Umständen und Bedingungen empfindlich und empfänglich schizophren zu erkranken. Das menschliche Nervensystem zeichnet sich einerseits durch eine grosse Stabilität und die Fähigkeit Schäden zu reparieren aus, andererseits durch eine grosse Sensibilität und Störbarkeit. Das Beispiel Schizophrenie zeigt, dass der Anpassungsfähigkeit und Flexibilität von Menschen Grenzen gesetzt sind. Es gibt ganz klar Lebensbedingungen, die der geistig seelischen Gesundheit unter bestimmten Umständen förderlich und andere, die ihr abträglich sind. Psychische Verletzlichkeit kann erworben und in einem unseligen Kreislauf weiter verstärkt werden[711]. An dieser Einsicht kommt man heute nicht mehr vorbei. In Anbetracht der vielfältigen Störbarkeiten kann man sich des Eindrucks nicht erwehren, dass mit dem fragilen Wesen Mensch oft leichtfertig und unverantwortlich umgegangen wird und ohne Notwendigkeit Verletzungen mit schwerwiegenden Folgen gesetzt werden.
   Das appelliert an Verantwortlichkeiten. Die vielfältigen Zusammenhänge machen klar, wir alle sind potentielle Krankheitsverursacher und potentielle Krankheitsopfer. Geleitet von dem Anliegen der Prävention stellt sich, da viele Einflussfaktoren nun bekannt sind, die Frage, ob Vorbeugung möglich und machbar ist. Wird man auf Genstrukturen und Genveränderungen Einfluss nehmen können? Wird man schwangere Frauen in einem nennenswerten Ausmass besser beraten, betreuen und schützen können? Wird man Männer dazu bringen können, Kinder möglichst schon in jüngerem Alter zu zeugen? Wird man Geburten vermehrt so planen, dass sie nicht in die Wintermonate fallen? Wird es gelingen, Kinder und Jugendliche besser vor Gewalt, Missbrauch und Vernachlässigung zu schützen? Wird Armut gelindert werden können? Werden künftig weniger Menschen an Hunger und Unterernährung leiden müssen? Wird es weniger nötig werden, dass Menschen migrieren? Wird der Trend in Richtung Grossstädte je wieder abnehmen? Wird man allfällig »Krankmachendes« der Grossstädte identifizieren und eliminieren

710 1, 2
711 3

können? Werden junge Menschen in Zukunft weniger Haschisch konsumieren? …
Beim heutigen Stand des Wissens und in Anbetracht der gegenwärtigen gesellschaftlichen Entwicklungen ist zu fürchten, dass die Antworten sicherlich kompliziert und nicht unbedingt positiv ausfallen werden. Aber wer wollte sich da als Prophet aufspielen? Allzuviele Fragen sind noch unbeantwortet. Allein die Tatsache, dass sie gestellt werden, ist ein Fortschritt gegenüber früheren Zeiten, als derartige Fragen praktisch tabu waren. Die Bemühungen um die Krankheit Schizophrenie und um die Kranken, die an diesen Krankheiten leiden, dürfen sich nicht länger erschöpfen in einem antithetischen Kampf Genetik, Biochemie und Neurotransmitter auf der einen Seite gegen psychosoziale Ursachen auf der anderen. Nötig ist ein synthetisches Verständnis, das Genetik, Biochemie, Neurotransmitter, Epigenetik und das weite Feld psycho-sozialer Umstände als eine Einheit mit vielen Facetten betrachtet und dieser Einsicht die nötigen praktischen Konsequenzen folgen lässt. Bereits mit dem heute vorhandenen Wissen hätten Menschen es in der Hand zu entscheiden, ob sie sich mehr in Richtung geistig seelischer Krankheit oder auf geistig seelische Gesundheit hin entwickeln wollen.

### *Literatur*

1. Dealberto MJ.: Are the rates of schizophrenia unusually high in Canada? A comparison of Canadian and international data. Psychiatry Res. 2013 Oct 30; 209(3):259–65.
2. Marcelis M, Navarro-Mateu N, Murray R, et al.: Urbanization and psychosis: a study of 1942–1978 birth cohorts in the Netherlands. Psychol Med 1998; 28: 871–9.
3. Read J, Gumley A: Can Attachment Theory Help Explain the Relationship Between Childhood Adversity and Psychosis? In: ATTACHMENT: New Directions in Psychotherapy and Relational Psychoanalysis, Vol. 2, March 2008: 1–35.

# Abkürzungen

| | |
|---|---|
| AAI | Adult Attachment Inventory |
| ABCC | Atomic Bomb Casualty Commission |
| ACTH | Adrenocorticotropes Hormon |
| BDNF | Brain-Deriphed Neurotrophic Factor |
| BMI | Body Mass Index |
| BPRS | Brief Psychiatric Rating Scale |
| CAINS | Clinical Assessment Interview for Negative Symptoms |
| CI | confidence interval |
| CMV | Cytomegalievirus |
| COMT | Catechol-O-methyltransferase |
| CRP | C-reaktives Protein |
| DLPFC | dorsolateraler präfrontaler Cortex |
| DNA | Desoxyribonukleinsäure |
| DSM | Diagnostic and Statistical Manual of Mental Disorders |
| DZ | dizygot = zweieiig |
| fMRI | funktionelle Magnetresonanztomographie |
| GABA | Gamma Amino Butter Acid |
| GWAS | genome-wide association studies |
| Gy | Gray, Energiedosis ionisierender Strahlung |
| HLA-B | Human Leukocyte Antigen-B. |
| HPA | Hypothalamus Pituitary Adrenal-Achse |
| HR | hazard ratio |
| ICD | International Classification od Diseases |
| IGF2 | *Insulin-like Growth Factor Gen* |
| IgG | Immunglobulin G |
| IPPNW | International Physicians for the Prevention of Nuclear War |
| IQ | Intelligenzquotient |
| IU | international unit |
| MRI | *Magnetic Resonance Imaging* |
| MZ | monozygot = eineiig |
| NTRK3 | neurotrophic receptor tyrosine kinase 3 |
| OR | Odds ratio |
| pACC | perigenualer Cortex Cinguli anterior |

| | |
|---|---|
| PANSS | Positive and Negative Syndrome Scale |
| PBI | Parent Bonding Instrument |
| PET | Positronen Emissions Tomografie |
| PPP3CA | Protein Phosphatase 3 Catalytic Subunit Alpha |
| PSR | Physicians for Social Responsibility |
| PTSD | Post Traumatic Stress Disorder |
| Rh-D | Rhesusfaktor-Antigen »D« |
| SANS | Scale for the Assessment of Negative Symptoms |
| RERF | Radiation Effects Research Foundation |
| RR | risk ratio |
| SAPS | Scale for the Assessment of Positive Symptoms |
| SNP | single nucleotide polymorphism |
| SSM | Schwangerschaftsmonat |
| THC | $\Delta^9$-TetraHydroCannabinol |
| VBM | Voxel-basierte Morphometrie |
| VDR | Vitamin D Receptor |
| WHO | World Health Organization |
| WPA | World Psychiatric Association |
| $1,25(OH)_2D_3$ | 1,25-Dihydroxyvitamin $D_3$ |
| $25(OH)D_3$ | 25-Hydroxyvitamin $D_3$ |

# Personen- und Sachregister

## Danksagung

Meiner Tochter Julia sage ich grossen herzlichen Dank für ihre umsichtige und kompetente Bearbeitung des Manuskripts und dessen Fertigstellung in eine sowohl graphisch wie elektronisch brauchbare Form.

Marie-Carolin Vondracek und Anke Moseberg-Sikora vom Verlag Vandenhoeck & Ruprecht haben das Manuskript bis zu seiner Fertigstellung kompetent, speditiv, engagiert und freundlich begleitet. Dafür bin ich ihnen sehr dankbar.

## Über den Autor

Dr. med. Florian Langegger, Psychiater und Psychotherapeut, ist als Supervisor und Lehranalytiker sowie in privater Praxis in Uttwil am Bodensee tätig.

Buchpublikationen:
- Mozart – Vater und Sohn. Eine psychologische Untersuchung.
- Doktor, Tod und Teufel. Vom Wahnsinn und von der Psychiatrie in einer vernünftigen Welt.
- Netsuke in Comparison – Netsuke im Vergleich.

Übersetzungen aus dem Englischen:
- Kahlil Gibran: Der Narr.
- Oswald/Zegans: Mozart – Freuden und Leiden des Genies.
- Adam Phillips: Darwins Würmer und Freuds Tod.
- Adam Phillips: Wunschlos glücklich?
- Adam Phillips: Winnicott.